XBJPJC
高等中医药院校西部精品教材(第二轮规划教材)

U0792549

中西医临床眼科学

(第2版)

(供中西医临床医学及相关专业使用)

主　编　郑燕林

副主编　王万杰　叶河江　仝警安　彭　华

编　者　(以姓氏笔画为序)

马　可(四川大学华西医院)
王　方(贵州中医药大学第二附属医院)
王　晶(成都中医药大学附属医院)
王万杰(成都中医药大学附属医院)
叶河江(成都中医药大学)
仝警安(陕西中医药大学)
牟　琳(西南医科大学)
李　妍(西南医科大学)
李永芝(云南省第二人民医院)
汪　辉(成都中医药大学)
张花治(甘肃中医药大学)
郑燕林(成都中医药大学)
赵晓明(陕西中医药大学附属医院)
彭　华(云南省第二人民医院)

中国健康传媒集团
中国医药科技出版社

内容提要

本教材为“高等中医药院校西部精品教材（第二轮规划教材）”之一，系根据本套教材的编写指导思想和原则要求，结合专业培养目标和本课程的教学目标、内容与任务要求编写而成。本教材全面体现中医学理论、中西医眼科学特色与最新发展，突出中西医结合治疗的优势，以及中医的特色疗法。全书共分为二十三章，前五章论述了眼科的基础理论，第六章至第二十二章从中西医两方面论述了眼科常见病、多发病的诊治，最后一章介绍了全身疾病眼部表现。本教材为书网融合教材，即纸质教材有机融合电子教材，教学配套资源（PPT、微课、视频等），题库系统，数字化教学服务（在线教学、在线作业、在线考试）。

本教材主要供中西医临床医学及相关专业使用，也可作为基层医务工作者、青年教师的主要参考书。

图书在版编目（CIP）数据

中西医临床眼科学/郑燕林主编．—2版．—北京：中国医药科技出版社，2019.7

高等中医药院校西部精品教材（第二轮规划教材）

ISBN 978-7-5214-0987-1

Ⅰ.①中…　Ⅱ.①郑…　Ⅲ.①眼病-中西医结合疗法-中医学院-教材　Ⅳ.①R770.5

中国版本图书馆CIP数据核字（2019）第112190号

美术编辑　陈君杞

版式设计　友全图文

出版　**中国健康传媒集团**｜中国医药科技出版社

地址　北京市海淀区文慧园北路甲22号

邮编　100082

电话　发行：010-62227427　邮购：010-62236938

网址　www.cmstp.com

规格　889×1194mm $^{1}/_{16}$

印张　19 $^{5}/_{8}$

彩插　2

字数　432千字

初版　2012年7月第1版

版次　2019年7月第2版

印次　2019年7月第1次印刷

印刷　北京市密东印刷有限公司

经销　全国各地新华书店

书号　ISBN 978-7-5214-0987-1

定价　49.00元

数字化教材编委会

主　编　郑燕林

副主编　王万杰　叶河江　仝警安　彭　华

编　者　（以姓氏笔画为序）

马　可（四川大学华西医院）
王　方（贵州中医药大学第二附属医院）
王　晶（成都中医药大学附属医院）
王万杰（成都中医药大学附属医院）
叶河江（成都中医药大学）
仝警安（陕西中医药大学）
牟　琳（西南医科大学）
李　妍（西南医科大学）
李永芝（云南省第二人民医院）
汪　辉（成都中医药大学）
张花治（甘肃中医药大学）
郑燕林（成都中医药大学）
赵晓明（陕西中医药大学附属医院）
彭　华（云南省第二人民医院）

出版说明

“高等中医药院校西部精品教材”自2012年由中国医药科技出版社陆续出版以来得到了各院校的广泛好评。为了更新知识、优化教材品种，使教材更好地服务于院校教学，同时为了更好地贯彻落实《国家中长期教育改革发展规划纲要（2010—2020年)》和《中医药发展战略规划纲要（2016—2030年)》等文件精神，培养传承中医药文明，具备行业优势的复合型、创新型高等中医药院校中西医临床医学专业人才，在教育部、国家药品监督管理局的领导下，在上一版教材的基础上，中国医药科技出版社组织修订编写了“高等中医药院校西部精品教材（第二轮规划教材）”。

本轮教材建设，旨在适应学科发展的新要求，进一步提升教材质量，更好地满足教学需求。本轮教材吸取了目前高等中医药教育发展成果，体现了中西医临床医学的新进展、新方法、新标准；旨在构建具有西部特色、符合医药高等教育人才培养要求的教材建设模式，形成“政府指导、院校联办、出版社协办”的教材编写机制，最终打造我国高等中医药院校中西医临床专业核心教材、精品教材。

本轮教材包含18门，其中14门教材为新修订教材（第2版），主要特点如下。

一、顺应当前教育改革形式，突出西部特色

教育改革，关键是更新教育理念，核心是改革人才培养体制，目的是提高人才培养水平。教材建设是高校教育的基础建设，发挥着提高人才培养质量的基础性作用。教材建设应以服务人才培养为目标，以提高教材质量为核心，以创新教材建设的体制机制为突破口，以实施教材精品战略、加强教材分类指导、完善教材评价选用制度为着力点。为适应不同类型高等学校教学需要，需编写、出版不同风格和特色的教材。西部地区作为国家“西部大开发”战略要地，对创新型、复合型、知识技能型人才的需求更加旺盛和迫切。本轮教材是具有西部行业特色的规划教材，有利于培养高素质应用型、复合型、创新型人才，是西部高等医药院校教育教学改革的体现，是贯彻落实《国家中长期教育改革发展规划纲要（2010—2020年)》的体现。

二、树立精品意识，强化实践技能培养，体现中医药院校学科发展特色

本轮教材建设对课程体系进行科学设计，整体优化；对上版教材中不合理的内容框架进行适当调整；内容（含法律法规、临床标准及相关学科知识、方法与技术等）上吐故纳新，实现了基础学科与专业学科紧密衔接，主干课程与相关课程合理配置的目标。编写内容注重突出西部中医药院校特色，适当融入中医药文化及知识，满足复合型人才培养的需要。

参与教材编写的专家以科学严谨的治学精神和认真负责的工作态度，以建设有特色的、教师易用、

学生易学、教学互动、真正引领教学实践和改革的精品教材为目标，严把编写各个环节，确保教材建设质量。

三、坚持“三基、五性、三特定”的原则，与执业标准有机结合

本轮教材修订编写将培养高等中医药院校应用型、复合型中西医临床医学专业人才必需的基本知识、基本理论、基本技能作为教材建设的主体框架，将体现教材的思想性、科学性、先进性、启发性、适用性作为教材建设的灵魂，并在教材内容上设立“要点导航”模块对其加以明确，使“三基、五性、三特定”有机融合，相互渗透，贯穿教材编写始终，并且与《国家执业医师资格考试考试大纲》紧密衔接，避免理论与实践脱节、教学与实际工作脱节。

四、书网融合，使教与学更便捷、更轻松

本轮教材为书网融合教材，即纸质教材与数字教材、配套教学资源、题库系统、数字化教学服务有机融合。通过“一书一码”的强关联，为读者提供全免费增值服务。按教材封底的提示激活教材后，读者可通过电脑、手机阅读电子教材和配套课程资源（PPT 等），并可在线进行同步练习，实时反馈答案和解析。同时，读者也可以直接扫描书中二维码，阅读与教材内容关联的课程资源（“扫码学一学”，轻松学习 PPT 课件；“扫码练一练”，随时做题检测学习效果），从而丰富学习体验，使学习更便捷。教师可通过电脑在线创建课程，与学生互动，开展布置和批改作业、在线组织考试、讨论与答疑等教学活动，学生通过电脑、手机均可实现在线作业、在线考试，提升学习效率，使教与学更轻松。

本轮教材的编写修订，得到了全国知名专家的精心指导和各有关院校领导与编者的大力支持，在此一并表示衷心感谢！希望以教材建设为核心，为高等医药院校搭建长期的教学交流平台，对医药人才培养和教育教学改革产生积极的推动作用。同时精品教材的建设工作漫长而艰巨，希望各院校师生在教学过程中，及时提出宝贵的意见和建议，以便不断修订完善，更好地为中医药教育事业的发展服务！

中国医药科技出版社
2019 年 3 月

高等中医药院校西部精品教材（第二轮规划教材）

建设指导委员会

贺丰杰（陕西中医药大学附属医院）
袁维真（贵州中医药大学）
曹永芬（贵州中医药大学）
常　克（成都中医药大学）
董正华（陕西中医药大学）
谢春光（成都中医药大学）
谭龙旺（陕西中医药大学）
樊效鸿（成都中医药大学）
戴恩来（甘肃中医药大学）

前言

preface

《中西医临床眼科学》自2012年出版以来，深受中医院校广大师生和中医及中西医眼科临床医师的欢迎和好评。为了进一步提升教材质量，使教材更好地服务于院校教学，适应我国西部高等中西医临床教育发展形势、专业教学模式及课程体系改革的需要，特在第一版教材的基础上进行修订。

本次再版教材在总结和吸取第一版教材编写经验和成果的基础上，继承和发扬第一版教材编写的优点，以教学大纲为准绳，立足于中西医临床眼科学的教学要求和临床工作的实际需要，力求充分体现中西医临床眼科特色与优势，立足于学科前沿，尽量反映我国现阶段中西医结合眼科的学术发展水平。

本版教材为了适应现代教学的需要，在教材的编写过程中，创新性地加入了数字化教材的建设和教学工作。在每章节均配有相应的PPT、习题、视频、微课、动画、图片等。使传统教学方式的优势和数字化环境下教学的优势结合起来，最大限度地丰富学习资源，创设宽松、融洽的学习氛围，启发学生思维，切实提高教学的有效性。

本版教材内容力求全面体现中医学理论、中西医眼科学特色与最新发展，在既往中医类、中西医结合类教材的基础上重点介绍临床常见病、多发病的诊治，突出中西医结合治疗的优势，以及中医的特色疗法。对目前临床常用的有效及最新治疗方式进行介绍，删减临床疗效不确切或已不常使用的药物或陈旧治疗方式；在具体病种介绍中注重临床实际，体现中医、西医各自优势，不一概而论、盲目地中西医结合，做到理论结合实际，实事求是的原则。本教材适用于高等医药院校中西医结合专业本科、七年制本硕连读教学以及医疗机构相关的工作人员培训使用。

在教材编写过程中，得到了全体编委的支持和合作，得到了西部相关院校的鼎力相助。在此，向所有对本版教材做出贡献的同仁，表示诚挚的感谢。

由于编者水平及时间有限，教材中的不足之处及错误在所难免，敬请广大读者在使用过程中不吝指正。

编　者

2019年3月

目录

contents

第一章　中西医眼科学的发展历程

扫码“学一学”

眼是人体最重要的感觉器官，能够接受外部的光刺激，并将光冲动传送到大脑中枢而引起视觉。人从外界获得的各种信息中，80% ~90% 来自于视觉器官，视觉的敏锐程度极大地影响着人的生活质量、学习和工作能力。眼科学则是主要研究视觉器官生理、疾病发生发展、预后转归以及预防、诊断和治疗的医学科学。

眼科学是在人类与疾病抗争过程中产生和发展起来的，由于文化背景的巨大差异，出现了中医眼科学和西医眼科学两个完全不同的理论体系，并在相当长的一段时期内各自独立发展。随着科学技术的飞速发展及中西文化的广泛交流，中医眼科学与西医眼科学必将互为影响，逐渐结合与交融，为人类医学事业的发展做出贡献。

第一节　中医眼科学发展史

中医眼科，是我国宝贵文化遗产的一部分，是我国人民几千年来在与疾病做斗争的过程中，逐渐形成和发展起来的一门临床学科。它的形成和发展，是与社会的发展以及整个中医学的发展息息相关的。

一、中医眼科学的萌芽时期

中医眼科的萌芽时期远在上古，经历了我国历史上商、周、秦、汉诸代。这一时期，我们的祖先通过一段漫长而原始的、一症一药、对症治疗眼疾的年代之后，开始向着探索眼的解剖结构、生理病理，乃至辨证论治的方向进步。自从文字出现以后，有关眼病的医药知识逐渐有了记载。不过，最初多散见于各种书籍文献之中。随着《黄帝内经》《神农本草经》《伤寒杂病论》等医药专书的出现，有关眼与眼病的知识，在医药书籍中开始有了比较集中的记载和论述。

古代关于眼及眼病最早的记录见于殷代，河南安阳殷墟甲骨文卜辞中关于“贞王弗疾目”的记载。我国现存最早的医书，战国末期的《黄帝内经》首先提出目、眼、眶、内眦、外眦（锐眦）、约束、络、白眼、黑眼、瞳子、目系等解剖名称及其相应的生理功能，从整体观角度指出眼与脏腑经络的关系，将阴阳五行学说引入眼部辨证，并在多种全身病中记述了30余种眼部症状及部分针刺治疗方法。为后世中医眼科认识眼的解剖生理、病因病机和辨证论治奠定了一定理论基础。

晋·王叔和著《脉经》探讨了眼症的病机、鉴别及预后判断，初具眼科类证鉴别的雏形。此期其他一些古典文献中也散载眼部病症，如《荀子》《史记》记载舜帝、项羽有“重瞳”，为世界上关于瞳孔异常的最早记载；《说文解字》中有30余字涉及眼病，汉·刘熙所撰《释名》中又有增加。先秦古书《山海经》载有关于眼病防治的动植物冉遗之鱼、植楮等7种。《书经》《诗经》亦有记载。《淮南子》载有梣木（即秦皮）能治目疾，沿用至今。大约编著于秦汉时期的《神农本草经》，收载药物365味，其中眼科用药已达70余种，可用于治疗胞睑、两眦、白睛、黑睛、瞳神等部疾病，以及一些全身病的眼部证候。而且不少药物至今仍为眼科所常用。后世《肘后救卒方》《刘涓子鬼遗方》《肘后百一方》等载有少量方药。此外，《淮南子》载"目中有疵，不害于视，不可灼也"，说明其时已有手术用于眼病治疗；《晋书》所载"帝目有瘤疾，使医割之。"则为我国有关目瘤割治的最早记载；《针灸甲乙经》载有治疗眼病的针灸处方。

综上所述，从商周至秦汉的漫长年代里，我们的祖先对防治眼病的医药知识不断增加和积累，并开始从实践上升为理论，载入医药书籍，这是一个很大的进步。不过，中医眼科尚无比较系统的理论，也无收载和论述眼病的专书。所以说，当时的眼科尚处于萌芽时期。

二、中医眼科学的奠基时期

隋唐时期，随着社会经济文化的极大发展，中医学发展迅速。

在医学教育方面，五官疾病逐渐从内、外科范围内划分出来，自成一科而为"耳目口齿科"，眼科首次被列入正式教学科目，从基础理论到临床实践都有了进一步发展，为以后中医眼科学的独立发展奠定了基础。

在中医眼科基础理论方面，这一时期，古人对眼的解剖结构出现了三种见解。一为王焘著《外台秘要》，在眼疾一卷中引印度《天竺经论眼》指出：眼乃轻膜裹水，外膜白睛重数有三，黑睛水膜止有一重，不可轻触；眼之黑白分明，肝管无滞，外托三光，内因神识，故有所见。二为遵循《内经》的解剖观点，并有发展的认识。如《诸病源候论》书中在沿用《内经》所载解剖名称的同时，首次应用了睑、眉、睫毛、缘等名称。三为将眼的解剖部位分别配属于脏腑的五轮学说，如晚唐时期著成的一部眼科专书《刘皓眼论准的歌》。书中所载的"五轮歌"及将72种眼部病证按内、外障分类的方法，对以后的中医眼科影响深远。

在中医眼科临床方面，这一时期古人对眼科病症有较多的集中记载，《诸病源候论》散载了多种与全身病相关的眼症，并于卷二十八列目病专篇共38候，对症状病源进行了初步探讨。《备急千金要方》与《千金翼方》收集了丰富的眼科资料，内容涉及病因病机和治疗。书中首次将眼科病因归纳为19因，并在《内经》的基础上，发展了眼科脏腑病机学说。介绍了内服、外用、针灸、按摩和手术等多种治疗方法，首次记述了赤白膜（包括胬肉）的割除手术。此外，唐武宗时（公元九世纪中叶）已能配制假眼。据《太平御览》记载："唐崔嘏失一目，以珠代之。"《吴越备史》又载："唐立武选，以击球较其能否。置铁钩于球杖以相击。周宝尝与此选，为铁钩摘一目，睛失，……敕赐木睛以代之。"由此可知，世界上装置假眼实以我国为早。

在医著方面，在这一时期的医著比较丰富，这一阶段出现了大批对后世眼科影响较大的著作，如《诸病源候论》《备急千金要方》《外台秘要》《龙树眼论》《刘皓眼论准的歌》等。

总之，隋唐时期在眼的解剖、生理等基础理论的认识方面较前深入、系统，在眼病诊断、分类及治疗方面已具有一定水平，为中医眼科发展为独立的专科奠定了基础，故称奠基时期。

三、中医眼科学的独立发展时期

宋金元时期，眼科的生理解剖、病因病机等基础理论和临床治疗得到了进一步发展，主要表现在五轮、八廓学说的发展，诊断体系的逐步完善以及治疗方药的大量增加。此时，中医眼科已基本形成了独立的理论体系，加之北宋元丰年间，眼科从耳目口齿科中分出，从此，中医眼科作为一门独立的学科发展起来。

在医学教育方面，北宋元丰年间太医署设有九科，眼科为九科之一，即将眼科从耳目口齿科中独立划分出来，自此，眼科一直成为独立专科。

在基础理论方面，最突出之处是形成了中医眼科独特的基础理论：五轮学说和八廓学说。在现存医籍中以宋代《太平圣惠方》的记载为最早。历代多数医家认为其理论依据源于《灵枢·大惑论》，论中指出："五脏六腑之精气，皆上注于目而为之精，精之窠为眼，……上属于脑，后出于项中。"指出了眼的各个部位与脏腑的内在联系。在分属关系上，历代虽有差异，但大体是一致的，即胞睑属脾胃为肉轮，内外两眦属心和小肠为血轮，白睛属肺和大肠为气轮，黑睛属肝胆为风轮，瞳神属肾与膀胱为水轮，合称五轮。八廓理论的演变较五轮学说更为复杂，其眼部部位与脏腑分属，各书中记载差异很大。至元代危亦林《世医得效方》将八廓在眼中划分出一定的部位，配属于相应的脏腑，并以八卦中天、水、山、雷、风、火、地、泽为八廓命名。《银海精微》则大体沿用《世医得效方》命名与脏腑方位配属，并有初步运用的例证。至此，五轮八廓学说已基本形成。此外，金元时代，医学流派主要以刘完素、张从正、李东垣、朱震亨四大家为代表，其学术思想对眼科病因病机理论影响深远，进一步丰富了眼科的理论和实践。

在中医眼科临床方面，这一时期医籍中记载眼科病症的数量有所增加，但对眼科病症记述的最大特点是将眼科病症分为外障和内障两大类。北宋《太平圣惠方》之卷三十二及三十三，综合唐以前眼科病种、方药，对病因病理进行探讨。另一书《圣济总录》共有十二卷专述眼科，收集较多资料，并注明出处，有一定临床价值，而其"针灸门"中收集了大量眼科用穴及主治功能等，体现了这一时期针灸治疗眼病的发展。《太平惠民和剂局方》之卷七"治眼目疾"中不少效方也为后世眼科所常用。此外，据南宋·赵希鹄《洞天清录》载："叆叇，老人不辨细书，以此掩目则明。"叆叇即眼镜。说明当时已能用眼镜矫正视力。

在医著方面，这一阶段，大部分眼科资料以专篇列于方书、全书之中，除《秘传眼科龙木论》、《银海精微》两书外少有专著。

综上所述，由于宋元时期的发展，中医眼科已逐渐形成了本学科的理论体系与诊疗特点，所以有了分化为专科的条件。眼科独立之后，学有专攻，又大大地促进了中医眼科学术和技术的发展。

四、中医眼科学的兴盛时期

明、清两代，是中医学发展的兴盛时期，眼科也不例外。

在中医眼科基础理论方面，最突出的便是五轮学说和眼病的病因病机得到了全面的整理和发展。明清时期，中医眼科对眼的生理解剖有新的认识和发挥，王肯堂《证治准绳》中七窍门设专篇论眼病，首次解释了五轮、八廓的名词含义，并且首次阐述了瞳神内含神膏、神水、神光、真气、真血、真精的观点。吴谦等所编《医宗金鉴》列“眼科心法要诀”两卷，认识到目系与脑相连，谓：“目系者，目睛入脑之系也。”《医林改错》则进一步明确指出：“两目系如线，长于脑，所见之物归于脑。”这些论述补充和发展了中医眼科的解剖生理基础。

在中医眼科临床方面，这一时期不仅医著收载的眼科病症数量大，新增病种多，并且对某些病症的病变过程描述的较为准确。王肯堂《证治准绳》，改进眼病分类方法，共列170余证，其眼病的症状和病因均极详尽。所述眼病的他觉症状，几乎肉眼所能见到的均已描绘无遗。元末明初倪维德著《原机启微》，该书分两卷，上卷按病因将眼病分为18类，加以阐述并附施治经验。下卷专述方剂，首论君臣佐使、逆从反正之义，次列眼病40余方。明代傅仁宇在前人眼科著述的基础上，撰成《审视瑶函》。作者在《证治准绳》的基础上结合自己的经验，将眼病综合为108证，详述各种眼病的症状、诊断和治疗，其中对金针拨障及其他外治法还作了较为详细的说明。清·黄庭镜著《目经大成》，书分三卷，卷一阐述基本理论，卷二包括12类病因，81证及似因非症8条，卷三则载方220余首。明清时期对药物的研究工作更加细致深入。明万历年间李时珍著《本草纲目》。全书载眼科药物400余种，计明目药120余种，治疗用药物300余种。并附有历代名方和作者经验方。此外，眼镜在我国使用较早，早期称为“叆叇”。在明初由艺衡《留青日札摘抄》及屠隆的《文房器具笺》都有记载，主要用于老人“目力昏倦，不辨细书”。张自烈《正字通》则明确指出：“叆叇，眼镜也”。此后，渐称眼镜。

医著方面，明清时期出现了许多眼科专著，许多方书、丛书中也有眼科专篇。此外这一时期唐宋的不少眼科著作也再版，今之所见的眼科古籍大多为明、清时期的版本。

总之，由于明清时期的中医眼科，在基础理论与临床治疗方面都有很大发展，眼科文献的数量与质量大大超过以前各代，所以说是中医眼科最兴盛的时期。

五、现代中医眼科学的发展

中华人民共和国成立以后，中医眼科得到迅速发展。政府对中医事业十分重视，1955年在北京成立了中国中医研究院，2003年该院又成立了眼科医院。1956年起，陆续在多数省、市创建中医学院，此后不久各市、县普遍设立了中医院，在上述机构中大都设有眼科，大批中医眼科医师出现，而多种现代眼科检查仪器、工具和方法的应用，扩大和精细了中医眼科的四诊，使中医眼科在传统治疗方法上、基础理论研究中，都取得不少进步，丰富了中医眼科内容。

在出版书刊方面，近50年来，路际平著《眼科临证笔记》、陆南山著《眼科临证录》、姚和清著《眼科证治经验》、陈达夫著《中医眼科六经法要》、庞赞襄著《中医眼科临床实践》、张望之著《眼科探骊》以及《韦文贵眼科经验选》、《陈溪南眼科经验》、《张皆春眼科证治》等，使老中医的宝贵经验得到总结与推广。除国家有关部门组织编写全国统编或规划教材《中医眼科学》外，大量中医眼科学专著出版面世，此外还创办了《中国中医眼科杂志》、《中医眼耳鼻喉杂志》促进了中医眼科学的发展。

第二节　西医眼科学发展史

据考古及文献发现，早在古埃及、巴比伦、印度时期就已有多种眼病记载。而在古印度名医 Sus'ruta（公元前 600 ~ 公元前 556）所著《妙闻集》中，已将眼病按局部解剖基础排列，并载有包括白内障针拨术在内的部分眼科手术，显示当时眼科水平已经很高。

古希腊医学始于公元前 1000 年，他是后来罗马以及全欧医学的开端。现在所用的许多医学符号，仍多为古希腊医学名词的沿用，如眼科学 Ophthalmology 一词，是关于眼的学问之意，即起源于希腊。希腊医学衰落后，医学中心逐渐转向罗马。罗马著名医生和自然科学家 Galen 发现了视神经、巩膜、角膜、结膜、脉络膜、睫状体、虹膜、视网膜和晶体等解剖部位，并记述了泪腺的排出口，睫状体、悬韧带等。整个中世纪的欧洲都在他的学说影响之下。

西医现代眼科学始于 16 世纪文艺复兴时代。这一时期认识到了晶体的屈光功能、屈光率，眼底烛光成像，角膜的屈折度以及人眼视野中的生理盲点等。18 世纪发明了白内障摘除术。到 19 世纪，由于科学技术的进步，眼科学才真正脱离外科而独立，1851 年德国人 Helmholtz 发明了检眼镜，取得了眼科学划时代的进步。一些眼科学家研究了调节，屈光，色觉和色盲的机制。

到 20 世纪，随着眼压计、裂隙灯显微镜等各种检查治疗仪器的发明，视网膜脱离手术、角膜移植术等手术治疗的开展，眼科学得到飞跃发展。例如，20 世纪 60 年代出现的眼底荧光血管造影、激光治疗、电生理诊断、显微手术，以及眼病遗传学，眼免疫学，眼组织病理学，眼微循环等的研究和诊断应用，极大地促进了近代眼科学的发展。20 世纪 70 年代开展的玻璃体切除术及人工晶体植入术，20 世纪 80 年代开始角膜屈光手术，出现了计算机辅助的自动视野计，20 世纪 90 年代图像分析技术的应用等。至此，眼科学领域的器械制造越来越精良，眼科医师的分工越来越细，有关眼科的各种实验性研究已深入到细胞分子生物学的水平，使预防，诊断和治疗眼病的水平提高到了新的高度。

第三节　中西医结合眼科学发展史

纵观中医眼科发展历史，中医眼科始终以开放包容的姿态面对外来理论和知识，剔粗存精，中西并举。在中西医眼科相互遭遇、碰撞、融合的漫长过程中，大致经历了四个阶段。

一、印度医学传入

中西医结合眼科学是近年来中医学和西医学两大体系有机结合的产物，但就眼科的中西医融合历史而言，则可上溯至魏晋隋唐时期。这一时期中医眼科主要体现在金针拨障术和《龙树眼论》，均接收来自古印度医学的眼科知识。

早在公元前，印度名医 Sus'ruta 所著《妙闻集》中已有白内障手术的记载。而有关此术在中国的早期史料则见于北魏时佛经《大般涅槃经》卷八“如来性品”：“百盲人为治目，故造诣良医。是时，良医即以金椑决其眼膜……”表明此术可能随佛教传入中国。另外，唐代《外台秘要》卷二十一提及金针拨障术，而该卷书注明“于西国胡僧处授”，是中医学对印度医学吸收的重要例证。

成书于唐代的我国第一部眼科专著《龙树眼论》，通常被认为是托印度著名哲学家、医药学家龙树（公元四世纪）之名，生动反映了印度眼科理论对中医眼科的影响。

此外，有关义眼的手术在印度医著《妙闻集》中有论及，而我国则见于唐代，故认为很可能与印度医学的影响有一定关系。

二、近代西医学传入

近代西医学传入中国的时间为16世纪中叶，葡萄牙人在澳门建立西医医院，但因仅向欧洲人服务，影响不大。17世纪曾有西方传教士翻译出版《人身说概》，其中“目司”一章以问答形式介绍了眼的解剖、生理。1807年英国传道会派马礼逊来广州传教，1820年他与英国东印度公司船医李文斯敦在澳门开设诊所，治疗内、外科疾病，兼治眼科疾病，西方医学传入中国之时，也是西医眼科传入之时。这是因为当时欧洲眼科施行白内障手术已较为成功，正好成为教会医生的医疗手段。1827年英国东印度公司眼科医生郭雷枢来华，在澳门首创眼科医院先后五年，治疗了众多患者，颇受欢迎。1834年，美国派传道医生伯驾来广州，次年开办广东眼科医院，后更名为博济医院。不久他以带徒弟的方式，训练了三名中国医助，除做眼科手术外，也兼做外科手术，其中关韬在做白内障手术方面，颇负盛誉。成为我国第一位西医眼科医生。1855年嘉约翰来广州，在华50年，除诊治眼科患者之外、于1880年翻译出版了《眼科撮要》一书，1881年，在他翻译出版的《外科手册》中第六卷为眼科手术。此外传教医生还翻译有《眼科治疗学》《付氏眼科学》《屈光学》等。

从上述可知，不论是澳门的诊疗所，或是广州的眼科医院，西医眼科学在其中均居于重要地位，是西医学最有特色及疗效的学科，也是外国人在中国建立最早、维持时间最长的医院。眼科学成为西医学在中国最早立足，开展临床治疗的突破口，它以现代医学对眼的解剖生理和手术治疗优势为特色，成为西医学在中国最早获得民众信任并接受治疗的临床学科。

三、中西医并举

随着西医眼科的传入，出现了一批系统学习过西医学，并有中医学渊源者，他们开始致力于对当时传入的西医知识进行及时介绍，同时又不忘继承和总结传统中医学。因此这一时期文献中，有一部分表现为明显的中西并举的特点。

我国早期中西医汇通医家陈定泰所著《医理传真》中对西医眼科手术有所介绍。1892年，唐容川在《中西汇通医经精义》中记载了有关西医眼科的大体解剖，对中西眼科解剖进行比较说明，并绘有图形，但较为简略。

由胡巨瑗、胡子恒父子所撰《开明眼科》以五轮八廓学说归纳眼科基本理论，以及内、外障诸病之证因脉治。每证之下，配合绘图，附以论说，其立论以中西汇通为用、自成体系。书中并收有西医眼科检查法、西医治疗方药、眼科用药大纲等内容，“恒习家学，又参以西法”，中西兼具。

1924年徐庶遥《中国眼科学》将传统的中医36种眼病，加入一些当时流行的西医知识和药物、预后、摄生等知识而成，反映了当时社会西医学的时兴，以及中医界对西医知识的利用。

这一时期对中西结合眼科学最有影响的是陈滋，陈滋出身医学世家，曾留日学医，1912 年归国，长期从事眼科医疗实践。其著《中西眼科汇通》，旨在“保国粹”“雪国耻”“补欧医之不足”。值得一提的是该书所附眼科处方，集中医眼科专方之大成，共达 976 方。并且该书收载近百种眼科病，每病都冠以中西病名，并列中西两法治疗。他采集整理了大量的中西眼科医籍资料，并进行了比较研究。他的一些学术观点一直沿用至今，对中西医结合眼科学的建立和发展具有历史性贡献。

四、中西医结合

眼部疾病的治疗，西医需明确疾病的诊断，中医要辨证，其基础都是对疾病表现症状的检查和分析。西医眼科在检眼镜发明后（1861 年 Gimud – Teulon 发明了第一个双目间接检眼镜。获得了很好的立体视觉。1947 年 Schepens 进行了改良，制成双目间接电检眼镜）大多数病例均可用检眼镜做出正确诊断，眼科的诊断水平及手术成功率达到了崭新的阶段。随着科学技术的发展西医眼科学的诊断技术越来越成熟，西医眼科学的治疗手段也有了相应的提高，如 20 世纪 60 年代开展的视网膜激光光凝术，70 年代开展的玻璃体切除术及人工晶体植入术等。而对中医而言不同病变位置是首先应明确的问题，如位于眼睑、泪器、结膜、角膜、内眼等，中医五轮学说与西医认识在前四者大同小异，惟内眼结构复杂，非中医水轮所能表达。所以这些先进的诊断技术为中医的辨证论治提供了更精确的生理基础。基于此，中医眼科医生对此进行了大胆的融合和尝试。例如陈达夫较早提出内眼各部位的脏腑分属，对内眼结构与脏腑经络的关系进行了大胆的探索，于 20 世纪 50 年代修订“中西眼球内容观察论”，使中医对眼内各部位有了更为深入的认识，并与现代解剖有了相应的结合。80 年代，眼科中西医结合实验研究开始缓慢发展。开始了中医眼科基本理论研究方面的中西医结合。90 年代以后，中西医结合的眼科实验研究进入突飞猛进发展阶段。研究涉及的病种和眼的部位大大拓展，从外眼干眼症、胬肉成纤维细胞增殖、单纯疱疹病毒性角膜炎、真菌性角膜溃疡、青光眼、白内障、玻璃体积血、葡萄膜炎、视神经病变、视网膜色素变性、糖尿病眼病及近视眼不一而足。观察的对象、方法和指标更为多样，更为细致深入。

进入新世纪后，随着世界各地经济、文化和生活的变革以及世界人口的老龄化，中西结合治疗眼科疾病已经日益的成为一种趋势。不少省市相继成立中西医结合眼科学会；全国部分医学院校又相继开办了五年、七年制中西医结合专业，中西医结合眼科也成为临床课中一门必修课。而作为新世纪的医学生，我们更应该系统的掌握中西结合眼科学的基本理论知识，掌握眼部检查方法，掌握一些常见眼病的诊断方法以及辨证治疗原则，掌握眼科常用药物的使用方法及常用方剂的配伍原则，只有这样我们才能做到中西医结合，才能使我国中西医结合眼科事业迎来辉煌的未来，才能更好地为人民大众服务。

附　我国著名中医眼科专著及中、西眼科医生简介

《龙树眼论》：眼科专著。又名《龙树菩萨眼论》，一卷（又有三卷本）。撰人佚名。约隋唐间人托名“龙树菩萨”。书中记述了眼病的起因，及各种眼病的治法。特别是较详细地

说明了针拨白内障的方法。原书已佚。其佚文可见于《医方类聚》《医心方》等书中。

《银海精微》：作者不明，所世托称唐·孙思邈撰，2卷，撰年不详。书中论五轮八廓及各种眼病的证治，并附有多种眼病图。书中详论眼科疾病的治疗方法，除内服方药外，尚有洗、点、针劆等外治法。并附眼科诸病治疗方剂、金针拨翳障法、药方歌诀以及眼科常用药的药性论等。

《秘传眼科龙木论》：十卷。撰人不详。约宋元间人编集。此书卷一～六主要辑录了《龙木论》及《眼论审的歌》的内容，包括眼科总论和72种眼科病证的辨证论治和治疗方药。卷七诸家秘要名方，引录《三因方》等书中的38个眼科方剂；卷八针灸经；卷九～十诸方辨论药性，均系从有关文献中辑录的眼科常用针灸穴位、针灸法及药性主治。系统地记述了眼科常见的内外障眼病72证，介绍了多种眼科外治法，特别是有关白内障的分类、检查、手术适应证与禁忌证以及手术前后中医辨证论治等内容，是一部承前启后的重要中医眼科著作。

《审视瑶函》：明代傅仁宇撰。首刊于崇祯十七年（1644）。上海卫生出版社1958年铅印本。是我国17世纪最完备的一部眼科专书。卷首载眼科前贤医案及五轮八廓学说；卷1～2阐述眼与脏腑经络的关系，眼病的病因病机等；卷3～6以眼科病证为目，论述各病脉因证治，兼论小儿目疾、眼科针灸等。共列108证、300余方，内容丰富详尽。

《目经大成》（又名：《目科正宗》）：清代眼科名著之一，黄庭镜（1704～?）著，于乾隆六年（1741）草成此书，此《目经大成》后四易其稿，但未付梓。弟子邓学礼（赞夫）得悉此书后于嘉庆十年刊行，更名为《目科正宗》，刊行九年后被黄庭镜之孙得见，遂以家藏旧本相校后刊印，悉还原貌。嘉庆二十三年（1818）问世。其论症，按病因分12类，按病症分为89症。书末收载眼科方剂229首，阐明方义、细论化裁加减变化，更收外治方19首，俱实用尚有效者。

唐容川（1862～1918）四川彭县人。早年因父病而研究医药，博览《内经》《伤寒》及后世各名医著作。擅长治疗内科杂证。是我国早期有中西医汇通思想的医学家。著有《中西医汇通医经精义》《伤寒论浅注补正》《金匮要略浅注补正》《本草问答》《血证论》等，合称《中西医汇通医书五种》。其中《血证论》对血证很有见解。

陈滋（1878～1927）浙江奉化人。1904年进杭州同仁医学堂学习，1910年东渡日本，入东京三井慈善医院见习内科、皮肤科及五官科。辛亥革命爆发回国，任沪军都督府医务处长。1912年初，因不惯军职再度赴日，专攻眼科。10月回国，在沪开设上海眼科医院，是为国人创办西医眼科医院之始。眼科造诣颇深，尤精手术治疗白内障、青光眼。主张中西医互学，每于余暇，博览中医典籍，采集良方，以中西医结合用于临床，被国内眼科界公认为中西医结合治疗眼病之先驱。著有《中西眼科汇通》《病理通论》《育儿全书》《人体解剖学》《新脉经》《西药调剂法》等。

姚和清（1889～1972）浙江宁波人。宣统元年（1909）在宁波行医，因治愈一失明二十余年的患者，医名鹊起。民国24年（1935）来沪设诊。1956年受聘于北京中国中医研究院，1958年就任上海市第六人民医院中医眼科主任，兼任华东医院、铁路中心医院眼科顾问。他认为眼睛与脏腑息息相关，外来影响等均为眼病之因。先后发表《针术治疗白内障初步小结》《中医对原发性青光眼的认识与治疗》《球后视神经炎及其萎缩的认识与处理》等数十篇论文。

毕华德（1891～1966）北京人。1918年毕业于通县协和医学校。1924年留学奥地利。1925年获维也纳大学眼科博士学位，同年回国。任协和医学院讲师、副教授。1940年起开业行医。1946年起，历任北平大学医学院教授、附属医院眼科主任，北京医学院第一附属医院眼科主任，中华医学会常务理事、眼科学会主任委员。专长眼屈光学及外眼病学。设计、制造了“模型眼”、沙眼模型等教具，对我国眼科学发展做出贡献。编著有《眼科全书》（第一卷）、《军医眼科学》等。

唐亮臣（1893～1965）江苏南汇人。曾执教于上海国医学院、新中国医学院。新中国成立后，任上海市公费医疗第五门诊部眼科主任、眼耳鼻喉科医院中医眼科顾问。1955年受北京中医研究院之聘，历任西苑医院、广安门医院眼科主任，中华医学会眼科学会副主任委员，《中华眼科杂志》副总编辑、《眼科全集》编委等职。他推崇“目之有轮，各应于脏；脏有所病，必现于轮”之说，积极主张中西医结合，采纳现代医学眼科检查方法，促进中西医学术交流。

汤飞凡（1897～1958）湖南醴陵人。1921年毕业于湘雅医学院。先后在北平协和医学院、美国哈佛大学进修。1929年回国，任上海医学院教授，上海雷氏德研究院细菌系主任，卫生部生物制品研究所所长。中华医学会理事、中国微生物学会理事长。1955年当选为中国科学院生物学地学部委员。从事沙眼病毒研究多年。于1955年首先分离培养沙眼衣原体成功。发表论文著作50余篇。

陈耀真（1899～1986）广东台山人。毕业于美国波士顿大学，获博士学位。曾任美国霍布金斯大学韦路麻眼科研究所研究员。回国后任齐鲁大学医学院、华西协和医学院等校眼科主任、教授，中山医学院附属眼科医院院长，中山医科大学眼科中心名誉主任，中国医学科学院首都医院眼科教授，中华医学会眼科学会名誉主任委员等职。我国现代眼科学奠基人之一。著有《眼科手术学》《眼科护理手册》《临床青光眼》等。

韦文贵（1902～1980）浙江东阳人。对视神经萎缩（中医称“青盲”）等眼科难治疾病提出了自己的独特见解。认为温热病后，热邪伤阴，气血津液亏损，余邪未尽，留阻经络，精血不能上荣于目而为“青盲”。借鉴古人“丹栀消遥散”，化裁自制“明目消遥散”，不但可使“青盲”者视力得到改善，而且全身症状消失。1955年调中国中医研究院外科研究所工作。著有《金针拨白内障简介》《中医治疗视神经萎缩简介》《韦文贵眼科临床经验选》等。

郭秉宽（1904～1991）福建龙岩人。1934年毕业于奥地利维也纳大学医学院，获博士学位。历任上海第一医学院教授等职。早年发现沙眼和角膜病是致盲的重要原因，首创以早期血管翳为诊断早期沙眼的依据。40年代在国内开展和推广角膜移植手术。主编有《眼科学》《中级眼科学》等，撰有《双生子中近视眼的发病率及遗传规律》《双生子视网膜细胞学》等论文80多篇。

陆南山（1904～1988）浙江鄞县人。从父陆光亮学医，22岁悬壶于上海，专擅眼科。1956年被推选为中华医学会第十届全国会员代表。曾任上海仁济医院眼科主任，上海第二医学院眼科教授，医疗系二部中医学教研室主任，中华医学会中医学会理事等职。发表有《中医治疗中心性视网膜脉络膜炎》《中心性视网膜炎辨病和辨证的结合》等论文20多篇。著有《眼科临证录》，主编《实用中医眼科学》，甚为眼科界重视。

罗宗贤（1905～1974）湖南浏阳人。1932年协和医学院毕业。1940年留学美国，次年回国。曾任协和医学院副教授，北平大学医学院教授。中华人民共和国成立后，历任协和医学院教授，中国医科大学眼科教研组主任，北京军区总医院、同仁医院特约医师，北京市眼科研究所所长。是中华医学会理事、眼科学会副主任委员。编审了《眼科学》、《眼科全书》等著作。

陈达夫（1905～1979）四川西昌人。出身中医世家，1956年6月调入成都中医学院，从事眼科教学与临床工作。曾兼任中华医学会四川分会常务理事、中华全国中医学会四川分会理事、四川省科学技术协会副主席、四川省政协委员、四川省人大代表等职。对内障、外障眼病的防治及眼部结构与脏腑经络的关系有较深研究。配制的益母丸、青光眼方、皮质盲方等，疗效显著。著有《中医眼科六经法要》一书。

毛文书（1910～1988）四川乐山人。1937年毕业于华西协和大学医学院，获医学博士学位。曾任华西协和大学医学院教授。新中国成立后，历任岭南大学医学院、中山医学院教授，中山医学院附属眼科医院副院长、院长，中国医学科学院首都医院教授，中山医科大学中山眼科中心主任，中华医学会眼科学会副主任委员。长期致力于白内障、眼遗传病的研究。1959年在广州建立国内最早的眼科生化实验室，研究晶体老化的原因和药物治疗的方向。主编有《眼科学》（第二版），撰有《中国翼状胬肉的观察》《白内障在中国》等论文。

杨德旺（1917～1999）江苏盐城人，1917年12月出生，1941年毕业于旧军医学校大学部，从事五官医学专业。从医执教50多年，在国内最先开展角膜移植术，先后发表论文20多篇。曾获国家教委颁发的优秀教师奖。主编《眼科治疗学》等专著2部，任全国眼科学会理事。

张晓楼（1914～1990）河北正定人。1940年于北平协和医学院获博士学位。先后任协和医学院眼科副教授、教授，同仁医院副院长，北京眼科研究所所长，中华眼科学会主任委员，《中华眼科杂志》总编辑，联合国世界卫生组织防盲咨询组委员等。1954年，与汤飞凡合作，用鸡胚传代方法分离到沙眼病衣原体，并找到了繁殖方法，受到国际组织的多次奖励。1984年被美国视觉及眼科研究协会授予荣誉会员。参加编写有《中国医学百科全书·眼科分册》和《传染性眼病》等。

胡铮（1915～2003）云南昆明人。1944年毕业于华西大学医学院，获博士学位。历任华西大学医学院及附属眼耳鼻喉科医院住院医师、住院总医师、助教、讲师，北京协和医院眼科副教授、教授、主治医师、副主任、主任，中国医学科学院眼科研究中心名誉主任，《中华眼科杂志》总编辑，卫生部医学科学委员会眼科专题委员会主任委员等。著有《屈光学》《眼肌学》，并参加编写毕华德主编的《眼科学》《中国医学百科全书·眼科学》等。

方谦逊（1919～2004）福建惠安人，生于马来亚。1940年回国，先后就读于上海圣约翰大学医学院、成都华西协和大学医学院，1947年毕业，获纽约大学医学博士学位。历任华西协和大学医学院眼科学教研室主任，医学院附属医院副院长。长期从事内眼疾病、视网膜母细胞瘤遗传和弱视发生机理研究。发表论文30余篇。

赫雨时（1922～1981）沈阳市人。1945年毕业于辽宁医学院。历任天津国立中央医院住院医师、主治医师、眼科副主任，天津医学院副教授、眼科医院院长、主任医师。中华医学会眼科学会常务委员，天津市眼科学会主任委员。他对眼肌学的研究，曾获卫生部科技一等奖。出版了国内第一部眼肌学专著：《临床眼肌学》。还著有《工业眼科学》及《眼科临床实践》中的眼肌部分。

李绍珍（1932～2001）浙江杭州人。1954年毕业于中山医科大学，1962年眼科研究生毕业，1981～1987年在美国旧金山加州大学进修眼科免疫学。曾任中山医科大学眼科教授，眼科中心副主任，眼科医院院长、博士研究生导师。从事眼科专业工作30余年，对白内障的临床诊断与手术治疗和晶体生物化学等方面作了较多的工作。曾参加《中国医学百科全书·眼科分册》部分晶体病条目的编写和《眼科学》全国统一教材的编写工作。

（郑燕林　王　晶）

扫码“练一练”

扫码“学一学”

第二章　眼的解剖与生理功能

眼为视觉器官，由眼球、视路和附属器三部分组成。眼球接受光信息，通过视路向视皮质传递信息，完成视觉功能。眼附属器对眼球起到保护及协调运动等作用。

第一节　眼　　球

眼球（eye ball）近似球形，中医称为眼珠、睛珠。成人眼球前后径平均为24mm，垂直径为23mm，水平径为23. 5mm。

眼球位于眼眶内部，借眶筋膜与眶壁联系，周围有脂肪等组织衬托，以减少眼球的震动。眼球向前方平视时，突出于外侧眶缘约12 ~ 14mm，受人种、颅骨发育、眼屈光状态等因素影响两侧相差不超过2mm。由于眶外缘较上、下、内眶缘稍后，故眼球外侧部分比较显露，是易受外伤的部位。

眼球由眼球壁与眼内容物组成（图2 – 1）。

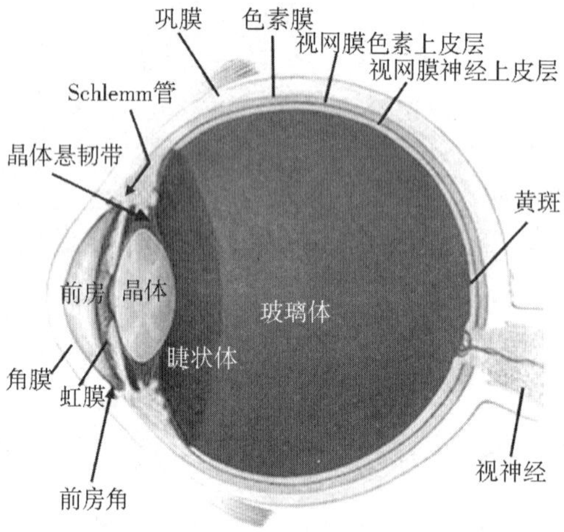

图2 – 1　眼球示意图

一、眼球壁

眼球壁分为外、中、内三层，外层为纤维膜，中层为葡萄膜，内层为视网膜。

（一）外层

外层是由致密的纤维组织构成，故又称为纤维膜。前1/6为透明的角膜，后5/6为白色的巩膜，二者移行处称角巩膜缘。纤维膜坚韧而有弹性，具有保护眼内组织和维持眼球形状的作用。

1. 角膜（cornea）　中医称为黑睛。位于眼球前极中央，透明，表面光滑，是重要的屈光间质。其前表面的曲率半径约为7. 8mm，后表面约为6. 8mm，角膜横径为11. 5 ~ 12. 0mm，垂直径为10. 5 ~ 11. 0mm，中央部厚度为0. 50 ~ 0. 55mm，周边厚度约为1mm。角膜的表面积为 1.3cm^2。其结构共分五层（图 2－2）。

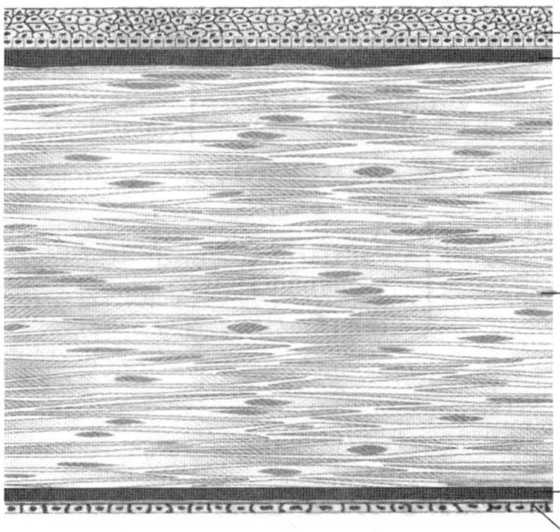

图 2－2　角膜组织学

（1）上皮细胞层　厚约 50μm，占整个角膜厚度的 10%，由 5～6 层细胞组成，易与前弹力层分离，无角化，再生能力强，损伤后在无感染的条件下，一般于 24 小时内可以修复而不遗留瘢痕。

（2）前弹力层　又名 Bowman 膜。厚 8～14μm，是一层均匀一致无细胞成分的透明膜，终止于角膜边缘，损伤后不能再生。

（3）基质层　厚约 500μm，占整个角膜厚度的 9/10。约由 200 层纤维薄板组成，薄板又由纤维束组成，与角膜表面平行，排列极为规则，具有同等屈光指数，周围延伸至巩膜组织中，故炎症时可相互影响，本层无再生能力，一旦损伤，则为瘢痕组织代替。

（4）后弹力层　又名 Descemet 膜。厚 10～12μm，为透明的均质膜，由胶原纤维所组成，损伤后能再生。本层富有弹性，较为坚韧，当角膜溃疡穿孔前常可见后弹力层膨出，以至可达数天之久而不穿孔。

（5）内皮细胞层　厚约 5μm，为 500000 个六角形扁平细胞组成。具有角膜-房水屏障功能，正常情况下房水不能透过此层渗入角膜组织中。成年后损伤不能再生，只有依靠邻近细胞扩张和移行来填补缺损区。若内皮细胞损伤则易引起基质水肿和大泡性角膜病变。角膜无血管，其营养主要靠角膜缘血管网和房水供应，代谢所需的氧，80% 来自空气。

角膜含有丰富的三叉神经末梢，故感觉特别敏锐，一旦受外界刺激，则立即发生保护性闭眼反应。因此，角膜既是眼球屈光间质的重要组成部分，又因它灵敏的感觉功能而起到保护眼球的作用。

2. 巩膜（sclera）　位于角膜周边和后方，占整个纤维膜的 5/6。表面被眼球筋膜包绕，前面被球结膜覆盖，中医称为白睛。内面与睫状体、脉络膜相连，后极部稍偏内侧有视神经从此穿过，穿过处的巩膜极薄，上有许多筛状孔，为巩膜筛板。巩膜颜色呈瓷白色，但儿童因巩膜较薄，内面的色素组织可隐露而呈淡青色；老人因脂肪沉着而呈浅黄色。巩膜由致密而互相交错的胶原纤维组织构成，质地坚韧，不透明，具有保护球内组织的作用。

巩膜的厚度不均匀，后极部较厚，约 1mm，向前逐渐变薄，在直肌附着处更薄，仅 0.3mm。巩膜包括：①表层巩膜；②巩膜实质层；③巩膜棕黑板。巩膜实质层几乎无血管和神经，但表层巩膜有较致密的血管结缔组织。

3. 角巩膜缘（limbus）　即角膜和巩膜的移行区，宽约 1.5～2mm，由于透明的角膜嵌入不透明的巩膜内，并逐渐过渡到巩膜，所以在眼球表面和组织学上没有一条明确的分界线。一般认为角巩膜缘前界起于角膜前弹力层止端，后缘为后弹力层止端。

4. 前房角（anterior chamber angle） 位于周边角膜和虹膜根部的连接处，其前外侧壁为角巩膜缘，从角膜后弹力层止端（Schwalbe 线）至巩膜突，后内侧壁为睫状体的前端和虹膜根部。在角巩膜缘内面有一凹陷，称巩膜内沟，沟内有巩膜静脉窦和小梁网等结构，沟的后内侧巩膜突出部分为巩膜突。巩膜静脉窦又称 Schlemm 管，是围绕前房角一周的房水排出管，外侧和后方被巩膜围绕，内侧通过小梁网与前房沟通。小梁网为前房的网状结构，位于巩膜静脉窦内侧，小梁相互交错，形成富有间隙的海绵状结构，具有滤过网的作用，能阻止微粒或细菌进入巩膜静脉窦，房水滤过的小梁网可分为葡萄膜部（前房侧）、角巩膜部和近小管组织（Schlemm 管），近小管组织是房水外流的主要阻力部位。前房角是房水排出的主要通道。在前房角内依次可见到如下结构：Schwalbe 线、小梁网和 Schlemm 管、巩膜突、睫状体带和虹膜根部（图 2－3）。

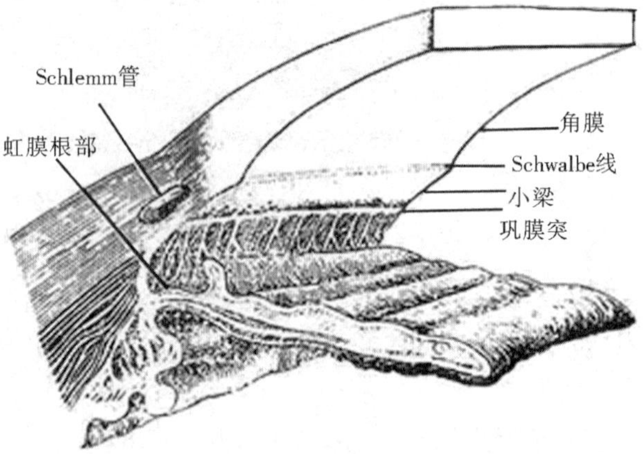

图 2－3 前房角结构示意图

（二）中层

中层即葡萄膜（uvea），富含血管和色素，又称血管膜或色素膜。此层由相互衔接的三部分组成，由前向后分为虹膜、睫状体、脉络膜三部分。在巩膜突、涡静脉出口和视神经三个部位与巩膜牢固附着，其余处均为潜在腔隙，称睫状体脉络膜上腔。

1. 虹膜（iris） 中医称为黄仁。为一圆盘状膜，位于晶状体前面，其根部与睫状体相连，将眼球前部腔隙隔成前、后房，虹膜即悬在房水中。表面有很多精细条纹，呈放射状排列，称为虹膜纹理。纹理与纹理之间呈凹陷，称隐窝。距瞳孔缘约 1.5mm 处有一环形锯齿状隆起环，称虹膜卷缩轮。虹膜周边与睫状体连接处为虹膜根部，此部很薄，当眼球受挫伤时，易从睫状体上离断。由于虹膜位于晶状体的前面，当晶状体脱位或手术摘除后，虹膜失去依托，在眼球转动时可发生虹膜震颤。虹膜的颜色因人种而异，白色人种色素少，虹膜色浅，呈浅黄或浅蓝色；有色人种色素多，虹膜色深呈棕褐色。虹膜中央有一圆孔，称瞳孔（pupil），中医称为瞳神，直径 2.5～4mm。虹膜含有瞳孔开大肌和瞳孔括约肌，前者受交感神经支配，使瞳孔开大；后者受副交感神经（动眼神经纤维）支配，使瞳孔缩小。瞳孔受光刺激时即缩小，这种运动称为对光反射。虹膜的主要功能是根据外界光线的强弱而使瞳孔缩小或扩大以调节眼内的光线强度，保证视网膜成像清晰。正常瞳孔的大小，因年龄、屈光、生理状态等情况而异。婴儿最小，儿童和青少年最大，以后又逐渐变小，近视眼瞳孔大于远视眼，交感神经兴奋时瞳孔开大，副交感神经兴奋时瞳孔缩小。虹膜感觉来源于第Ⅴ脑神经眼支的分支，故虹膜炎症时引起疼痛。虹膜的组织结构由前向后可分为 4 层：前表面层、基质与瞳孔括约肌、前上皮与瞳孔开大肌、后色素上皮。前表面层由纤维细胞及色素细胞所组成。基质层是由疏松的结缔组织和虹膜色素细胞所组成的框架网，神经、血管走行其间。瞳孔括约肌（平滑肌）呈环形分布于瞳孔缘部的虹膜基质内，受副交感神经支配，司缩瞳作用。基质内色素含量多少决定虹膜的颜色，棕色虹膜色素致密，蓝色虹膜色素较少。在前层的扁平细胞前面分化出肌纤维，形成瞳孔开大肌（平滑肌），受交感神经支配，司散瞳作用；后层的色素上皮在瞳孔缘可向前翻转呈一条窄窄的环形黑色花边，称瞳孔领。

2. 睫状体（ciliary body）　呈环带状，宽约 6mm，前后切面为三角形，起于虹膜根部，止于脉络膜前缘，外侧与巩膜相邻，内侧环绕晶状体赤道部。巩膜突是睫状体基底部附着处。睫状体包括睫状冠（pars plicata）与睫状体扁平部（pars plana）两部分。扁平部与脉络膜连接处呈锯齿状，称锯齿缘（ora serrata）（图 2－4）。

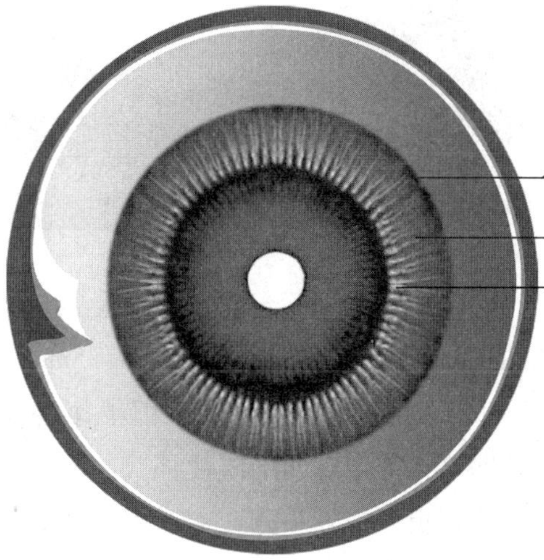

图 2－4　睫状体后面观

睫状体前 1/3 较为肥厚，称睫状冠，宽约 2mm，富含血管，误伤此处最易出血。其内侧表面有 70～80 个纵行突起，称睫状突（ciliary processes），分泌产生房水。睫状体后 2/3 薄而平坦，称扁平部或睫状环，中医眼科针拨白内障手术常在颞下睫状体扁平部作切口。从睫状体至晶状体赤道部，有纤细的韧带与晶状体相连，称晶状体悬韧带。睫状体主要由睫状肌和睫状上皮细胞组成。睫状肌由外侧的纵行、中间的放射状和内侧的环形三组肌纤维构成。纵行肌纤维向前分布可达小梁网。睫状肌是平滑肌，受副交感神经支配。当睫状肌环形纤维收缩时，晶状体悬韧带松弛，晶状体凸度相应增加，屈光力增强，使眼能看清近处物体，这种作用称为调节。睫状上皮细胞层由外层的色素上皮和内层的无色素上皮两层细胞组成。

3. 脉络膜（choroid）　为葡萄膜的后部，前起锯齿缘，后止于视盘周围，介于视网膜与巩膜之间，有丰富的血管和色素细胞，组成小叶状结构。脉络膜平均厚约 0.25mm，由三层血管组成：外侧的大血管层，中间的中血管层，内侧的毛细血管层，借玻璃膜（Bruch's membrane）与视网膜色素上皮相连。睫状后长动脉、睫状后短动脉、睫状神经均由脉络膜上腔通过。血管神经穿过巩膜处，脉络膜与巩膜粘着紧密，所以脉络膜脱离时常以涡静脉为界。脉络膜血液主要来自睫状后短动脉，血管多，血容量大，约占眼球血液总量的 65%。脉络膜血循环供应视网膜营养。血中病原体易经脉络膜扩散。脉络膜含有丰富色素，对眼球起遮光和暗房的作用。

（三）内层

内层即视网膜（retina），中医称为视衣。位于脉络膜与玻璃体之间，前至锯齿缘，后至视乳头，由胚胎时期的神经外胚叶形成的视杯发育而来，视杯外层形成单一的视网膜色素层，视杯内层则分化为视网膜神经感觉层，二者间有一潜在间隙，临床上的视网膜脱离即由此处分离。除色素层含色素细胞外，神经感觉层为透明的薄膜，具有感光和传导神经冲动的重要作用。锯齿缘乃视网膜前端的终止部位，形如锯齿状故名。该处为视网膜血管的终末端，因而营养相对较差，易出现退行性改变。在视网膜后极部，离视乳头颞侧约3mm处，有一浅漏斗状小凹区，含有丰富的叶黄素，称为黄斑（macula lutea）。范围约2mm，此处无血管，中心有一凹，称中心凹（fovea centralis），中心凹是视网膜上视觉最敏锐的部位。此区色素上皮细胞含有较多色素，因此在检眼镜下颜色较暗（图2－5）。

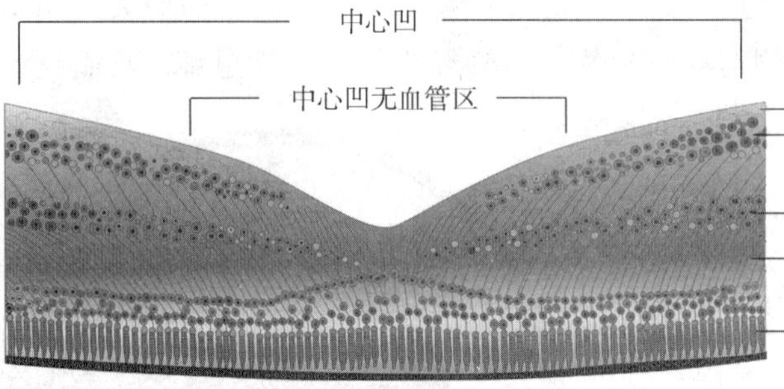

图2－5　视网膜结构示意图

黄斑鼻侧约3mm处，有一约1.5mm×1.75mm大小的圆形区，称视神经乳头，简称视乳头（optic papilla），是视网膜神经纤维汇集穿出眼球的部位，又称视盘（optic disc）。视盘中央呈漏斗状凹陷，称生理凹陷或视杯（optic cup）。凹陷内有暗灰色小点，为视神经穿过巩膜处，名巩膜筛板，视乳头因仅有神经纤维，没有感光细胞，故无视觉，在视野中是一盲点，称生理盲点。视乳头的颜色为淡红色，视乳头上有许多微血管，鼻侧较颞侧多一些，故鼻侧较颞侧稍红。视乳头边缘是清晰的，但上、下及鼻侧边缘因视神经纤维较为集中，故不如颞侧清晰。有时视乳头边缘可见白色巩膜环，是脉络膜及色素上皮层未达到视乳头边缘的缘故。视网膜组织由外向内可分为10层（图2－6）。即①视网膜色素上皮层；②视细胞层，由光感受器（视锥、视杆细胞）的内、外节组成；③外界膜，为一薄网状膜；④外颗粒层，又称外核层，由光感受器细胞核组成；⑤外丛状层，为疏松的网状结构，是视锥细胞、视杆细胞的终球与双极细胞树突及水平细胞突起相连接的突触部位；⑥内颗粒层，又称内核层，主要由双极细胞、水平细胞、无长突细胞及Müller细胞的细胞核组成；⑦内丛状层，主要是双极细胞、无长突细胞与神经节细胞相互接触形成突触的部位；⑧神经节细胞层，由神经节细胞核组成；⑨神经纤维层，由神经节细胞轴突即神经纤维构成；⑩内界膜，为介于视网膜和玻璃体间的一层薄膜，属于Müller细胞的基底膜。色素上皮与脉络膜紧密相连，不易脱离。

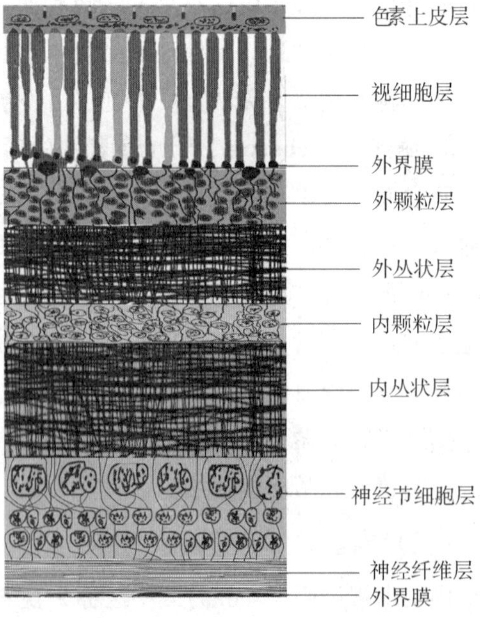

图2－6　视网膜组织结构图

视网膜色素上皮（retinal pigment epithelium，RPE）为排列规则的单层六角形细胞，黄斑部色素上皮较厚，周边变薄。具有多种复杂的生化功能以及支持光感受器活动的色素屏障作用；并具有传递脉络膜营养的作用和阻止脉络膜血管的正常漏出液进入视网膜，起到视网膜外屏障或称视网膜 - 脉络膜屏障作用（图 2 - 7）。

视信息在视网膜内形成视觉神经冲动，以三个神经元传递，即光感受器 - 双极细胞 - 神经节细胞。神经节细胞轴突即神经纤维沿视路将视信息传递到视中枢形成视觉。

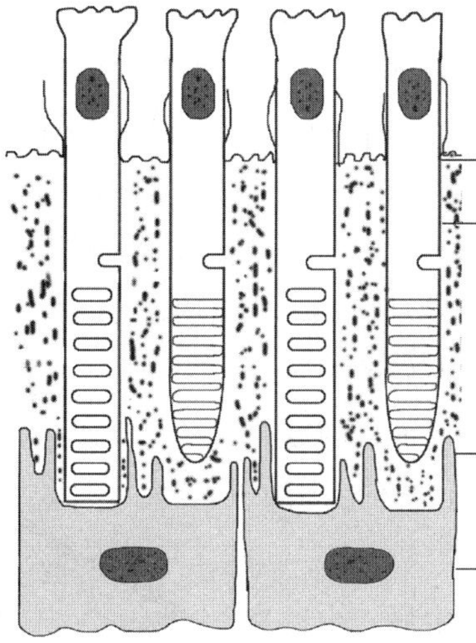

图 2 - 7 光感受器与视网膜色素上皮细胞

第一神经元为光感受器（photoreceptors），由两种细胞组成。形状如圆锥状的，称视锥细胞，有 630 万 ~680 万个，另一种细胞形状如杆状，称为视杆细胞，有 1.1 亿 ~1.25 亿个。它们是一种特殊分化的神经上皮，其组织结构包括外节、联结纤毛、内节、体部和突触五部分。每个外节由约 700 个扁平的膜盘堆积组成。外节外周为浆膜所围绕。视杆细胞外节为圆柱形，膜盘与浆膜分离。视锥细胞外节呈圆锥形，膜盘与浆膜连续，膜盘不断脱落和更新，脱落的膜盘被色素上皮吞噬。视锥细胞具有感受强光和辨别颜色的作用，主要分布在黄斑部，故黄斑区的视力最为敏锐。视杆细胞具有感受弱光的作用，主要分布在视网膜周围，越近黄斑区越少，至此没有这种细胞。正常人在暗处有一定的视力，就是这种视杆细胞的作用。视杆细胞的感光色素为视紫红质，视紫红质需要维生素 A 才能合成，当维生素 A 缺乏时，会出现夜盲。第二神经元与第三神经元主要是传导神经冲动，即光线达到视细胞后，经化学变化产生光冲动，传至双极细胞（第二神经元），再至神经节细胞（第三神经元），由神经节细胞节后纤维向视盘汇聚。黄斑区纤维以水平缝为界，呈上下弧形排列达到视盘颞侧，此纤维称视盘黄斑纤维束（亦称盘斑束）。颞侧周边部纤维分成上下部分，分别在盘斑束的上下方进入视盘。视网膜鼻侧上下部的纤维直接向视盘汇集。最后，沿视路传达到大脑，产生视觉。

色觉是眼在明亮处视锥细胞所产生的主要功能之一，明适应时，视网膜黄斑部的色觉敏感度最高，离黄斑部越远，色觉敏感度越低，周边部视网膜则几乎无色觉存在，这和视锥细胞的分布是一致的。解释色觉理论的学说很多，目前公认在视网膜水平上是 Young-Helmholtz 三原色学说，即正常色觉者在视锥细胞中有感受三种原色——红、绿、蓝的感光色素，每一种感光色素主要对一种原色光发生兴奋，而对其余两种原色仅发生程度不等的较弱反应。例如在红色的作用下，感红光色素发生兴奋，感绿色光色素有弱的兴奋，感蓝色光色素兴奋更弱。如果视锥细胞中缺少某一种感光色素，则发生色觉障碍。

二、眼球内容物

眼球内容物包括房水、晶状体、玻璃体三种透明物质，它们与角膜一并被称为眼的屈光间质，是光线进入眼内到达视网膜的通路。

1. 房水（aqueous humor）

（1）房水生成及作用　房水中医称为神水。房水由睫状突产生，是无色透明的液体，其中98.75%是水分，其余是少量的氯化钠、蛋白质、维生素C和无机盐等，其总量约占眼内容物的1/4。房水有营养玻璃体、晶状体、角膜以及维持正常眼压等作用。

（2）前房和后房　前房（anterior chamber）为角膜后面、虹膜和瞳孔区晶状体前面所围成的间隙，容积约0.2ml。前房中央部深2.5～3mm，周边部渐浅，前房最周边处为前房角，前房角的外壁为角巩膜缘，后面内侧为虹膜根部和睫状体。后房（posterior chamber）为虹膜后面、睫状体前端、晶状体悬韧带前面和晶状体前侧面的环形间隙，容积约0.06ml。

（3）房水排出途径　房水由睫状突产生后，由后房经过瞳孔进入前房，再经前房角的小梁网进入巩膜静脉窦，再进入眼的静脉系统。若排出途径受阻，即可导致眼压增高（图2－8）。

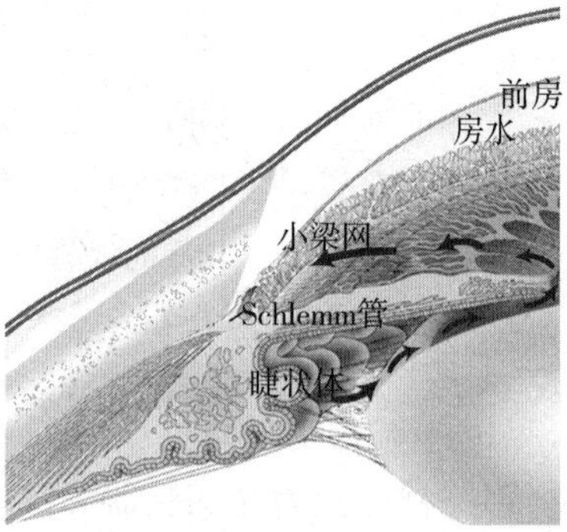

图2－8　房水循环示意图

2. 晶状体（lens）　中医称为晶珠。形如双凸透镜，位于瞳孔与虹膜之后，玻璃体之前，周边通过悬韧带与睫状体相联系。晶状体前面的中央为前极，后面的中央为后极，前后面交界处为赤道部。直径9mm，厚4～5mm。

悬韧带是一种极细的纤维组织，起于睫状体，附着于晶状体赤道部，将晶状体固定在正常位置上，若外伤致悬韧带断离，可致晶状体性散光或晶状体脱位。

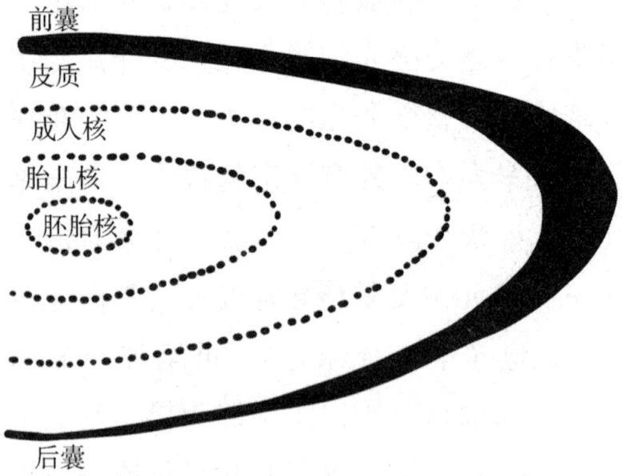

图2－9　晶状体结构图

晶状体由晶状体囊和晶状体纤维组成（图2－9）。晶状体囊膜是晶状体外面既富有弹性又很透明的均质基底膜，在前面的称前囊，后面的称后囊。前囊膜下有一层立方形上皮细胞，后囊下缺如。赤道部上皮细胞向前后伸展延长形成晶状体纤维。在人的一生中，上皮细胞不断地形成纤维并将旧的纤维挤向中心逐渐硬化形成晶状体核，核外较新的纤维称为晶状体皮质。因此，随着年龄的增长，晶状体核就扩大变硬。

晶状体有高度的屈光力，与睫状肌共同完成调节作用。晶状体的调节主要靠自身厚度的改变，厚度的改变又由囊膜与皮质的弹性而决定。晶状体核随年龄增加逐渐变硬，弹性降低，调节力减退，至调节达不到视近需要时而成为老视。

晶状体无血管，营养来自房水，当晶状体受损或房水代谢变化时可发生混浊，称为白内障。

3. 玻璃体（vitreous body）　中医称为神膏。玻璃体为无色透明的胶质体。充满于玻璃体腔内，玻璃体腔是眼内最大的腔，前界为晶体、悬韧带和睫状体，后界为视网膜、视神经。容积为4.5ml。前面有一凹面，称玻璃体凹，以容纳晶状体，其他部分与视网膜及睫状体相贴。其间以视乳头周围及锯齿缘前2mm和后4mm范围粘连紧密。

玻璃体周围部分密度较高，称为玻璃体膜，它分为前后两部：①前界膜，起自玻璃体底部前方，向前内侧伸展到晶状体后面；②后界膜，起自玻璃体底部后方，向后伸展，直达视神经乳头边缘为止。

在玻璃体内，中央有一玻璃状体管，称Cloquet，此管的两端分别与晶状体及视乳头相连，胎儿时管内有玻璃体动脉，出生后即可消失，如仍存在称玻璃体动脉残留，一般不影响视力。

玻璃体主要成分是水，占98%以上，还含有少量胶原与透明质酸等。本身无神经、血管，由房水及脉络膜等组织供给营养，新陈代谢也甚微，丢失后不可再生。

第二节　视路及瞳孔反射通路

一、视路

视路（visual pathway）是视觉信息从视网膜光感受器开始，到大脑枕叶皮质视觉中枢为止的传导路径。临床上通常指从视神经开始，经视交叉、视束、外侧膝状体、视放射至枕叶视中枢的神经传导路径（图2-10）。

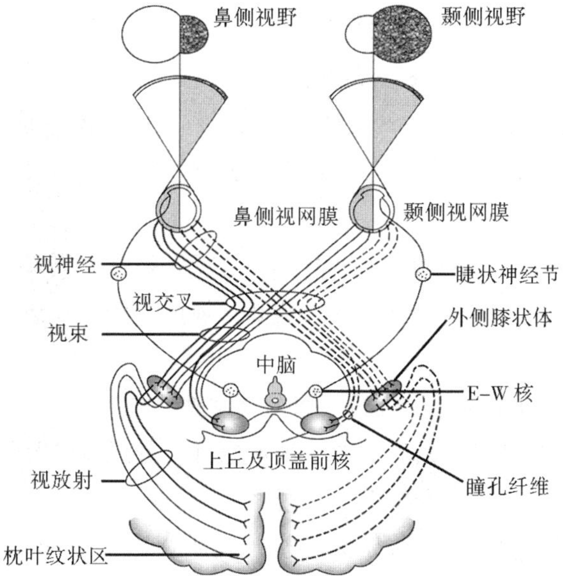

图2-10　视路

1. 视神经（optic nerve）　是中枢神经系统的一部分，由视网膜神经节细胞发出的神经纤维汇集而成。起于视乳头，止于视交叉前脚，全长约40mm，分为眼内段、眶内段、管内段和颅内段。

（1）眼内段（通常指视乳头）　是从视乳头开始，100万～120万神经节细胞的轴突组成神经纤维，成束穿过巩膜筛板出眼球，长约1mm。可分为四部分：神经纤维层、筛板前层、筛板和筛板后区。临床上可从眼底看到神经纤维层（橙红色）、筛板前层中央部分，有时可见到视杯底部的小灰点状筛孔，即筛板。筛板前的神经纤维无髓鞘（直径1.5mm），筛板以后开始有髓鞘包裹（直径3.0mm）。眼内段视神经血供来自视网膜动脉分支和睫状后短动脉分支。

（2）眶内段　长25～30mm，位于肌锥内，呈S形弯曲，以利于眼球的自由转动。眶内段视神经血供，主要来自眼动脉分支和视网膜中央动脉分支。

（3）管内段　即视神经通过颅骨视神经管的部分，长6～10mm。鞘膜与骨膜紧密相连，以固定视神经，而骨管外伤时最易挫伤视神经。此段与眼动脉伴行并供血。

（4）颅内段　为视神经通过颅骨视神经管后进入颅内到达视交叉前角的部分，长约10mm，直径4～7mm。血供来自颈内动脉和眼动脉。

包绕视神经的髓鞘可分为三层，由外至内为硬膜、蛛网膜及软膜。硬膜与蛛网膜之间的空隙，称硬膜下腔；蛛网膜与软膜之间的空隙，称蛛网膜下腔。均与脑之同名腔相通，向前终止于眼球而形成盲管，腔内充满着脑脊液，所以当颅内压增高时，常见视乳头水肿。眼眶深部组织的感染，也能沿神经周围的脑膜间隙扩散至颅内。视神经髓鞘上富有感觉神经纤维，故当炎症时球后常有疼痛感。

2. 视交叉（optic chiasm）　位于颅内蝶鞍处，为两侧视神经交汇处，呈长方形，横径约12mm、前后径8mm、厚4mm的神经组织。双眼视神经纤维在此处进行部分性交叉，即双眼视网膜鼻侧的纤维交叉至对侧。黄斑部纤维亦分成交叉纤维和不交叉纤维。视交叉与周围组织的解剖关系：前上方为大脑前动脉及前交通动脉，两侧为颈内动脉，下方为脑垂体，后上方为第三脑室。当邻近组织病变影响视交叉部位时，可出现特征性的视野缺损，最常见的是颞侧偏盲。

3. 视束（optic tract）　是视神经纤维经视交叉后、位置重新排列的一段神经纤维束，长40～50mm。离开视交叉后，分为两束绕大脑脚至外侧膝状体。因视神经纤维已进行了部分交叉，每一视束包括同侧的颞侧纤维与对侧的鼻侧纤维，故当一侧视束有病变时，可出现同侧偏盲。

4. 外侧膝状体（lateral geniculate body）　位于大脑脚外侧，呈卵圆形，由视网膜神经节细胞发出的神经纤维，约70%在此与外侧膝状体的节细胞形成突触，换神经元后再进入视放射。

5. 视放射（optic radiation）　是联系外侧膝状体和枕叶皮质的神经纤维结构。换元后的神经纤维，通过内囊和豆状核的后下方呈扇形散开，分成背侧、外侧及腹侧三束，绕侧脑室颞侧角，形成Meyer袢，到达枕叶。

6. 视皮层（visual cortex）　位于大脑枕叶皮质相当于Brodmann分区的17、18、19区，即距状裂上、下唇和枕叶纹状区，是大脑皮质中最薄的区域。每侧半球的视皮质接受同侧眼颞侧及对侧眼鼻侧的视觉纤维。视网膜各部在视皮层有一定的投影部位，视网膜上部的神经纤维终止于距状裂上唇，下部的纤维终止于下唇，黄斑部纤维终止于枕叶纹状区后极部。交叉纤维在深内颗粒层，不交叉纤维在浅内颗粒层。

由于视觉纤维在视路各段排列不同，所以在神经系统某部分发生病变或损害时对视觉纤维损害各异，表现为特定的视野异常。对中枢神经系统病变的定位诊断具有重要的意义。

二、瞳孔反射通路

1. 光反射　当光线照射一侧眼时，引起两侧瞳孔缩小的反射叫瞳孔光反射。光照侧的瞳孔缩小称瞳孔直接光反射，对侧的瞳孔缩小称间接光反射。

2. 近反射　当视近物时瞳孔缩小，同时发生调节和集合作用，称瞳孔近反射，由大脑皮质的协调来完成。其传入路与视路伴行达视皮质，传出路为视皮质发出的纤维经枕叶－中脑束至E－W核和动眼神经的内直肌核，再随动眼神经到达瞳孔括约肌、睫状肌和内直肌，完成瞳孔缩小、调节和集合作用。

第三节　眼附属器

眼的附属器包括眼眶、眼睑、结膜、泪器和眼外肌。

一、眼眶

眼眶（orbit）为四边锥形的骨窝（图2－11），其开口向前，尖朝后略偏内侧，由额骨、蝶骨、筛骨、腭骨、泪骨、上颌骨、颧骨7块骨组成（图2－11）。成人眼眶深40～50mm，容积为25～28ml，内有眼球、脂肪、肌肉、神经、血管、筋膜、泪腺等。眼眶有四个壁：上壁、下壁、内侧壁和外侧壁。眼眶外侧壁较厚，其前缘稍偏后，眼球暴露较多，有利外侧视野开阔，但也增加了外伤机会。其他三壁骨质较薄，较易受外力作用而发生骨折，且与额窦、筛窦、上颌窦相邻，故副鼻窦的炎症或肿瘤可影响至眶内。眶尖有一孔二裂。尖端即为视神经孔，直径4～6mm，视神经管由此向后内侧，略向上方通入颅腔，长4～9mm，其中有视神经、眼动脉和交感神经通过。视神经孔外侧有眶上裂，为眶上壁和眶外壁的分界处，长约22mm，与颅中窝相通，动眼神经、滑车神经、外展神经及三叉神经的眼支、部分交感神经纤维和眼上静脉由此通过，此处受损则累及通过的神经、血管，出现眶上裂综合征。眶外壁与眶下壁之间有眶下裂，三叉神经的第二支和眶下动脉由此通过。另外，在眶上缘内1/3与外2/3交界处为眶上切迹，有眶上神经、三叉神经眼支及眶上动脉通过。

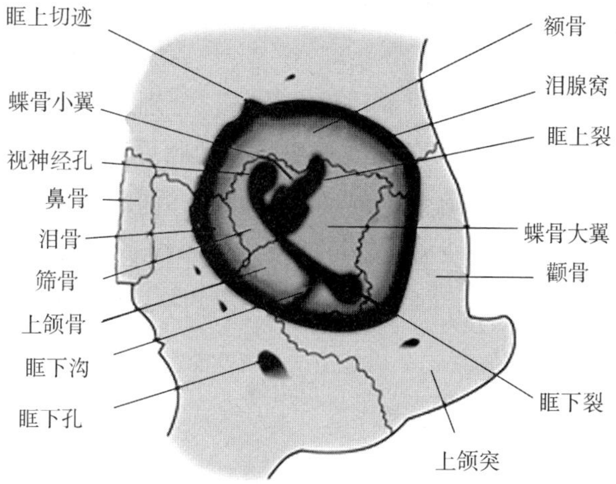

图2－11　眼眶前面观

二、眼睑

中医称为胞睑。眼睑（eye lids）位于眼眶前部，覆盖于眼球表面，分上、下眼睑，有保护眼球的作用。上、下眼睑间的裂隙称睑裂。正常平视时，睑裂高度约8mm，上睑缘可遮盖角膜上缘1～2mm。上下眼睑相连处为眦，靠近鼻侧为内眦，靠近颞侧为外眦。内眦处有椭圆形肉状隆起为泪阜；泪阜周围的浅窝为泪湖；泪阜外侧有一淡红色新月形纵行皱褶，称半月皱襞。眼睑的边缘称睑缘，中医称为睑眩。睑缘前唇钝圆，有2～3行排列整齐的睫毛，后唇呈直角，有睑板腺开口。前、后唇之间称唇间线或灰白线。

1. 眼睑的组织结构 由外向内分为皮肤、皮下组织、肌肉、睑板、睑结膜五层（图2－12）。

（1）皮肤 为全身皮肤最薄处，血管分布丰富，易形成皱褶。

（2）皮下组织 为疏松的结缔组织和少量脂肪，有炎症和外伤时，易发生水肿和瘀血。

（3）肌肉 包括眼轮匝肌和提上睑肌。眼轮匝肌是横纹肌，其肌纤维与睑缘基本平行，专司闭眼，由面神经支配。位于上睑的提上睑肌，起源于眶尖的总腱环，沿眶上壁向前至眶缘呈扇形伸展，一部分止于睑板上缘，一部分穿过眼轮匝肌止于上睑皮肤，由动眼神经支配，具有提上睑的作用。

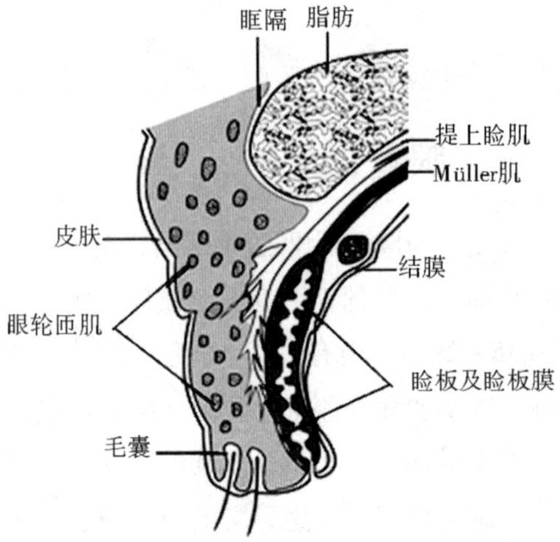

图2－12 眼睑的组织结构

（4）睑板 为致密的结缔组织，质硬似软骨，是眼睑的支架。睑板内外两端各连一带状结缔组织，即内、外眦韧带。睑板内有若干垂直排列的睑板腺，开口于睑缘，分泌类脂质构成泪膜的最表层，有阻止水分蒸发、稳定泪膜的作用，并可润滑眼表面，防止泪液外溢。

（5）睑结膜 是紧贴在睑板表面的黏膜组织，不能移动，透明而光滑，有清晰的微细血管分布。在睑缘内2mm处，有一与睑缘平行的浅沟，称睑板下沟，是异物最易存留的地方。

2. 眼睑的血供 有浅部和深部两个动脉血管丛，分别来自颈外动脉的面动脉分支和颈内动脉的眼动脉分支。离睑缘约3mm处形成睑缘动脉弓，睑板上缘处形成较小的周围动脉弓。浅部（睑板前）静脉回流到颈内和颈外静脉，深部静脉最终汇入海绵窦。由于眼睑静脉没有静脉瓣，因此化脓性炎症有可能蔓延到海绵窦，而导致严重的后果。

3. 眼睑的淋巴 与静脉回流平行，眼睑外侧引流到耳前、腮腺淋巴结；眼睑内侧引流到颌下淋巴结。

三、结膜

结膜（conjunctiva）为一透明的菲薄黏膜，柔软光滑且富弹性，覆盖于眼睑内面（睑结膜）、部分眼球表面（球结膜）以及睑部到球部的反折部分（穹隆结膜）。这三部分结膜形成一个以睑裂为开口的囊状间隙，称结膜囊。

1. 睑结膜　见眼睑解剖。

2. 球结膜　覆盖在眼球前部巩膜的表面，止于角膜缘，附着较为疏松，可以移动，是结膜最薄和最透明的部分。球结膜与巩膜间有眼球筋膜疏松相连，在角膜缘附近3mm以内与球筋膜、巩膜融合。在泪阜的颞侧有一半月形球结膜皱褶称半月皱襞，相当于低等动物的第三眼睑。

3. 穹隆部结膜　是睑结膜与球结膜相互移行的皱褶部分，组织疏松，有利于眼球自由转动。上方穹隆部有提上睑肌纤维附着，下方穹隆部有下直肌鞘纤维融入。

结膜是一黏膜，组织学上为不角化的鳞状上皮和杯状细胞组成，分上皮层和固有层。上皮2~5层，各部位的厚度和细胞形态不尽相同。睑缘部为扁平上皮，睑板到穹隆部由立方上皮逐渐过渡成圆柱形，球结膜呈扁平形，角膜缘部渐变为复层鳞状上皮，然后过渡到角膜上皮。杯状细胞是单细胞黏液腺，多分布于睑结膜和穹隆部结膜的上皮细胞层内，分泌黏液。固有层含有血管和淋巴管，分腺样层和纤维层。腺样层较薄，穹隆部发育较好，含Krause腺、Wolfring腺，分泌浆液。该层由纤细的结缔组织网构成，其间有多量淋巴细胞，炎症时易形成滤泡。纤维层由胶原纤维和弹力纤维交织而成，睑结膜缺乏。

结膜血管来自眼睑动脉弓及睫状前动脉。睑动脉弓穿过睑板分布于睑结膜、穹隆结膜和距角结膜缘4mm以外的球结膜，充血时称结膜充血。睫状前动脉在角巩膜缘3~5mm处分出细小的巩膜上支，组成角膜缘周围血管网，并分布于球结膜，充血时称睫状充血。两种不同充血对眼部病变部位的判断有重要意义。

四、泪器

泪器（lacrimal apparatus）包括分泌泪液的泪腺及排泄泪液的泪道（图2-13）。

1. 泪腺　中医称为泪泉。泪腺（lacrimal gland）位于眼眶前外上方的泪腺窝内，长约20mm，宽12mm，借结缔组织固定于眶骨膜上，提上睑肌外侧肌腱从中通过，将其分隔成较大的眶部泪腺和较小的睑部泪腺，正常时从眼睑不能触及。

泪腺有排出管10~20条，开口于外侧上穹隆结膜部，能分泌浆液，湿润眼球。泪液中含有少量溶菌酶和免疫球蛋白A，故有杀菌作用。血液供应来自眼动脉分支的泪腺动脉。泪腺神经司泪腺分泌，由第Ⅴ颅神经眼支、面神经中的副交感神经纤维和颅内动脉丛的交感神经纤维支配。此外，尚有位于穹隆结膜的Krause腺和Wolfring腺，分泌浆液，称副泪腺。

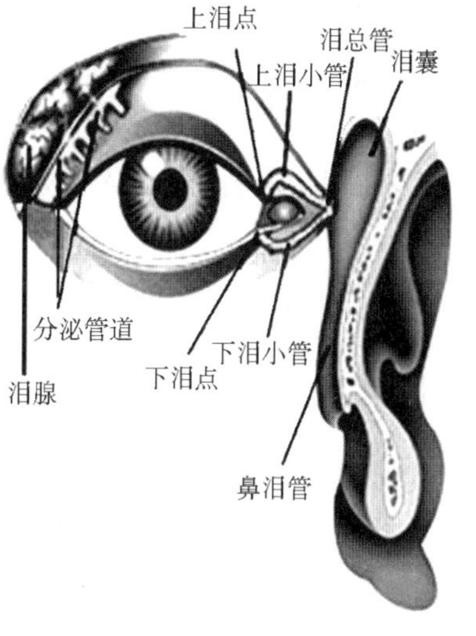

图2-13　泪器

2. 泪道　中医称为泪窍。泪道（lacrimal passages）是泪液的排出通道，由上下睑的泪点、泪小管、泪囊和鼻泪管组成。

（1）泪点（lacrimal puncta）　是引流泪液的起点，位于上、下睑缘后唇，距内眦6.0~6.5mm内侧端乳头状突起上，直径0.2~0.3mm。孔口与泪湖紧靠，利于泪液进入泪点。

（2）泪小管（lacrimal canaliculi）　是连接泪点与泪囊的小管，长约10mm。开始约2mm与睑缘垂直，然后与睑缘平行，到达泪囊前，上、下泪小管多先汇合成泪总管再进入泪囊。也有上、下泪小管各自分别进入泪囊者。

（3）泪囊（lacrimal sac） 位于眶内壁前下方的泪囊窝内，是泪道最膨大的部分。泪囊大部分在内眦韧带的下方，上端为盲端，下端与鼻泪管相接，长约10mm，宽约3mm。

（4）鼻泪管（nasolacrimal duct） 位于骨性鼻泪管内，上端与泪囊相接，下端开口于下鼻道，全长约18mm。泪液排出到结膜囊后，经眼睑瞬目运动，分布于眼球的前表面，并聚于内眦处的泪湖，再由接触眼表面的泪小点和泪小管的虹吸作用，进入泪囊、鼻泪管到鼻腔，经黏膜吸收。正常状态下，泪液每分钟分泌0.9～2.2μl，如超过100倍，即使泪道正常亦会出现泪溢。当眼部遭到外来有害物质刺激时，会分泌大量泪液，以冲洗和稀释有害物质。

五、眼外肌

眼外肌（extraocular muscles）是司眼球运动的肌肉。每眼有6条眼外肌，即4条直肌和2条斜肌，直肌有上直肌、下直肌、内直肌和外直肌，斜肌有上斜肌和下斜肌（图2－14）。所有直肌及上斜肌均起自眶尖的总腱环，下斜肌起自眶下壁前内缘，它们分别附着在眼球赤道部前方的巩膜上。内直肌使眼球内转；外直肌使眼球外转；上直肌主要使眼球上转，其次为内转、内旋；下直肌主要使眼球下转，其次为内转、外旋；上斜肌主要使眼球内旋，其次为下转、外转；下斜肌主要使眼球外旋，其次为上转、外转（图2－15）。神经支配：内、上、下直肌及下斜肌均由动眼神经支配，外直肌由外展神经支配，上斜肌由滑车神经支配。眼外肌的作用，主要使眼球灵活地向各方向转动。但肌肉之间的活动是相互合作、相互协调的。如此，才能使眼球运动自如，保证双眼单视。如果有某条肌肉麻痹（支配该肌的神经麻痹）时，肌肉之间失去协调，即可发生眼位偏斜而出现复视。

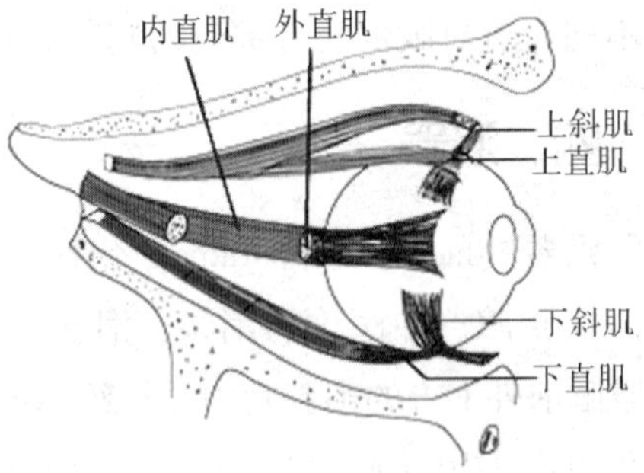

图2－14 从眼侧面看眼外肌

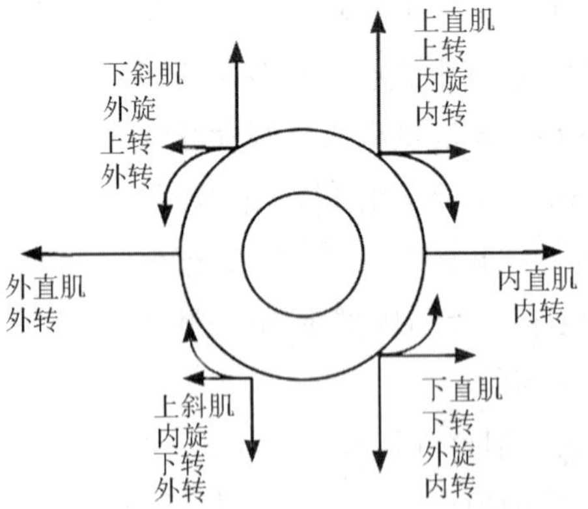

图2－15 右眼各眼外肌的主要和次要作用示意图

第四节　眼的血液供应与神经支配

一、血液供应

（一）动脉

眼球的血液来自眼动脉分出的视网膜中央血管系统和睫状血管系统（图2－16，表2－1）。

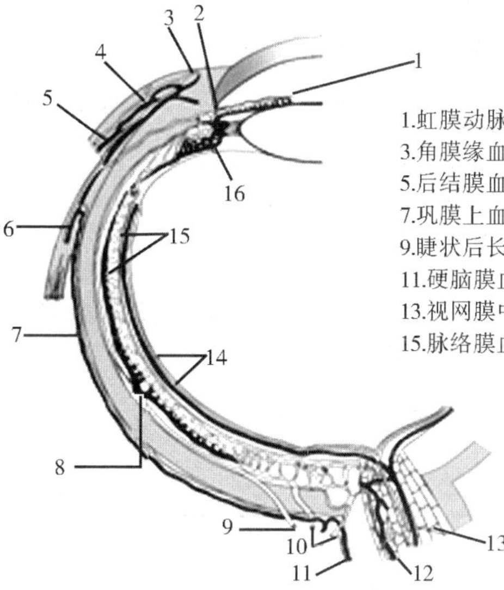

图2－16　眼球供血系统

1. 视网膜中央动脉（central retinal artery，CRA）　为眼动脉眶内段的分支，在眼球后9～12mm处从内下或下方进入视神经中央，前行至视乳头穿出，分为鼻上、鼻下、颞上、颞下动脉，然后又分成若干小支，分布于视网膜直达锯齿缘，以营养视网膜内五层组织，黄斑部中心凹无血管分布，而由脉络膜毛细血管网供应营养。视网膜中央动脉属终末动脉，没有侧支吻合，临床上视网膜动脉阻塞的患者，即造成相应区域的视网膜缺血，以致视功能丧失。视网膜静脉与动脉分布一致，动脉颜色较红，管径较细；静脉颜色较暗，管径较粗，二者之比约为2∶3。视网膜血管是人体唯一用检眼镜即可直视观察到的血管，有助于临床诊断和病情的判定。

2. 睫状动脉　营养除视网膜内五层与部分视神经以外的整个眼球。睫状动脉包括以下动脉。

（1）睫状后短动脉（short posterior ciliary artery）　为眼动脉的一组分支，分鼻侧和颞侧两主干。自视神经周围穿入巩膜，在脉络膜内逐级分支，以营养脉络膜与视网膜的外五层组织。

（2）睫状后长动脉（long posterior ciliary artery）　由眼动脉分出2支。于视神经的鼻侧与颞侧穿入巩膜，经脉络膜上腔到达睫状体部，与睫状前动脉吻合，形成虹膜大环，营养虹膜与睫状体，并有返支向后，与后短动脉吻合，营养脉络膜的前部。

（3）睫状前动脉（anterior ciliary artery）　由眼直肌的动脉在肌腱止端处分支而来，较小的巩膜上支，前行至角膜缘，组成角膜缘血管网；并发出小支至前部球结膜，称为结膜前动脉；小的巩膜内支，穿过巩膜，终止在 Schlemm 管周围，大的穿通支，距角膜缘 3～5mm，垂直穿过巩膜的脉络膜上腔，到达睫状体，参与组成虹膜大环。

视乳头的血供有其特点：视乳头表面的神经纤维层，由视网膜中央动脉的毛细血管供应，而筛板和筛板前的血供则来自睫状后短动脉的分支，即 Zinn－Haller 动脉环，此环与视网膜中央动脉也有沟通。

表 2－1　眼的动脉系统

颈内动脉→眼动脉，进入眼眶后的主要分支： 视网膜中央动脉（主要供应视网膜内层） 泪腺动脉（主要供应泪腺和外直肌）→睑外侧动脉（参与睑动脉弓） 睫状后短动脉（主要供应脉络膜和视网膜外层） 睫状后长动脉（主要供应虹膜、睫状体、前部脉络膜） 肌动脉支（供应眼外肌）→睫状前动脉→虹膜睫状体；→角膜缘血管网（供应角巩膜缘）；→结膜前动脉（供应前部球结膜） 眶上动脉（主要供应上睑及眉部皮肤） 鼻梁动脉（主要供应泪囊）→睑内侧动脉→睑动脉弓（供应眼睑）→结膜后动脉（供应睑结膜及后部球结膜）
颈外动脉的主要分支： 面动脉→内眦动脉（主要供应内眦、泪囊与下睑内侧皮肤） 颞浅动脉（主要供应上下睑外侧皮肤及眼轮匝肌） 眶下动脉（主要供应下睑内侧、泪囊及下斜肌）

（二）静脉系统

1. 视网膜中央静脉（central retinal vein，CRV）　与视网膜动脉伴行，收集视网膜内层的静脉血液经眼上静脉或直接进入海绵窦。

2. 涡静脉（vortex vein）　位于眼球赤道部后方，有 4～6 条，汇集部分虹膜、睫状体和全部脉络膜血液，于眼球赤道部后方穿出巩膜，经眼上、下静脉进入海绵窦。

3. 睫状前静脉（anterior ciliary vein）　收集虹膜、睫状体和巩膜的血液，经眼上、下静脉经眶上裂注入海绵窦。

二、神经支配

眼部的神经支配丰富，共有 6 对脑神经与眼有关。第Ⅱ脑神经——视神经；第Ⅲ脑神经——动眼神经，支配眼内肌、提上睑肌和除外直肌、上斜肌以外的眼外肌；第Ⅳ脑神经——滑车神经，支配上斜肌；第Ⅴ脑神经——三叉神经，司眼部感觉；第Ⅵ脑神经——外展神经，支配外直肌；第Ⅶ脑神经——面神经，支配眼轮匝肌。第Ⅲ和第Ⅴ脑神经与自主神经在眼眶内还形成特殊的神经结构。

1. 睫状神经节（ciliary ganglion）　位于视神经外侧，总腱环前 10mm 处。节前纤维由三个根组成。

（1）长根　为感觉根，由鼻睫状神经发出。

（2）短根　为运动根，由第Ⅲ脑神经发出，含副交感神经纤维。

（3）交感根　由颈内动脉丛发出，支配眼血管的舒缩。

节后纤维即睫状短神经。内眼手术时施行球后麻醉，即阻断此神经节，对眼球组织有镇痛作用。

2. 鼻睫状神经（nasociliary nerve）　为第Ⅴ脑神经眼支的分支，司眼部感觉。在眶内又分出睫状节长根、睫状长神经、筛神经和滑车下神经等。睫状长神经在眼球后分2支，分别在视神经两侧穿过巩膜进入眼内，有交感神经加入，行走于脉络膜上腔，司角膜感觉。其中交感神经纤维分布于睫状肌和瞳孔开大肌。睫状短神经为混合纤维，共6～10支，在视神经周围及眼球后极部穿入巩膜，行走于脉络膜上腔，前行至睫状体，组成神经丛。由此发出分支，司虹膜睫状体、角膜和巩膜的感觉，其副交感纤维分布于瞳孔括约肌及睫状肌，交感神经纤维至眼球内血管，司血管舒缩。

（郑燕林　王　晶）

扫码“练一练”

扫码“学一学”

第三章　中医眼科基础理论

眼为视觉器官，属五官之一，具明视万物、辨别颜色之功。它以经络与脏腑及其他组织器官密切联系，共同构成人体这一有机整体。眼视物辨色功能的发挥，有赖五脏六腑及经络的功能正常。若脏腑经络功能失调，可发生眼病。反之，眼病也可通过经络影响脏腑，产生全身反应。因此，应在整体观指导下研究眼的生理、病理，以正确诊治眼病。

第一节　眼与脏腑的关系

眼与五脏六腑生理病理上密切相关，《灵枢·大惑论》曰：“五脏六腑之精气，皆上注于目而为之精”，明确指出眼能明视万物，必须依赖五脏六腑精气的濡养。如果脏腑功能失调，精气不足，目失所养，则会发生眼病。

一、眼与五脏六腑的关系

（一）眼与肝和胆的关系

1. 肝开窍于目　眼与肝的关系尤为密切，如《灵枢·五阅五使》载：“五官者，五脏之阅也”、“目者，肝之官也”，即五官是五脏外候，眼睛为肝之官窍。《素问·金匮真言论》说：“东方青色，入通于肝，开窍于目，藏精于肝。”指出目为肝与外界相通的窍道，并由肝所受藏之精滋养，从而维持其正常视觉功能。

2. 肝受血而能视　《素问·五藏生成篇》说：“肝受血而能视”；《审视瑶函·目为至宝论》则进一步指出此血为“真血”，并认为“真血者，即肝中升运于目，轻清之血，乃滋目经络之血也。”且“血养水，水养膏，膏护瞳神”。肝主藏血，能贮藏血液，调节血量，使养目之真血充沛，才能目视睛明，而目为肝之外窍，故肝血是维持正常视觉功能最为重要的精微物质。

3. 肝气通于目　《灵枢·脉度》说：“肝气通于目，肝和则目能辨五色矣”。肝主疏泄，能调畅人体气机，而气能生血，又能行血，凡供给眼部的血液，无不依赖气的推动。故只有肝气冲和条达，眼才能辨色视物。

4. 肝脉上连目系　《灵枢·经脉》说：“肝足厥阴之脉，起于大趾丛毛之际……上入颃颡，连目系”。在十二经脉中，唯有肝脉以本经直接上连目系，并在眼与肝之间起着沟通表里、联络脏窍及运行气血的作用，使眼与肝在物质和功能上保持着密切联系。

5. 肝为泪，肝主泣　《素问·宣明五气篇》载：“……肝为泪……是为五液。”《灵枢·九针论》说：“……肝主泣，……此五液之所出也。”在五脏所化生的液体中，肝化为泪，肝主泣，而泪出于目，为润泽目珠之水，泪液分泌正常则目珠莹润。此外，泪液分泌和排泄与肝的疏泄功能有关，若肝的疏泄功能失调，不能收制泪液，则会出现泪下如泣。

6. 眼与胆的关系　肝与胆脏腑相合，互为表里。肝之余气溢入于胆，聚而成精，乃为胆汁，胆汁升发于上，而成神膏，故胆汁于眼十分重要。正如《灵枢·天年》所载："五十岁，肝气始衰，肝叶始薄，胆汁始减，目始不明"。《审视瑶函·目为至宝论》进一步说明："神膏者，目内包涵之膏液，……此膏由胆中渗润精汁，升发于上，积而成者，方能涵养瞳神，此膏一衰，则瞳神有损。神水者，由三焦而发源……即目上润泽之水，水衰则有火盛燥暴之患，水竭则有目轮大小之疾，耗涩则有昏渺之危。"由此可知，胆汁减则神膏衰，神水耗，瞳神遂失养护。

（二）眼与心和小肠的关系

1. 心主血脉，诸脉属目　《素问·五藏生成篇》和《素问·脉要精微论》说："诸血者，皆属于心"，"心之合脉也"，"夫脉者，血之府也"，"诸脉者，皆属于目"。说明心主全身血脉，心气推动脉内血液运行不息，循环全身，上输于目，眼受血养，才能明视万物。

2. 心主藏神，目为心使　《素问·宣明五气篇》曰："心藏神"，《素问·灵兰秘典论》又说："心者，君主之官也，神明出焉。"由于心为神之舍，神明虽统于心，而外用于目，故眼的视觉活动及人体精神活动状态等，均受心神支配。

3. 心与小肠的关系　《素问·灵兰秘典论》说："小肠者，受盛之官，化物出焉。"水谷由胃腐熟后，下传小肠，分清别浊，清者即水谷之精气和津液，由脾转输全身，上润于目；其浊者下注大肠，渗入膀胱。若清者不升，浊者不降，浊阴上泛，壅塞目窍，可致眼病。另外，心与小肠经脉互相络属，其经气相通，脏腑相合，小肠功能失调，常波及于心，亦可引发眼病。

（三）眼与脾和胃的关系

1. 脾主运化，输精于目　脾主运化水谷，为气血生化之源，脾又主升清，能将精微物质升运于目，目受水谷精微滋养，方能视物，故《素问·玉机真藏论》在论及脾的虚实时即有"其不及则令人九窍不通"之说，意指脾虚能致眼病。后世李东垣《兰室秘藏·眼耳鼻门》进一步阐述："夫五脏六腑之精气，皆禀受于脾，上贯于目……故脾虚则五脏六腑之精皆失所司，不能归明于目矣。"强调了脾之精气于眼至为重要。

2. 脾主升清，温煦于目　《素问·阴阳应象大论》说："清阳出上窍"，即脾能将清阳之气升运于目，目得清阳之气的温养则视物精明。

3. 脾主统血，血养目窍　《难经·四十二难》说脾"主裹血，温五脏"，说明血液在脉道内正常循行，不致于溢出脉外，是靠脾的统摄功能来完成的。目中血液之正常循行，也与脾统血有关，从而使目得血而能视。

4. 脾主肌肉，睑能开合　《素问·痿论》说："脾主身之肌肉"，脾主运化水谷之精以生养肌肉，胞睑肌肉及眼带（眼外肌）受脾之精气荣养，方能开合自如或灵活转动。

5. 眼与胃的关系　胃为水谷之海，主受纳、腐熟水谷，下传小肠，其精微通过脾的运化，以供养周身。脾胃脏腑相合，互为表里，两者常被合称为"后天之本"，故李东垣《脾胃论·脾胃虚实传变论》说："九窍者，五脏主之，五脏皆得胃气，乃得通利。"并指出："胃气一虚，耳目口鼻，俱为之病。"由此可见胃气于眼之重要性。此外，《素问·阴阳应象大论》说："浊阴出下窍"，脾胃为机体升降出入之枢纽，脾主升清，胃主降浊，两者升降正常，出入有序，则浊阴从下窍而出，不致上犯清窍。

（四）眼与肺和大肠的关系

1. 肺为气主，气和目明　《素问·六节藏象论》说："肺者，气之本"；《素问·五藏生成篇》又说："诸气者，皆属于肺"，张景岳《类经·藏象类》则进一步指出："肺主气，气调则营卫脏腑无所不治。"即肺主一身之气，通过肺朝百脉，肺气推动血行，气血并行全身，则目亦得其温煦濡养；同时，肺气调和，气血流畅，脏腑功能正常，则五脏六腑精阳之气皆能源源不断地输注入目，故目视精明。若肺气亏虚，目失所养，则视物昏暗不明，故《灵枢·决气》说："气脱者，目不明。"

2. 肺主宣降，目得濡养 肺主宣发，即宣布、发散之意，能使气血和津液敷布全身；肺主肃降，即清肃、下降之意，能通调水道，下输膀胱，维持正常的水液代谢。宣发与肃降，二者相互制约、相互协调，共同完成敷布气血津液、通调水道的功能，目得温煦濡养，卫外有权而不病。

3. 眼与大肠的关系 肺与大肠脏腑相合，互为表里。小肠浊物下注大肠，化为粪便，有赖于肺气肃降，以推送其排出体外。若大肠积热，腑气不通，影响肺失肃降，则可导致眼病。

（五）眼与肾和膀胱的关系

1. 肾主藏精，精充目明 《素问·上古天真论》曰："肾者主水，受五脏六腑之精而藏之"，眼之能视，有赖于五脏六腑精气的濡养，其中尤与肾所受藏脏腑的精气充足与否关系最为密切。肾精充足，则目视精明；肾精不足，则目暗不明。

2. 肾生脑髓，目系属脑 《内经》说，肾主藏精，精能生髓，脑为髓海，目系上属于脑。髓海有余，则目光炯炯有神；髓海不足，则目光昏暗。清·王清任在《医林改错·脑髓说》中的认识则有所发展，说："精汁之清者，化而为髓，由脊骨上行入脑，名曰脑髓，……两目即脑汁所生，两目系如线，长于脑，所见之物归于脑。"明确地将眼之视觉归结于肾精所生之脑，而且还通过肾，阐明了眼与脑的关系。

3. 肾主津液，上润目珠 《素问·逆调论》说："肾者水脏，主津液。"《灵枢·五癃津液别》又说："故五脏六腑之津液，尽上渗于目。"说明肾是全身水液代谢的重要器官，肾主水的功能正常，才能调节水液，布散津液，上渗目珠，化为泪与神水，以润泽五轮，滋养眼珠。

4. 肾寓阴阳，涵养瞳神 肾寓真阴真阳，为水火之脏，水为真阴，火为真阳，为全身阴阳之根本，五脏之阳气靠此升发、真阴靠此滋养。而瞳神为肾之精华，神光藏于瞳神，赖肾精以滋养，靠命火以温煦，才能维持正常视觉功能。

5. 眼与膀胱的关系 肾与膀胱脏腑相合，互为表里。在人体水液代谢的过程中，膀胱有贮藏津液，化气行水，排泄尿液的功能，以上功能均有赖于气化功能的正常。而膀胱的气化作用主要取决于肾气的盛衰，如肾气不足，或湿热蕴结，引起膀胱气化失常，水液潴留，可致水湿上泛于目，导致目疾。

此外，膀胱属足太阳经，太阳主一身之表，若遭外邪侵袭，亦常引起目病，故《银海指南·膀胱主病》说"故凡治目，不可不细究膀胱也"。

（六）眼与三焦的关系

三焦为孤腑，主通行元气，能运行水谷、疏通水道，故上输于目之精气津液无不通过三焦。若三焦功能失常，致水谷精微消化、吸收、输布和排泄紊乱，则目失濡养。若三焦水道不利，致水液潴留，水邪上犯于目，则可引起眼部病变。此外，《证治准绳·杂病·七窍门》认为神水由

"三焦而发源"，所以三焦功能失常，可致神水衰竭而发生目病。

综上，眼与各脏腑间的关系各具特点，正如《审视瑶函·目为至宝论》所概括的"大抵目窍于肝，生于肾，用于心，润于肺，藏于脾"，尽管其关系密切程度不尽等同，但人体毕竟是一个有机整体，无论脏与脏、脏与腑以及腑与腑之间，都有经络相互联系，在生理上相互协调，互相依存，病理上相互影响，相互传变。因此，临证时，不可过分强调其中某些脏腑的作用，而应从实际出发，全面观察、仔细分析相互之间的具体关系，才不致贻误病情。

二、五轮学说

五轮学说是将眼由外向内分为肉轮（胞睑）、血轮（两眦）、气轮（白睛）、风轮（黑睛）、水轮（瞳神）五个部分，分别内应脾、心、肺、肝、肾五脏，借以说明眼的解剖、生理、病理及其与脏腑的关系，并指导临床诊断和治疗的一种基本理论（图3－1）。它是中医眼科独特的理论之一，在我国现存医籍中，以《太平圣惠方·眼论》记载最早。

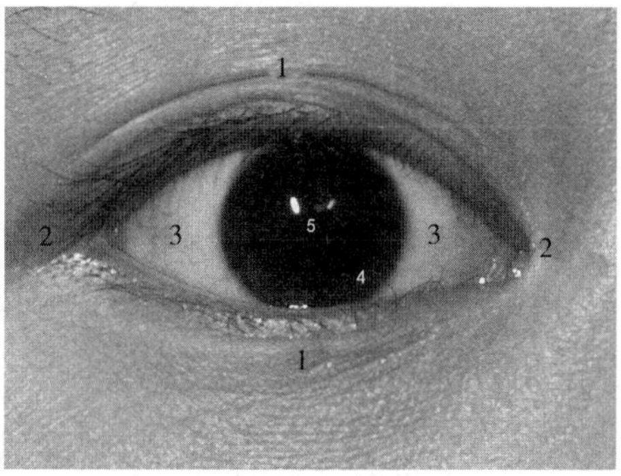

1. 胞睑——肉轮——脾、胃
2. 两眦——血轮——心、小肠
3. 白睛——气轮——肺、大肠
4. 黑睛——风轮——肝、胆
5. 瞳神——水轮——肾、膀胱

图3－1　五轮部位与脏腑分属

五轮学说源于《内经》，其《灵枢·大惑论》"五脏六腑之精气，皆上注于目而为之精。精之窠为眼，骨之精为瞳子，筋之精为黑眼，血之精为络，其窠气之精为白眼，肌肉之精为约束，裹撷筋骨血气之精而与脉并为系，上属于脑，后出于项中"的论述首先指出了眼的各个部分与脏腑的关系，为五轮学说的建立奠定了基础。后世医家运用这一理论，逐步发展成五轮学说，它是在脏腑学说的基础上发展而来的，属脏腑学说的一部分。古人之所以名之为"轮"，是取其眼珠形圆，转动灵活似车轮之意。

（一）五轮的基本内容

1. 肉轮　指胞睑。分上下两部分，其位于上部者，称上胞或上睑，位于下部者，称下胞或下睑，上下睑之间的裂隙称睑裂，胞睑的边缘，称睑弦，生有排列整齐的睫毛。在脏属脾，脾主肌肉，故称肉轮。因脾与胃相表里，故肉轮疾病常责之于脾和胃。如脾胃功能正常，则眼睑色泽正常，开合自如。

2. 血轮　指两眦。为上下睑弦交接处，鼻侧者称内眦（含泪阜、半月皱襞、上下泪点及眦部结膜血管），颞侧者称外眦。上下睑弦近内眦处各有一小窍，称泪窍，为排泄泪液通道的起点。此外，眼眶前部外上侧有泪泉，开口于外眦内。眦部白睛血络分布稍多，络中之血及泌出之泪，皆具润养眼珠的作用。两眦在脏属心，心主血，故称血轮。因心与小肠相表里，所以血轮疾病常责之于心和小肠。

3. 气轮 指白睛。其表层为一层透明的膜样组织（球结膜），具有润泽眼珠的作用；里层（前部巩膜）质地坚韧，具有保护眼珠内组织的作用。白睛在脏属肺，肺主气，故称气轮。肺与大肠相表里，故气轮的生理、病理与肺、大肠有关。

4. 风轮 指黑睛。位于眼珠前部的中央，质地透明坚韧，为光线进入眼内的必由之路。黑睛后方与黄仁相邻，两者之间充满透明之神水。黄仁中央的圆孔即瞳神。黑睛是保证神光发越的重要组织，又具有护卫和涵养瞳神之功。黑睛在脏属肝，肝主风，故称风轮。因肝与胆相表里，故风轮疾病常责之于肝和胆。另外，黑睛疾病病邪深入时，容易影响黄仁、神水，并波及瞳神。

5. 水轮 指瞳神。瞳神有狭义与广义之分。狭义的瞳神是指黄仁中间之圆孔，具有阳看能小，阴看能大的功能；广义的瞳神包括瞳孔及其后的神水、晶珠、神膏、视衣、目系等组织，是视觉发生的重要部位。瞳神在脏属肾，肾主水，故称水轮。因肾与膀胱相表里，所以水轮疾病常责之于肾和膀胱，但由于瞳神结构复杂，故除与肾和膀胱有关外，与其他脏腑也密切相关。

（二）五轮的临床意义

五轮分属五脏，脏腑病变每可在相应轮位上出现症状；反之，根据轮位症状可测知脏腑内蕴病变，故《审视瑶函·五轮不可忽论》说：“夫目之有轮，各应乎脏，脏有所病，必现于轮，势必然也。肝有病，则发于风轮；肺有病，则发于气轮；心有病，则发于血轮；肾有病，则发于水轮；脾有病，则发于肉轮。”这种轮脏相关的辨证理论用于指导临床，形成了中医眼科特有的五轮辨证。这种通过观察各轮外显症状以推断相应脏腑内蕴病变的方法，实际上是按眼局部进行脏腑辨证。因五轮在辨证中主要是确立病位，故临证时，尚需与八纲、病因、气血津液等辨证方法结合运用。例如，睑弦红赤湿烂者，病位在肉轮，内属于脾，而红赤湿烂系湿热为患，因而证属脾胃湿热。若病变出现于多轮，应考虑多个脏腑失调，如胞睑肿硬，并见白睛红赤，应属脾肺实热。如若数轮先后发病，则应从脏腑生克关系认识病变的发生发展变化，如先发白睛红赤，继而黑睛星翳，常属肺金乘肝木之证。

鉴于五轮学说对临床辨证确具指导意义，故历代眼科医家广泛应用。但五轮辨证也有明显局限，如白睛发黄，病位虽在气轮，却非肺之为病，乃由脾胃湿热，交蒸肝胆，胆汁外溢所致。再如，瞳神水轮病变不仅因于肾，还常与其他脏腑失调有关。因此，临证时，既要详查五轮，又不可拘泥于五轮，应从整体出发，四诊合参，将局部辨证与全身辨证综合分析，才能获得正确的诊疗思维。

第二节　眼与经络的关系

经络网罗全身，内属脏腑，外络肢节，具有沟通表里、联络官窍、运行气血、调节阴阳等作用。《灵枢·本藏》：“经脉者，所以行血气而营阴阳、濡筋骨、利关节者也”，《灵枢·口问》“目者，宗脉之所聚也。”《灵枢·邪气藏腑病形》：“十二经脉，三百六十五络，其血气皆上于面而走空窍，其精阳气上走于目而为睛”，说明了眼与脏腑之间靠经络连接贯通，保持着有机联系，脏腑所藏气血津液等精微物质，通过经络不断上输于目，才能维持其正常视物辨色功能。

一、眼与十二经脉的关系

十二经脉是体内循行的主要干线，其三阴三阳表里相合，正经首尾相贯，旁支别络纵横交错，气血在经脉中运行全身，始于手太阴，终于足厥阴，周而复始，循环无端，运行不息，将气血津液输布全身，以营养所有组织器官。因此眼与十二经脉有着密切的关系，其中除手厥阴心包经、足少阴肾经、足太阴脾经、手太阴肺经与眼间接发生联系外，其余8条经脉均起、止或分布于眼部，与眼直接发生联系。兹将十二经脉中循行于头面、与眼部发生联系的经脉分述如下：

（一）手阳明大肠经

其支脉，上行头面，左右相交于人中之后，上挟鼻孔，循禾髎，终于眼下鼻旁之迎香穴，与足阳明胃经相接，并与眼间接联系。

（二）足阳明胃经

本经受手阳明之交，起于鼻旁之迎香穴，上行而左右相交于鼻根部，过内眦部睛明穴，与旁侧之足太阳经交会以后循鼻外侧下行，经承泣、四白、巨髎，上入齿中。此外，足阳明经别出而行的正经（足阳明之正），亦上行至鼻根及眼眶下方，并系联于目系。

（三）手少阴心经

其支脉，从心系上挟咽，系目系。其别出之大络名通里，亦属于目系。此外，尚有本经别出而行的正经（手少阴之正）上出于面，与手太阳经的支脉会合于目内眦之睛明穴。

（四）手太阳小肠经

有一支脉循经上颊，抵颧髎，上至目锐眦，过瞳子髎，转入耳中。另一支脉，从颊部别出，上走眼眶之下，抵于鼻旁，至目内眦睛明穴，与足太阳经相接。

（五）足太阳膀胱经

本经受手太阳之交，起于目内眦之睛明穴，上额循攒竹，过神庭、通天，斜行交督脉于巅顶百会穴。其直行者，从巅入脑，连属目系。

（六）手少阳三焦经

有一支脉从胸上项，沿耳后经翳风上行，出耳上角，至角孙，过阳白、睛明，再屈曲下行至面颊，直达眼眶之下。另一支脉，从耳后翳风穴入耳中，经耳门出走耳前，与前脉相交于颊部，至目锐眦与足少阳经交会于瞳子髎，再到丝竹空。该经脉既循于目锐眦，又循于目眶下。

（七）足少阳胆经

本经起于目锐眦之瞳子髎，由听会过上关，上抵额角之颔厌，下行耳后，经风池至颈。其一支脉，从耳后入耳中，出耳前，再行目锐眦瞳子髎之后。另一支脉，又从瞳子髎下走大迎，会合手少阳经，到达眼眶之下。此外，由本经别出之正经（足少阳之正），亦上行头面，系目系，并与足少阳经会合于目锐眦。

（八）足厥阴肝经

本经沿喉咙之后，上入颃颡，行大迎、地仓、四白、阳白之外，直接与目系相连，再上出前额，行临泣之里，与督脉相会于巅顶之百会。

综上，足三阳之本经均起于眼或眼附近，而手三阳经皆有 1～2 条支脉终止于眼或眼附近。此外，以本经或支脉、或别出之正经系连于目系者，有足厥阴肝经、手少阴心经以及足之三阳经。十二经脉循行于眼的部位分布为：①循行于内眦部的经脉有 3 条，即足太阳膀胱经、足阳明胃经、手少阴心经本经别出而行的正经（手少阴之正）；②循行于锐眦部的经脉有 2 条，即足少阳胆经、手少阳三焦经；③循行于两眦部的经脉有 1 条，即手太阳小肠经；④循行于目眶下部的经脉有 5 条，即手阳明大肠经、足阳明胃经、手少阳三焦经、足少阳胆经、手太阳小肠经；⑤与目系有联系的经脉共有 5 条，本经 1 条为足厥阴肝经，支脉 1 条为手少阴心经，别出之正经 3 条为足太阳膀胱经、足阳明胃经和足少阳胆经。

二、眼与奇经八脉的关系

奇经八脉与脏腑无直接络属关系，交叉贯穿于十二经脉间，以加强经脉间联系，调节正经气血。其中与眼有关者：阳跷脉经过目内眦，阴跷脉至目内眦，阳维脉终于眉上，任脉经过面部至目眶下，督脉经过前额下行至鼻，一支脉与足太阳膀胱经交于目内眦，另一支脉上系两目之下中央。

（一）督脉

督脉总督一身之阳经。起于少腹以下骨中央，有一支别络绕臀而上，与足太阳膀胱经交于内眦。另一支脉则从少腹直上，上喉入颐，上系两目之下中央。

（二）任脉

任脉总任一身之阴经。起于中极之下，沿腹里上行，上颐循承浆，环绕口唇，分两支上行，系两目下之中央，至承泣而终。

（三）阴跷脉，阳跷脉

阴阳跷脉分别主一身左右之阴阳。阴跷脉起于足跟内侧，上目内眦而入通于太阳、阳跷。阳跷脉起于足跟外侧，上目内眦而合于太阳、阴跷。足太阳经自项入脑，别络于阴跷、阳跷，而阴阳跷脉又相交于目内眦之睛明穴，其气并行回环，濡养眼目，且司眼睑之开合。通常卫气出于阳则张目，入于阴则闭目。若阳跷气盛而阴气虚，则目张不合；阴跷气盛而阳气虚，则目闭不张。外邪客于跷脉，则可引起目赤痛或胬肉攀睛等。

（四）阳维脉

阳维脉维系诸阳经。起于外踝下足太阳之金门穴，经肢体外后侧，上行至头颈，到前额，经眉上，再由额上顶，折向项后，与督脉会合。因阳主外、主表，故阳维脉病可见头痛目赤，恶寒发热之类表证。

第三节　眼与气血津液的关系

眼与气、血、津液关系密切，《证治准绳·杂病·七窍门》指出：目中神膏、神水、神光、真精、真气、真血皆赖精、气、血、津液和神等所化生及维护，并有“瞳神……乃先天之气所生，后天之气所成，阴阳之妙用，水火之精华，血养水，水养膏，膏护瞳神，气为运用，神则维持”的论述。说明眼的视觉功能，离不开气、血、津液等精微物质的濡养。

一、眼与气的关系

气的含义有二：一是指构成人体和维持生命活动的精微物质；二是指脏腑组织的功能活动。气对人体具有温养、推动、固摄和防御等作用。在《景岳全书·杂病谟》中强调：“气之为用，无所不至；一有不调，则无所不病。”说明气对维持机体功能活动具有非常重要的作用。气之于眼，亦有着同样重要而密切的关系，正如《太平圣惠方·眼内障论》所说：“眼通五脏，气贯五轮。”说明眼的生理功能，一刻也离不开气的贯注，如果眼失去气的贯注，或气失调和，则会导致眼病的发生。

二、眼与血的关系

《灵枢·决气》说：“中焦受气取汁，变化而赤，是谓血。”血是由水谷精华经气化后产生的精微物质，以营养和滋润全身各个组织器官。血之于眼有两个方面作用，一方面“目得血而能视”，血为精微物质，有濡养眼目作用；另一方面，《审视瑶函·目为至宝论》说：“血养水，水养膏，膏护瞳神”，血能化生和濡养神水、神膏。

三、眼与津液的关系

津液是机体一切正常液体的总称，包括各脏腑组织器官的内在体液及其正常分泌物，其清而稀者为津，浊而稠者为液。津液也是构成人体和维持人体生命活动的基本物质，布散于全身，有“温分肉”“润肌肤”“濡空窍”“补脑髓”“利关节”等作用。津液来源于饮食水谷，通过脾的转输、肺的宣降和肾的蒸腾气化，以三焦为通道而输布全身，也包括眼目。《灵枢·口问》即有：“目者，宗脉之所聚也，上液之道也”的记载，津液在目化为泪、神水、神膏等，皆为养目之液，对维持眼的生理功能至关重要。

第四节　眼病的病因病机

扫码“学一学”

一、病因

病因是指引起人体发生疾病的各种因素。眼位居头部前方，外与周围环境直接接触，内与脏腑、经络、气血、津液密切相关，其结构精细而又脆弱，故易遭受机体内外各种致病因素的损害而发病。临床上，眼病既能由各种外因在局部直接引起，也可由内因而发，更常因内外因等各种因素导致脏腑、经络、气血、津液功能失调而发病。现将眼病病因按致病因素的性质分别叙述如下。

（一）六淫

六淫为眼科常见的一类病因，其致病常与季节、气候、生活起居及环境等有关，途径多由肌表、口鼻入侵，或直接从眼部进犯，故又称“外感六淫”。六淫能引起多种眼病，一般以外障眼病多见，六淫中尤以风、火、湿三邪对眼危害较大。

1. 风邪致病特点

（1）风为阳邪，易袭阳位　《素问·太阴阳明论》说：“伤于风者，上先受之”。人的五官上居头面，而眼为五官之一，故易受风邪侵袭而发病，且以外障眼病多见。

（2）风为百病之长　《素问·风论》说：“风者，百病之长也”。风邪常引起眼病，且多为外邪引起眼病的先导，易与他邪相合发病，故在外障眼病中经常是风热、风火、风寒、风湿等复合致病。

（3）风性善行而数变　《素问·风论》说：“风者，善行而数变。”如风热之邪从外侵袭引起的暴风客热，常猝然而发，使眼部红肿、焮热、痛痒。

（4）风性主动　《素问·至真要大论》说：“诸暴强直，皆属于风”，“风胜则动”。风邪在眼部可引起强直、震颤、动摇、不用之类症状，如目珠偏斜或旋动不定、胞轮振跳、上胞垂缓难以上提等。

2. 火邪致病特点

（1）火为阳邪，其性炎上　火为阳邪，其性升腾炎上，容易上扰头目，引起眼疾。

（2）火热之邪，易致肿疡　《素问·阴阳应象大论》说：“热胜则肿”。《灵枢·痈疽》又说：“大热不止，热胜则肉腐，肉腐则为脓。”《银海精微》尚有“翳自热生”之说，故火热之邪攻目，常致睑眦红肿痒痛，甚至焮痛生疮，溃脓成漏，白睛赤肿，黑睛翳溃，眼珠灌脓等。

（3）火热易生风动血　火热之邪，其性燔灼，故致眵多黄稠，泪热如汤；火燥血热，病在阳分，则目怕热羞明，涩痛难睁；热邪容易烁伤阴液，生风动血，故可引起目珠上视或瞳神紧小、干缺、散大及眼内外各种出血等病症。

3. 湿邪致病特点

（1）湿性重浊　“重”，即沉重、重着之意，故湿邪为病，可致头重视昏，睑坠不适；“浊”，即秽浊不清，多指分泌物秽浊而言，湿邪伤目可致眵泪胶黏，睑弦湿烂，或黑睛中央灰白混浊或边缘灰白糜烂等。

（2）湿为阴邪，易阻遏气机　湿邪侵袭，最易阻遏气机，致水液运化失司，可见头重视昏，以及眼部水肿、渗出等症。

（3）湿邪黏滞　湿邪黏腻稠滞，主要表现在两方面：一是指湿邪为病症状多黏滞而不爽，如眵泪胶黏；二是指湿邪为病多起病较缓慢，病程缠绵，反复难愈。

4. 寒邪致病特点

（1）寒为阴邪，易伤阳气　寒为阴邪，若损伤阳气则目失温养，出现冷泪翳障，视物昏花，目冷痛而喜温喜按等症。

（2）寒性凝滞　气血津液的运行，有赖阳气的温煦推动，若寒邪滞留于血脉肌肉之间，则阳气受损，气血津液运行不畅，在眼部可出现胞睑紫胀，白睛血丝淡滞或淡红，甚则眼底脉管血流滞涩不畅，目痛等。

（3）寒主收引　《灵枢·经筋》说：“经筋之病，寒则反折筋急。”如寒邪使颊筋拘急，能引起口眼㖞斜；寒邪上攻眼带，眼带拘急，可牵引目珠偏斜。

5. 暑邪致病特点　暑为阳邪，是夏之主气，火热所化，其性炎热升散，容易耗气伤津，发病有明显的季节性，且以全身症状更为明显和多见，常与湿邪合而为病。在眼部可引起目赤肿痛、眵泪黏稠、视物昏花等症状。

6. 燥邪致病特点　燥为秋季主气，燥邪为病又有温燥、凉燥之分，眼科以温燥致病多见，所致目病症状与其干涩、易伤津液的特点密切相关，故临床多见目干涩不适，眼眵干结，白睛红赤少津，黑睛失去光泽或变生翳障，视物不爽甚至昏昧不明等津液不足、目失濡养之候。

由于人体为一有机整体，眼与全身有着非常密切的关系，所以，六淫所致目病不仅有明显的眼局部症状，而且可伴有若干全身症状，因此，眼科临床辨证时，应将眼局部和全身症状结合起来分析。

（二）疠气

疠气是指来势急骤，能引起广泛流行，具有强烈传染性的致病邪气。导致眼病的疠气，性多温热，感邪之后，一般发病急，来势猛，传染性强。其临床表现与风火上攻的外障眼病相似，如天行赤眼所表现的目赤肿痛、热泪频流、羞明怕热等。

（三）七情

七情作为病因，是指喜、怒、忧、思、悲、恐、惊七种情志的过度变化。在七情中，以忧郁、忿怒、悲哀对眼的危害为甚。例如，过度忿怒，使肝气横逆，上冲于目，血随气逆，并走于上，可致暴盲、绿风内障、云雾移睛等；而忧郁、悲哀过度，气机郁滞，脾失健运，则脏腑精气皆失所司，不能归明于目，可致视瞻昏渺、圆翳内障或青盲等。另外，眼病患者受情志刺激可使病情加重，若病已向愈者，亦可导致复发，故应注意保持患者情志安和。

（四）饮食失调

1. 饥饱失常　脾胃为后天之本，脏腑精气皆禀受于脾胃而上贯于目，若经常饥饱不匀，可损伤脾胃，以致营血精气无以化生，目失濡养而发病，如视瞻昏渺、青盲等；另外，饮食过量，消化不良，胃肠积滞，郁遏化热，上阻睑络，或复感外邪，常致胞睑红赤肿痛、生疮溃脓、小儿疳积上目等病症。

2. 饮食偏嗜

（1）饮食偏寒偏热　如过食生冷寒凉，可损伤脾胃阳气，导致寒湿内生，日久聚湿生痰，在胞睑可为痰核、肿胀，在眼底可为水肿、渗出；若偏食辛辣炙煿、肥甘厚味、或饮酒无度等，则致脾胃内蕴热毒痰浊，上乘胞睑而成肿痛、赤烂、疮疡、痰核等。若热毒痰浊攻冲入眼，还可导致眼内水肿、渗出、溢血等病变或眼珠灌脓等。

（2）饮食五味偏嗜　小儿择食、偏食，或病后无原则地忌食荤腥等，常引起机体摄取营养不足，以致气虚血少，目失濡养，发生眼病，如小儿疳积上目。

（3）饮食不洁　小儿饮食不洁，肠道染虫，日久虫多成积，虫积为疳，又称虫疳。疳积上目，则为雀目、翳障、蟹睛等。

（五）过劳

正常的劳动或使用目力，并不致病，若超过了机体所能耐受的限度，则会产生不良影响，以致引起眼病或促使原有眼部病症加重。由视力过劳所致的目疾，多为内障眼病，发病主要与从事某些精细作业时，眼与目标距离不适中，持续时间过长，甚至彻夜不休，或光照度过弱、过强等有关。古代医籍所载夜读细书、月下看书、抄写多年、雕镂刺绣、博弈不休等，皆属过劳伤目。现今青少年学生发生近视，其主要原因亦在于用眼过度。

（六）眼外伤

由于眼暴露于头部前方，与外界直接接触，故容易受伤。伤后常致外邪乘隙而入或外伤影响脏腑经络，使营卫气血失调，发生病变。常见的眼外伤因素如下。

1. 异物眯目 常见异物如尘沙、煤灰、麦芒、谷壳，或金属、玻璃、竹木之类碎屑及小昆虫等，游离或嵌于白睛与黑睛表面，引起碜涩不适、畏光流泪，甚至红赤生翳等。

2. 撞刺伤目 包括眼部受钝力或锐器损伤。钝力挫伤常由碰撞、打击、跌仆等引起；锐器损伤常由竹签、木刺、铁丝、刀剪之类穿通眼的黑、白睛引起，亦可由锐小物体弹射飞溅入目所致。

3. 烧灼伤目 包括烫伤和烧伤。烫伤常由开水、沸油、蒸汽、铁水及其他熔化的金属造成；烧伤可由火焰或石灰、氨水、碱、酸等化学物质或紫外线、红外线等射线引起。

（七）其他因素

1. 先天与衰老 先天性眼疾与生俱来，多由先天禀赋不足或孕妇不善调摄，妊期患病，邪气内结所致。如胎患内障、小儿青盲等；老年性眼疾发生于年老体衰时，主要由肝肾俱亏，精血不足，目失濡养所致，如老视、圆翳内障等。

2. 继发于其他疾病 主要指由全身其他疾病引起的眼病。常见的如消渴，可引起视瞻昏渺、圆翳内障、暴盲等内障眼病。

眼病病因除前述几大类外，机体在疾病过程中产生的病理产物，如痰饮、瘀血等，在一定条件下，也会成为致病因素而引起眼病。

二、病机

由于引起眼病的因素多种多样，影响因素众多，疾病发生、发展与变化的机理非常复杂，现分别从脏腑功能失调和气、血、津液失调两方面叙述。

（一）脏腑功能失调

1. 肝胆功能失调 眼与肝的关系最为密切，肝胆互为表里，故若肝胆功能失调，则目疾丛生。肝胆功能失调，实者多为气滞、实火或湿热；虚者多为阴血亏虚；虚实夹杂者多为阴虚火旺或肝风内动。

（1）肝郁气滞　多为情志不舒，至肝气郁结，若目中玄府闭阻，神水积滞，可致目珠胀硬剧痛，视力骤降；若气滞血瘀，可致眼底血络瘀阻，引起视物模糊或暴盲。

（2）肝胆实火　肝郁化火或肝胆实火上攻头目，可致目赤肿痛，羞明流泪，视物不清；若实火上攻风轮，则抱轮红赤，黑睛生翳；邪热燔灼黄仁、神水，则瞳神紧小，甚则黄液上冲；若肝火迫血妄行，溢于脉外，可引起目内出血而致视物昏朦或暴盲；若热极生风，风火攻目，玄府闭塞，神水积滞可致目珠胀硬，头目剧痛。

（3）肝胆湿热　肝胆湿热上攻，可致抱轮红赤，黑睛生翳；湿热熏蒸黄仁、神水，可致瞳神紧小、黄液上冲；湿热熏灼神膏，可致神膏混浊。

（4）阴虚火旺　肝肾亏虚，阴不制阳，虚火上炎，可致目赤眼痛，视物昏朦；若虚火灼伤风轮，则致黑睛生翳；灼伤黄仁、神水，则瞳神紧小或干缺，神水混浊；虚火灼伤目络，血不循经，溢于络外，可致云雾移睛或暴盲。

（5）肝风内动　肝肾阴亏，阳亢动风，风火相煽，上攻头目，可致目赤视昏，眼胀头痛，瞳神散大不收；若血虚生风，可致胞轮振跳。

（6）肝血不足　肝虚血少，不能循经上荣于目，则眼干涩不适，视物模糊，甚则黑睛生翳。

2. 心与小肠功能失调　心主血脉，血轮两眦属心，心与小肠相表里，故心与小肠功能失调多引起目中血脉及两眦的病变。心与小肠功能失调，实者多为火热为主；虚者多为阴血亏虚。

（1）心火亢盛　多由五志化火、五气化火或过食辛温之品所致。心火亢盛，燔灼两眦，故可出现眦部赤脉传睛发展迅速，或攀睛胬肉红赤肥厚；火毒壅盛，可致眼生疮疡，肉腐成脓，如大眦脓漏，甚则眼珠灌脓。

（2）阴亏血虚　心神过劳，心阴暗耗，或热病伤阴，或失血过多，阴亏血虚，目失所养，可致两眦脉络色淡，视物昏花。

3. 脾胃功能失调　脾胃运化水谷，化生精气上贯于目，肉轮胞睑属于脾，脾与胃互为表里，故脾胃功能失调，会影响眼而发病，且尤以胞睑疾患为多。脾胃功能失调，实者多为湿热；虚者多为气虚。

（1）脾胃湿热　外感湿热或过食肥甘，嗜酒所致。湿热壅滞胞睑脉络，可致睑弦赤烂、痂块胶结或胞睑生疮溃脓；若湿热痰浊混结，壅阻胞络可致胞生痰核；湿热上泛，可致眼底水肿、渗出等。

（2）脾气虚弱　气能生血，若脾虚气弱，则气血生化不足，胞睑筋肉失养，则上睑垂缓不用；脾虚气弱，目窍失养，则可致视物昏矇。

（3）脾不统血　脾气虚弱，统摄失权，血不循经，泛溢络外，可致云雾移睛或暴盲。

4. 肺与大肠功能失调　肺为气主，白睛气轮属肺，肺与大肠相表里，故肺与大肠功能失调多引起白睛发病或气虚不固之眼病。肺与大肠功能失调，实者多为风热或实热；虚者多为阴虚或气虚。

（1）风热袭肺　风热犯肺，肺失宣降，可致气血津液敷布失常。若气血阻滞目络，则白睛血脉纵横粗大或暴赤肿痛；若气失宣降，水液不能下输膀胱，壅积于目，可致眼珠胀痛、或为眼底水肿；若风热壅盛，可致白睛暴赤肿痛，甚至睛高突起。

（2）肺热壅盛　肺热上壅，可致白睛红赤肿痛，眵多黏稠，羞明流泪；肺热迫血妄行，可致白睛溢血；肺金凌木，火热上攻，可致黑睛生翳。

（3）肺阴虚　肺阴亏虚，目失濡养，则眼眵干结，目涩昏花；阴虚不能制阳，虚火上炎，可致白睛涩痛，赤脉隐现或白睛表层灰白色粟粒样小泡，周围绕以血丝，反复发作。

（4）肺气虚　肺气不足在眼部主要表现为视物不明。气虚不固则眼前白光闪动，甚至视衣脱离；气虚正不胜邪则白睛疾患反复发作，经久不愈。

5. 肾与膀胱功能失调　肾与膀胱功能失调引起眼病，临床多以虚证为主，水轮瞳神属肾，故以瞳神疾患多见。

（1）肾阴虚　肾阴亏虚，阴精不能上濡头目，常致头晕目眩，眼干涩不适；阴精不足，阳光有余，目中神光不能收敛近视，则能远怯近；若神膏、晶珠失于阴精护养，可变混浊而出现眼前黑影或视力下降，甚则不辨人物；目系失养，则可致眼珠隐痛或转动痛，视力下降；若肝肾阴虚，虚火上炎，则外可目痛羞明、抱轮微红、黑睛生翳、日久不愈，内可引起神水混浊，瞳神紧小或干缺不圆。

（2）肾阳虚　肾阳虚衰，目失温养，则可引起晶珠、神膏混浊；阳虚不能温化水液，水邪上泛，则胞睑浮肿，或眼底水肿渗出；目中神光不能发越于远处，故能近怯远。

（3）肾精不足　肾精不足，目失所养，则视物昏花或盲无所见；目系失养，则视物模糊，甚至盲无所见。

（4）热结膀胱　热结膀胱，小便淋涩不利，可致湿热熏蒸清窍而目赤头痛。

综上所述，眼病的发生发展及变化，固然可由某一脏或某一腑功能失调所致，但在临床多见若干脏腑同时发生病变，故应具体对待，全面分析。

（二）气、血、津液功能失调

1. 气失调　因“眼通五脏，气贯五轮”，故气失调常引起眼病。有气虚、气陷、气逆、气滞之分。

（1）气虚　多由年老体衰，久病失养，过劳伤气或饮食失调所致。若气虚不能摄血，则可引起眼内出血；气虚无力运行血液，气滞血瘀，目失所养，可致夜盲；气虚正不胜邪，则目疾迁延不愈。

（2）气陷　主要由脾气虚弱，无力升举所致。清阳之气不能升散于头目，则常见头晕目眩；气虚下陷，则上睑下垂，难以提起。

（3）气逆　气机逆乱，目中血不循经，溢于络外，则可致视物模糊、云雾移睛、甚则暴盲；气逆化火生风，风火上扰，玄府闭阻，神水积滞，则可致绿风内障。

（4）气滞　即气机郁滞不畅。常由情志内郁、湿热、痰火、食滞、瘀血等引起。若因情志不舒，肝郁气滞，气滞血郁，可致头额隐痛，眼珠压痛或转动痛，视力下降等；若气机郁滞，目中玄府不利，神水瘀滞，则可发为绿风内障、青风内障；若气滞血瘀，可致眼底血络阻塞而视物模糊或暴盲。

2. 血失调　目得血而能视，但血太过或不及均能引起目病。主要为血虚、血热、血瘀。

（1）血虚　多由血液的生化不足或因出血、久病等耗损血液太过，或血的濡养功能减弱而致。血虚不能上荣头目，故常见头晕眼花；血不养胞睑，则胞睑苍白浮肿，睑内面亦少血色；血不养眦，则眦部血络可变为淡红色；血不养白睛，则干涩不润，血丝淡红，频频瞬目；黑睛失濡，则干涩失泽，甚至变混生翳；血虚水少，致水不养膏，膏亦不养护瞳神，则可引起视瞻昏渺或夜盲；若血不濡养目系，则通光窍道不利，以致视物昏矇或失明；若血不养水，可生虚火，引起眉骨、太阳穴处酸痛，目涩羞明，珠痛不能视等。

（2）血热　多由外感热邪或脏腑郁热侵入血分所致。邪热壅滞眼部脉络，可致胞睑、白睛赤热肿痛；血受热迫，溢于络外，外可见白睛溢血，内可见眼底出血。

（3）血瘀　血瘀，是指血液的循行迟缓或瘀滞不畅的病理状态。气滞、气虚、痰浊、寒邪或邪热等，均可形成血瘀。眼部血行瘀滞，在白睛可致血丝紫赤粗大；在黑睛常致赤膜下垂，甚至血翳包睛；在眼底可致视网膜血管瘀塞不通，造成缺血或出血的改变，引起视力减退或暴盲；血瘀眼眶之内可致眼珠外突，甚至成为鹘眼凝睛。

由外伤损络或血脉壅阻，迫血外溢所致离经之血，聚集体内则成为瘀血，瘀血虽是病理产物，但可影响气血运行，所以又成为重要的致病因素。在眼部，瘀血积于胞睑，可致胞睑青紫肿痛而拒按，或环目青黯等；若少量瘀血渗入神膏，常自视眼前黑影飘移，若大量瘀血灌入神膏，可致失明；若瘀血阻塞玄府，神水瘀滞，则可引起眼珠变硬，暴发头痛目胀，视力猝降；瘀血堵塞眼底血管，亦能引起眼底缺血或出血改变。

3. 津液失调　在正常情况下，津液滋润，濡养眼部，并维持眼珠的圆润明沏。若津液代谢失常，其生成和排泄之间失去平衡，就可出现津液不足或水液停聚，痰浊停滞等病理变化，影响眼部而发病。

（1）津液亏损　多由燥热之邪耗伤津液或大汗、失血、吐泻不止等丢失津液所致。津液亏耗，液去津伤则目窍失养。在目外，常见泪液减少，可致目干涩，白睛表面不莹润，黑睛暗淡失泽，甚至呈灰白色混浊，眼珠转动滞涩不灵等；在目内，多致神水、神膏干涩，不能涵养瞳神，导致视物昏朦，或目无所见。若津液耗伤太甚，还可引起目珠向眶内退陷。

（2）水液停滞　主要由肺、脾、肾三脏功能失调所致。在外眼，肺失宣降，水液不利，可滞留白睛，使白睛浮肿，甚则胀起如鱼脬；脾失健运，水湿停滞，上泛于目，在胞睑则为浮肿，湿聚为痰，则致胞生痰核；肾阳不足，膀胱气化不行，小便不利，水邪上泛，亦可溢于睑肤之间而为胞睑浮肿。至于在眼内，肺、脾、肾三脏所致水液停滞，俱能引起眼底水肿，若湿聚为痰，多为渗出。一般认为，脾湿常引起黄斑水肿、渗出，肾水往往与视乳头及其附近的网膜水肿、渗出有关。若水液积聚于视网膜之下，可致视网膜脱离。

（3）痰浊停滞　痰由湿聚。和瘀血一样，痰既是病理产物，又可成为致病因素。因由痰湿引起的病症很多，故有“百病常由痰作祟”之说。在眼科，痰湿常与风、火、气、血等搏结于上而为患。如痰湿与风火相搏，可致胞睑红赤糜烂，生疮溃脓等；肝风挟痰攻目，常致暴发绿风内障；痰热与瘀血相搏，常于眼部结聚肿块，或珠突出眶等。

第五节　常用辨证法

扫码“学一学”

眼病辨证是在四诊收集疾病各方面资料的基础上，进行综合分析，判断病变的部位，认识疾病的本质，做出明确的诊断，为治疗提供依据。

眼病的辨证方法，除八纲辨证、病因辨证、脏腑辨证、气血津液辨证等基本方法外，还有眼科的特殊辨证方法，即内外障辨证、五轮辨证、中医眼科六经辨证、辨翳与膜、辨眼部常见症等。

一、辨外障与内障

《审视瑶函》中说：“障者遮也，如物遮隔，故云障也”。“障”即遮蔽之意，古代眼科医籍通常将眼病分为外、内障两大类，外障是从外而遮，内障是从内而蔽。辨内外障是中医眼科根据发病部位不同而确立的一种较为简单的辨证方法。

（一）辨外障

1. 从病位辨　凡发生在瞳神以外的病变，包括胞睑、两眦、白睛、黑睛等部位的病证，皆属外障眼病。

2. 从病因辨　因胞睑、两眦、白睛、黑睛等部位暴露于外，易受外邪、外伤侵袭，故外障眼病多由外邪侵袭或外伤所致。但亦有因内因而致者，如脾虚气弱所致上胞下垂、阴虚火旺引起聚星障反复发作等。

3. 从病证特点辨

（1）多突然发病。

（2）外候明显　如畏光流泪、红赤肿胀、黑睛生翳、胬肉攀睛、上胞下垂等。

（3）自觉症状突出　如眼痛焮热，碜涩瘙痒，羞明泪热，重坠难睁等。

（4）多属有余之实证　外障眼病多属有余之实证，病情发展快，预后较好。

（二）辨内障

1. 从病位辨　凡属广义瞳神，包括神水、黄仁、晶珠、神膏、视衣、目系等部位病变皆属内障眼病。但由于历史及科技条件所限，古典医籍所载内障眼病仅从自觉症状或瞳神所显形色等命名，如视瞻昏渺、暴盲、瞳神紧小、瞳神干缺、云雾移睛、青盲、圆翳内障、绿风内障等。

2. 从病因辨　内障眼病病因复杂，有虚证、实证，也有虚实夹杂证。其病因可由七情内伤、脏腑内损、气血两亏、阴虚火旺、气滞血瘀，或外障目病邪气深入、外伤等引起。

3. 从病证特点辨

（1）一般眼外观端好，间或有抱轮红赤及瞳神大小及颜色改变等。如瞳神紧小、瞳神干缺、圆翳内障等。

（2）多有视力下降、视物变形、视物变色、眼前黑花、视灯光如彩虹、入夜目盲等视觉变化。

（3）初起有实有虚，或虚实夹杂，后期多属虚证。

（4）因内障病变在瞳神之内，故多借助现代仪器检查诊断，结合全身症状审因论治。

二、五轮辨证

五轮辨证是五轮学说的具体运用，为中医眼科独特辨证方法之一。五轮辨证是通过肉轮、血轮、气轮、风轮、水轮五轮部位所显现的病证来推断脏腑内蕴病变的一种辨证方法。由于五轮辨证过分强调单一的轮脏关系，忽视眼与脏腑间的整体关系，有其明显的局限性，故应与八纲辨证、脏腑辨证等其他辨证方法相结合，全面分析。

1. 肉轮辨证　肉轮指上、下胞睑，在脏腑属脾胃，肉轮病变多与脾胃脏腑功能失调有关。

胞睑红肿焮痛拒按，或生硬结，多属脾胃积热；胞睑红肿不甚，反复发生针眼者，多属脾胃虚弱；胞睑红肿高起，皮色光滑，鲜红如涂丹砂，多属脾胃火毒炽盛；胞睑肿胀，皮下生硬结，肤色如常，触之不痛，推之不移，多为脾经痰湿积聚；胞睑肿胀青紫，有外伤史，为络破血溢，瘀血内停；胞睑皮肤红赤作痒，水泡或脓疱丛生，糜烂，渗出黏液，多属脾胃湿热；胞睑皮肤粗糙肥厚，鳞屑覆盖，痒甚者多属血燥风盛；睑弦赤烂，痒痛交作，多属脾胃湿热兼风；胞睑内颗粒累累，色红而坚，状如花椒者，多属脾经风热兼血分有瘀；胞睑内颗粒丛生，色黄而软，状如粟米者，多属脾胃湿热兼气滞血瘀；胞睑内颗粒扁平坚硬，排列如铺卵石样，奇痒难忍，多属脾胃湿热挟风热；上胞下垂，无力上举，朝轻暮重，多属脾虚气陷；胞轮振跳，多属脾虚血少生风；瞬目频频，不能自主，多为脾虚有风，或脾虚肝旺而生风；胞睑内翻，倒睫拳毛，多为椒疮失治，气滞血瘀；胞睑外翻，闭合不全，多属脾胃受风。

2. 气轮辨证　气轮指白睛，在脏属肺，在腑属大肠，气轮病变多与肺及大肠有关。

白睛红赤，色泽鲜红，多为肺经风热或肺经实热；抱轮红赤，颜色紫暗，疼痛拒按，伴黑睛或瞳神病变，多属肝肺热盛，或肝胆火炽，木火刑金；抱轮红赤不甚，压痛轻微，多属阴虚火旺；白睛混赤，色泽鲜红，多属肝肺热毒壅盛；白睛水肿，透明发亮，双眼同时发生，伴胞睑水肿，多为脾肾阳虚，水湿上泛；白睛结节，状如粟米，赤脉环绕，多为肺经燥热，若结节较大，多为肺经郁热，若结节周围赤脉淡红，且病久不愈，或反复发作，多为肺阴不足，虚火上炎；若结节隆起，色泽紫红而拒按者，多属肺经热毒，兼有瘀滞；白睛表面变生水泡，状如晶亮之珠管或串珠，多属痰饮积聚；白睛溢血，色如胭脂，多为肺热伤络，或外伤引起，血溢络外；白睛色泽秽浊暗赤，黑白之际堤状隆起，奇痒难忍，多属肝肺湿热，复感风邪；白睛失去光泽，干枯如腐皮，多属肺阴不足，津液亏虚；白睛黄色，多为肝胆湿热；白睛青蓝一片，不红不痛，表面光滑，为色素沉着，乃先天具有；局限性青蓝，多为火疳后遗，伴有紫红色结节，多为肺经热毒郁结。

3. 血轮辨证　血轮指内外两眦，在脏属心，在腑属小肠，血轮病变多与心与小肠有关。

无时冷泪，迎风更甚，无热感，多为泪道阻塞所致；热泪如汤，多为肝经风热或肝胆实火所致；两眦红赤，多属心火上炎，若赤脉粗大，色泽深红而刺痛者，多属心经实火兼有瘀滞，若赤脉细小淡红，稀疏，干涩不舒，久而不消，多属心经虚火；两眦赤烂，多属心火兼有湿邪；目眦胬肉渐长，头尖体厚，赤脉丛生，发展迅速，多属心肺风热兼经络瘀滞；内眦睛明穴附近，不红不肿，挤压溢脓，多属心经郁热；内眦红肿焮痛，睛明穴附近隆起一疮核，如豆如枣，化脓溃破，多属心火炽盛，热毒结聚。眦部与黑睛之间的白睛上黄色脂膜，浮嫩而略高起，多属脾胃湿热。

4. 风轮辨证　风轮指黑睛及黄仁，在脏属肝，在腑属胆，风轮病变多与肝胆有关。

黑睛初生星翳，黄色灰白，羞明泪多，多属外感风热；黑睛生翳，状如丝缕，或如小泡者，多属肝经风热；黑睛生翳，时隐时现，反复发作，多属肝阴不足或气血亏虚；黑睛生翳，状如花瓣，如鱼鳞，其色灰白，或突或陷，目赤睛痛，多属肝胆火炽；黑睛生翳，色白或鹅黄，浮嫩状如凝脂，多为肝胆热毒炽盛或肝胆湿热；黑睛生翳，呈灰白或乳白色隆起，如腐渣，似牙膏，粗糙不平，多为湿邪外侵，湿热熏蒸；黑睛生翳，如赤豆，白睛上有束状赤脉追随牵伴，状如彗星，多属肝经积热兼有瘀滞；黑睛生翳，其色灰暗，白睛枯涩，双眼同时发生，不红不痛，多为脾虚肝旺；黑睛生翳溃破，状如蟹睛，多属肝胆火炽或阴虚火旺；黑睛上缘赤脉下垂，密集成膜，多属肺肝风热，血热壅滞；黑睛血翳满布，多属心肝积热，热瘀互结；黑睛宿翳，多属阴津不足，气血瘀滞；黑睛与白睛交界处生一白色翳膜，形似偃月，多属肝肾阴虚或痰火阻络；黑睛后壁沉着物，状如羊脂或粉尘，神水混浊，多为肝胆火热挟瘀。

5. 水轮辨证　水轮指瞳神，在脏属肾，在腑属膀胱，水轮病变多与肾和膀胱有关。

瞳神散大，其色淡绿，眼胀欲脱，眼硬如石，视灯若彩虹，头痛呕吐，多为肝胆风火或痰火上扰；瞳神散大，其色偏黑，眼胀眼痛，来势缓慢，反复发作者，多为肝郁气滞挟瘀或肝肾阴虚，虚火上炎；瞳神缩小，神水混浊，黑睛后壁有沉着物，抱轮红赤，多为肝胆火热挟瘀；瞳仁干缺不圆，状如锯齿、梅花，经久不愈，反复发作，多为阴虚火旺；瞳神内变红或瞳神无异，目力骤降而目盲者，多为肝气郁结，肝火上逆，或气滞血瘀，或血热妄行，或阴虚火旺，或元气不固，视衣脱离等所致；瞳神内变白或瞳神无异，目力逐渐下降者，多为肝肾不足或气血亏虚所致；瞳神无异，入暮或白昼至黑暗处，视物不见，视野日渐缩窄，多为脾肾阳虚或肝肾亏损所致，若小儿体虚瘦弱者，多为肝虚血少；瞳神内变黄，白睛混赤，眼珠变软，多为火毒；瞳神内变黄，状如猫眼，眼珠变硬，多为眼内恶瘤，痰瘀互结。

三、中医眼科六经辨证

中医眼科六经辨证，是根据太阳、阳明、少阴、太阴、少阳、厥阴六经所系脏腑的病理变化引起之眼症和六经经络循行途径所出现的病变进行辨证的一种方法。

《灵枢·大惑论》曰："五脏六腑之精气，皆上注于目而为之精。"《灵枢·邪气脏腑病形》曰："十二经脉三百六十五络，其血气皆上于面而走空窍，其精阳气上走于目而为睛。"《灵枢·经脉》曰："大肠手阳明之脉，是主津液所生病者，目黄、口干、鼻衄、喉痒"，"胆足少阳之脉，是主骨所生病者，头痛、颌痛、目锐眦痛。"六经辨证形成于《伤寒论》，陈达夫教授以脏腑经络学说为基础，以眼与脏腑经络的关系为理论依据，将其移用于中医眼科，首创中医眼科六经辨证。

中医眼科六经辨证的原则和特点：按伤寒六经分证，以六经命名各种目病；将八纲辨证贯穿于始终；以六经来统率脏腑；以五轮八廓所属脏腑来分经；反映伤寒六经的病理变化；按伤寒六经传变方式归纳病情的发展变化；从眼中自觉异色进行辨证；六经分证结合标本所见；六经分证中，纳入卫气营血理论；以六经为纲，以杂病为纬。眼科六经辨证常与八纲辨证、脏腑辨证、五轮八廓辨证、卫气营血辨证结合应用于临床。一般来讲，三阳目病多见于外障，三阴目病多见于内障。

（一）太阳目病辨证

太阳经脉主一身之表，外邪侵袭，太阳首当其冲，其病多为表证或眼暴露于外的部分，病变部位以白睛为主。

1. 太阳伤风证 目暴病为表，白睛属肺主表；风邪随营卫往来流行，"风胜则燥""风胜则痒"，则见沙涩痒痛；风邪犯肺，肺失宣降，目中血络气滞血壅，致白睛红赤；大眦内震廓属足太阳膀胱经之起点部位，故见大眦内震廓赤脉较粗；因太阳为目上网，故见赤脉自上而下；风邪侵犯黑睛，则见黑睛上星点翳；营卫不和，卫阳不能外固，肌表疏松，则恶风；营阴不能内守，故汗出；肺主皮毛，风邪由皮毛内袭，阻碍肺气，故鼻鸣；风邪阻滞头项间的太阳经络，则头顶连项痛；若风邪只伤太阳经或左或右一支，则偏头痛；脉浮主表。

2. 太阳伤寒证 目暴病为表，白睛属肺主表；寒邪凝滞，血脉受束，气血不充，则白睛赤脉淡红，细碎；无眵是无热之征；寒邪犯目，则羞明；寒邪阻滞泪窍，则泪如泉涌；寒邪伤肺，则涕如清水；寒邪凝结阻滞太阳经脉之经络，故而头项强痛，两眉头痛；风邪客于肺卫，卫气郁遏，则恶寒；毛窍郁闭，则无汗；脉浮主表，紧主寒。

（二）阳明目病辨证

因太阳目病未愈，邪入阳明（包括手阳明大肠经与足阳明胃经），或风邪直中阳明化热，病变部位多在胞睑、眼眶、白睛等。

1. 阳明经证 足阳明胃经起于眼下，胞睑属脾胃，阳明火热，则胞睑红肿；乾廓属大肠，坤廓属胃，阳明火热血瘀，则白睛红赤，乾、坤二廓赤脉明显或粗大，色红而紫，或如虬状；阳明火热上犯于目，则羞明疼痛；壅阻泪窍，则泪热如汤；煎灼津液，则眵黄干结；前额属阳明，故见前额疼痛；热灼胃津，则口干欲饮；苔黄为有热之象；脉洪而数为邪盛于经。

2. 阳明腑证　足阳明胃经起于眼下，胞睑属脾胃，阳明热盛血瘀，则胞睑红肿而硬；肺合手阳明大肠，白睛属肺，阳明热郁血瘀，则白睛赤脉紫暗；阳明热郁，壅滞窍道，诸脉涩滞，则睛珠突出；眼眶属阳明，故眼眶胀痛；大肠郁热，则大便燥结；苔黄少津为热盛伤津之象；脉洪数为热盛之征。

（三）少阳目病辨证

病邪客于少阳（包括手少阳三焦经与足少阳胆经），因少阳与厥阴相为表里，故常相互影响。病变部位多在黄仁、神水等。

1. 少阳表证　外眦为足少阳经脉之起点，属手少阳三焦，少阳受邪，胆火上炎于目，则见白睛抱轮红赤，或外眦赤脉较甚，羞明畏光；血脉瘀阻，则眼珠胀痛；足少阳之胆汁，因火逼而上溢，则口苦；若从火化，火甚则干，故咽干；少阳经循经太阳穴、两耳、两胁肋，少阳受邪，经气郁遏，故见太阳穴痛、耳闭、胸胁不快；脉弦乃为肝胆之脉。

2. 少阳里证　足少阳胆经起于目锐眦，少阳火热上炎，则见白睛赤脉如环似带或混赤通红；黑睛、黄仁属肝胆，少阳火热上扰，熏灼黑睛，则风轮内不明洁，黑睛后下方有沉着物；蒸灼黄仁，则黄仁肿胀，纹理不清；黄仁肿胀，展而不缩，则瞳神紧小；神水属足少阳胆经。火热煎熬神水，则见神水混浊或黄液上冲；火热灼伤血络，血溢络外，则血灌瞳神前部；血脉瘀阻，则眼痛羞明；热气怫郁，则视物昏朦；少阳经循头颞部，火热循经上攻，气血涌盛络脉，则头颞部疼痛或患侧偏头痛；胆热循经上溢，则口苦；热盛津伤，故口干，溲赤便结；舌红苔黄，脉弦数为少阳里热之象。

（四）太阴目病辨证

病邪客于太阴（包括手太阴肺经和足太阴脾经），病变部位多在眼睑、白睛及瞳神内。

1. 太阴表实证　风热之邪直中太阴，胞睑属脾胃，风热客于胞睑，气血壅滞，则胞睑红肿而硬；白睛属手太阴肺经，风热犯肺，肺失宣降，目中血络气滞血壅，则白睛红赤肿胀，梗痛羞明；风热壅阻泪窍，则泪热如汤；煎灼津液，则眵黄而干；肺开窍于鼻，肺气失宣，鼻窍不利，津液为风热所熏，故鼻塞，涕稠而黄；肺卫受邪，卫气抗邪，故身热；舌红苔薄黄，脉浮数为风热犯肺之征。

2. 太阴里实证　胞睑属足太阴脾经，在腑属胃，太阴里实，湿热蕴结，上攻胞睑，则胞睑红硬；湿热伤津化燥，故干烂结痂；脾失健运，水湿上泛，则视衣水肿；热盛津伤，则口干便燥、溺黄；苔黄，脉数为湿热壅盛之象。脾失健运，水湿运化失司，聚则生痰，痰湿内阻胞睑脉络，气血不行，则胞睑内渐起硬核，不红不痛不痒；白睛属手太阴肺经，痰湿上渍于肺，肺气失宣，则白睛紫红色结节隆起，按之疼痛；痰湿积聚于视衣，则见视衣有黄白色硬性渗出；痰湿蕴于脾胃，受纳运化失职，升降失常，故胸闷食少；口淡苔腻为痰湿之征。

3. 太阴里虚证　胞睑属足太阴脾经，里虚受湿，脾阳不升而脾湿上泛胞睑，则胞睑浮肿，湿烂色白，流泪湿痒或胞睑虚肿如珠；中阳不振，水湿内停于视衣，则视衣水肿经久不消，视物变形，变小；中阳不振，清阳失展，则头痛如裹；运化失健，则腹满食少；水湿不化，流注肠中，则便溏；四肢禀气于脾胃，脾阳虚不能外温四末，故四肢不温；舌质淡，苔薄白，脉细为太阴里虚之证。

（五）少阴目病辨证

病邪客于少阴（包括手心阴心经与足少阴肾经），病变部位多在内外眦、黄仁及瞳神内。

1. 少阴里虚证 少阴里虚，肝肾亏损，精血不足，不能濡养目窍，神光衰微，则视物模糊；神膏失养，神膏不洁，则眼前黑花飞舞；瞳神失养，气耗不收，则见瞳神散大；晶珠失养，则成圆翳内障；精血不足，阴阳不济，阳气亦不能为用，每至日落，为天地之间阳衰阴盛之时，阴盛则蔽阳，故而夜盲；目窍失养，目系枯萎而为青盲；精血不足，不能上荣于头，脑海失充，则头晕耳鸣；骨骼失肾气之温养，则腰膝酸软，乏力欲睡；肾与膀胱相表里，肾虚膀胱失约，封藏失职，则夜尿清长；苔薄白，脉细为少阴里虚，肝肾亏损之征。两眦属手少阴心经，肾阳不足，心肾不交，水不制火，虚火上炎，故两眦红赤，痛如针刺；虚火灼伤黄仁，展而不缩，则瞳仁紧小；水衰火盛，阴精耗涩，瞳神失于濡养，故而瞳仁状如梅花，或如锯齿；阴虚火炎，虚火伤络，血溢络外，流入神膏，则眼前黑花飞舞；神光发越受阻，则视物昏朦；虚火灼津，津不上润，则咽干喉痛；虚热内扰，心神不安，则烦躁不眠；阴津不足，虚火上扰清窍，则头痛如锥；舌红苔少，脉细弦为少阴里虚，阴虚火旺之征。

2. 少阴里实热证 热邪客于少阴，热盛迫血妄行，血溢络外，流入神膏，则血灌瞳神后部，眼前觉有红色阴影；神光发越受阻，故目力骤降；舌红苔黄，脉数为少阴里实热之征。

（六）厥阴目病辨证

病邪客于厥阴（包括手厥阴心包经与足厥阴肝经），病变部位多在黑睛、黄仁及瞳神内。

1. 厥阴里实热证 黑睛属足厥阴肝经，肝经邪热上攻黑睛，“热盛则肉腐，肉腐则成脓”，故见黑睛破损，溃烂及生翳（星翳、花翳白陷、凝脂翳）；黑睛溃破、黄仁绽出，则成蟹睛疼痛；足厥阴肝之脉与督脉会于顶巅，故见头顶痛；肝胆相表里，胆热循经上溢，则口苦；舌红、脉弦为厥阴里实热之征。肝开窍于目，足厥阴肝经上过目系，肝胆火炽，火盛生风，风火相煽，上攻头目，阻塞清窍，故见头痛如劈，或头中雷鸣，牵连眼眶，头额及颊部；风火上逆，气机不利，气血津液不行，目中玄府闭塞，神水瘀滞，则眼胀如裂；风火上攻黑睛，故见黑睛雾状混浊；风性开泄，火性升散，风火上扰瞳神，气耗不收，则见瞳仁散大呈淡绿色；热气怫郁，则目力骤降；肝火横逆犯脾胃，胃失和降，则恶心呕吐，舌质红，苔黄，脉弦为厥阴里实热之征。

2. 厥阴里虚证 妇女月经先期或月经失血过多致肝血不足，由虚生火，虚火上攻于目，则见眼痛欲裂；肝血不足，血虚生风，故磣涩发痒；黑睛属足厥阴肝经，虚火熏灼黑睛，则见黑睛生翳；酸味入肝，酸极而涩，肝病则口中酸涩；足厥阴肝之脉与督脉会于巅顶，故见巅顶痛；舌红，苔薄黄，脉细弦为厥阴里虚，肝血不足，虚火内生之征。

四、辨翳与膜

（一）辨翳

古代医籍中把黑睛及晶珠混浊统称为翳。现仅指黑睛而言，即起于黑睛上的混浊称为翳。根据混浊的形态、色泽、深浅程度不同其名称亦较多，但首先要区别是新翳还是宿翳（表3－1）。

表3－1　新翳与宿翳鉴别

	新翳	宿翳
相同点	黑睛混浊	黑睛混浊
	表面粗糙	表面光滑
不同点	边界模糊	边缘清晰
	具有发展趋势	无发展趋势
	伴赤痛流泪等症	不伴赤痛流泪等症

聚星障、花翳白陷、凝脂翳等属新翳范畴，冰瑕翳、云翳、厚翳与斑脂翳等属宿翳范畴。新翳轻者可消散，重者则转为宿翳。宿翳近代临床常以其厚薄程度，分为以下三种：云翳，翳薄如浮云、淡烟，仔细查看或用电筒光斜照，才隐隐可见；白斑，翳厚色白如瓷，一望即知；斑翳，介于云翳与白斑之间者。

宿翳为新翳愈后或外伤之后遗留的瘢痕。如在新翳宿翳交替之间，抓紧治疗，尚能使翳部分消退，甚至可以大部分去除；若日久邪气已定，则药物难以奏效。此时，翳对视力影响的程度，主要看翳的部位而定，大小厚薄则在其次。翳遮瞳神，视力可明显减退；翳在黑睛边缘，虽略大而厚，对视力也无多大影响。

（二）辨膜

自白睛或黑白际起障一片，或白或赤，渐渐向黑睛中央方向蔓延者，称之为膜。若兼赤丝密集者，称为赤膜；赤丝稀疏，外观不显者，称为白膜。凡膜薄色淡，尚未掩及瞳神者为轻；膜厚色赤，掩及瞳神者较重；膜生阔大，赤厚如血积肉堆，掩没整个黑睛者，最为严重。

五、辨常见症状

眼科常见症状包括主观症状和客观症状两个方面，主观症状包括目痛、目痒、目涩、羞明等自觉症状及视物不清、视瞻有色、视物易色、视物易形等视觉变化症状。客观症状包括目赤、生眵、流泪、翳膜等外显症状，以及借助现代检查仪器查及的眼底常见症状。

（一）辨主观症状

1. 辨自觉症状　包括目痛、目痒、目涩、羞明。

（1）辨目痛　按目痛的性质、时间、牵连的部位及有关兼症进行辨证。

①目痛性质：目痛有隐痛、胀痛、刺痛、碜痛、涩痛和剧痛等。隐痛者，多为阳气不足，阴寒内生，气血逆行不畅所致；胀痛者，多因肝胆实热，肝火上炎，或肝阳上亢，或气滞血瘀所致；刺痛者，多属热邪亢盛，或热盛兼瘀；碜痛者，多因风热为患；涩痛者，多由津液不足或血虚生燥所致；剧痛者，多由肝胆火炽，或热毒上攻，或风火相煽，气火上逆所致。

②目痛时间：夜间及早晨作痛多属阴；白昼及午后目痛多属阳。午夜至午前作痛多为阳胜；午后及午夜作痛多属阴胜。

③目痛牵连部位：主要按经络循行的部位来辨。目痛连巅顶后项者，为太阳经受邪；

目痛连颞颥者，为少阳经受邪；目痛连前额、眼眶、鼻频、牙齿者，为阳明经受邪；目痛连头顶痛者，为厥阴经受邪。

④目痛兼症：目痛兼红赤者，多为风热壅盛；目痛兼发热者，多为气实有火；目痛牵连头痛者，多为热邪为患；头痛累及目痛者，多见于头风害目。目痛拒按多属实，目痛喜按多属虚；目痛得热则减多属寒，目痛得凉则缓多属热。

（2）辨目痒　迎风痒甚者，多为由风所致；痒如虫行，痒极难忍，多为湿热生虫或风胜所致；痒涩兼作，时作时止，多为血虚生风；痒兼目赤肿痛者，多为风热外袭所致；春夏之季或秋冬目痒发作，过期而愈者，多与感受时邪有关；进食虾蟹或药物而目痒者，常兼有胞睑浮肿或湿烂，或全身皮肤起痒疹等，多为饮食不和；目病将愈而痒者，多为气血渐复。

（3）辨目涩　目干涩而无他症者，多为津液耗损或阴血亏虚所致；目沙涩、碜涩伴目痒赤痛，流泪羞明者，多为肝火或风热所致。

（4）辨羞明　羞明兼红赤肿痛多眵者，多为风火实证；羞明兼干涩不适者，多为阴亏血虚所致。

2. 辨自视症状　包括视物不清、视力变化、视瞻有色、视物易形、眼前飞影五个方面。

（1）视物不清　视物不清的病因较复杂，多因肝肾不足，精血暗耗，或肝热上扰，或情志不舒，肝失调达，气血瘀滞，玄府闭塞，或风火痰湿，上扰清窍所致。

（2）视力变化

①视力缓降：眼外观端好而视力逐渐下降至目盲者，多属肝肾不足或气血亏虚所致。

②视力骤降：眼外观如常，视力突然下降致盲无所见者称为“暴盲”。暴盲兼头晕头痛者，多属脉络郁闭，气滞血瘀所致；兼眼球转动牵引作痛者多属肝胆火逆，目系受邪；兼眼前黑影飘移者，则属血热妄行，或虚火上炎，或气不摄血所致；若暴怒或抑郁，突然失明者，多属肝气上逆或肝气郁结所致。

③近视：视远模糊，视近清楚者，多为阳不足。

④远视：视远清晰，视近模糊者，多为阴不足。

⑤夜盲：入夜目盲不见。若小儿体虚瘦弱者，多为肝虚血少，属“肝虚雀目”；若视界狭小，则多为脾肾阳虚或肝肾亏损，属“高风雀目”。

（3）视瞻有色　自视眼前有淡绿色或淡黄色黑色暗影者，多为痰湿内阻，或肝肾两亏所致。

（4）视物易形　指眼外观正常，视物失却正常形态。多为风痰上扰清窍，或阴虚血少，筋脉失于濡养或肝风内动，或血虚生风，或阴阳失调所致。

（5）眼前飞影　指眼前出现各种形态色泽的阴影。若眼前如蛛丝飘浮，忽上忽下，忽有忽无，或青烟袅袅，多属肝肾不足或气滞血瘀；若眼前黑影呈黄褐色者，多为脾胃湿热，或脾虚夹湿；若眼前白星缭乱，为肺肾气虚；若见萤星满目或火星飞扬者，为心肾不交；若眼前阴影呈红色，多为瘀血凝滞；若起坐眼前生花，多为肝肾虚损，或气血不足，不能上注头目；若眼前似有电光闪掣，如火焰霞明者，多为真阴不足，虚阳上浮或气阴两虚；若见光华晕大，观光周围似有红绿色环绕者，是为“虹视”，多因水衰不能制火所致；若黑夜无光之处，自觉倏然见物者，为黑夜精明，多为阳弱不能抗阴，虚阳上浮。

（二）辨客观症状

凡是医者直观或借用仪器检查之所见均属此范围。包括外显症状和眼底改变两方面。

1. 辨外显症状　包括目赤、肿胀、眵、泪、翳膜等。翳膜已于前单列论述，不再重复。

（1）辨目赤　目赤常与肿痛相兼出现，为外障眼病常见的症状之一。临床常从目赤的部位及色泽的浓淡进行辨证。

①胞睑红赤：胞睑微红、微肿、微痒者，多属风邪初犯；胞睑红赤肿胀而痛者，为脾胃热盛；若上胞下睑红肿如桃而灼痛者，多为热毒壅盛；胞睑红肿湿烂或如涂朱者，乃湿热蕴结；睑弦红赤溃烂，或结鳞屑糠皮，或起水泡，痒痛兼作，或睫毛脱落或成秃睫，甚则睑弦变形者，多属脾胃湿热蕴结，复感外邪；胞睑漫肿紫赤者多为血瘀。

②白睛红赤：白睛暴赤，灼痒多眵者，为肺经风热；白睛红赤弥漫，色泽鲜红者，多属肺经实火；白睛血丝淡红，经久不退，眼干涩不爽者，多属肺经阴虚；若白睛血丝色淡，无眵，涕泪交流者，多属风寒束肺；白睛、黑睛之际赤环如带，压之红赤不退，推之血丝不移者，多属肝肺实热；白睛混赤，浮壅高起者，多为热毒较甚，气滞血瘀；白睛抱轮红赤不甚，而目微痛者，多属阴虚火旺。

③眦部红赤：大眦赤痛或赤脉传睛者，为心之实热；若赤脉细碎色淡，眼干涩不适者，为虚热所致；眦部赤烂，多为湿热为患。

④血翳包睛：黑睛有赤脉侵入，满布黑睛之上者，多为肝肺热胜，热极成瘀；若黑睛上缘赤膜下垂者，多为肝肺风热。

⑤黄仁上赤脉满布，多为血瘀。

（2）辨肿胀　从肿胀的性质和部位不同进行辨证。

①胞睑肿胀：胞睑红肿且硬，或胞肿如桃者，多为脾胃实热；胞睑浮肿，色白光亮，不痛不痒，或胞虚如球者，多为脾虚湿滞，或脾肾阳虚；胞睑肿胀，而有捻发声者，多因外伤所致气肿。

②内眦睛明穴红赤肿胀：内眦睛明穴红赤肿胀如枣，为“漏睛疮”，多因心脾积热所致；若皮色不赤而肿胀，压之有脓液自泪窍溢出者为漏睛，多属风热客于目窍所致。

③白睛肿胀：白睛红赤肿胀较盛，形如虾座者，为肺热壅盛；白睛浮臃，状如鱼胞者，乃肺气不利。

④目珠周围肿胀：甚者推挤目珠突出，致目珠转动失灵，兼见上下胞睑肿胀如杯覆者，多为风热毒邪为患。

⑤黄仁肿胀：纹理不清，多为肝热炽盛，或风湿热邪所致。

（3）辨眵　眼眵为外障眼病的一个常见伴发症状，多属热。一般结合眵的多少、色泽、稀稠进行辨证。眵多而结，多为肺经实热；眵稀不结，为肺经虚热；眵多而稠黄如脓者，多为热毒湿困；眵泪胶粘，多为湿热壅盛。

（4）辨泪　从泪的多少及冷热，结合兼症辨证。泪为肝之液。若迎风泪出汪汪，拭之即有，无热感者，为冷泪，属肝肾不足，风邪引动泪液而出；泪冷而目昏涩干涩者，多为肝肾阴液亏虚；若目肿痛，赤涩泪出者为热泪，多属风火毒邪，或异物入目所致；若眵泪混浊，如浊酒豆浆者，多为湿热。

2. 辨眼底常见症状

（1）从内眼组织与脏腑经络相属关系辨证　眼底症状是指眼底疾病出现的病理变化，属于祖国医学“内障”范畴。中医眼科著名专家陈达夫教授1959年首创的“内眼组织与脏腑经络相属”学说，为眼底病的辨证奠定了基础。他认为：视神经、视网膜等属足厥阴肝经；脉络膜属手少阴心经；黄斑属足太阴脾经；玻璃体属于手太阴肺经；房水属足少阳胆经；眼中一切色素属足少阴肾经。以上各组织若有病变，则从相应的脏腑经络进行辨证。

（2）根据常见病理变化的特征进行辨证　临床上以充血、出血、水肿、渗出、萎缩、变性、增生最为常见。

①眼底出血：多为热邪犯目，热迫血行，溢于络外，或脉络受损所致。与心、肝、脾三脏关系密切。因心主血脉，若心火亢盛，熏灼脉络，血受热迫，溢于络外；肝失疏泄，肝郁化火，火性炎上，迫血妄行，血溢络外；肝不藏血，血则外溢；另外，因精血同源，气血相附而行，故若脾虚气弱，不能统摄血液，血不循经，溢于络外；若肾阴亏损，虚火上炎，亦可引起出血。

②眼底水肿：多与水液代谢失调，水湿停留及瘀血有关。涉及肺、脾、肾三脏。肺失清肃，不能通调水道，下输膀胱，以致水湿潴留为患；脾失健运，不能升清降浊，转输水湿，水湿停留，形成水肿。水湿停滞日久，聚而成痰，出现渗出；肾阳不振，肾水上泛亦形成水肿；另外，瘀血日久可化为水，表现为眼底水肿，渗出。

③眼底渗出：多因脏腑功能失调，水液运化、排泄功能发生障碍而产生水、湿、痰等病理产物，瘀滞日久而变生渗出物。

④眼底萎缩、变性：多见于眼底病变后期。久病属虚，气血不足，不能上荣于目所致。

⑤眼底增生：增生属有形之物，多属瘀滞所致，从气滞血瘀痰凝辨治。

扫码“练一练”

（汪　辉）

第四章 眼科检查

扫码"学一学"

第一节 问 诊

一、病史采集

病史采集是诊断疾病的基本前提，也是诊断疾病的重要依据。病史采集方法有患者叙述和医生询问两个方面。患者叙述是医生了解患者病情的出发点，根据患者的描述，医生会进行相应的询问来了解疾病的详细病史。病史采集的内容包括主诉、现病史、既往史、个人史和家族史等。临床医生在了解病史的前提下，才能决定如何进一步检查，找出疾病的最直接证据，做出临床诊断。

二、眼部症状

眼科症状包括视力下降、视物变形、复视、色觉障碍、夜盲、飞蚊症、眼睛疼痛、异物感、畏光、流泪、眼痒、眼干等。

三、全身症状

同眼科疾病相关的全身症状包括：头痛、恶心、呕吐、耳鸣等。

第二节 视功能检查

一、视力

视力检查是眼睛检查前非常重要的环节，不仅是简单的裸眼视力检查，还应该包括戴镜视力、针孔视力、近视力。

（一）远视力检查方法

1. 检查与记录方法

（1）检查前应向被检者说明正确观察视力表的方法。

（2）两眼分别检查，先查右眼，后查左眼。查一眼时，须以遮眼板将另一眼完全遮住。但注意勿压迫眼球。

（3）检查时，让被检者先看清最大一行视标，如能辨认，则自上而下，由大至小，逐级将较小视标指给被检者看，直至查出能清楚辨认的最小一行视标。国际标准视力表上各行视标的一侧，均注明有在5m距离看清楚该行时所代表的视力。检查时，如果被检者仅能辨认表上最大的"0.1"行E字缺口方向，就记录视力为"0.1"；如果能辨认"0.2"行E字缺口方向，则记为"0.2"；如此类推。能认清"1.0"行或更小的行次者，即为正常视力。检查时如某一行部分能够看对，部分认不出，如“0.8”行有三个字不能辨认，则记录“0.8^{-3}”，如0.5行全部能正确读出，0.6行只能认出三个字，则记录为“0.5^{+3}”，余类推。如果被检者不能够辨认1.0的视标，则要用针孔镜来鉴别视力下降是未矫正的屈光不正（包括不规则散光）还是其他非光学因素引起的。针孔的内径不应小于0.75～1mm，并不大于1.5mm。检查针孔视力的步骤与检查远视力基本相同，检查时另一眼应遮盖，但不要压迫被遮盖眼。被检者手持针孔镜（单孔或多孔），置于被检眼前，让患者自行调整针孔镜的位置。

（4）如被检者在5m距离外不能辨认出表上任何视标时，可让被检者走近视力表，直到能辨认表上“0.1”行标记为止。此时的计算方法为：视力＝0.1×被检者所在距离（m）/5（m）。举例：如4m处能认出则记录“0.08”（0.1×4/5＝0.08）；同样如在2m处认出，则为“0.04”（0.1×2/5＝0.04）。

（5）如被检者在1m处尚不能看清“0.1”行标记，则让其背光数医生手指，记录能数清的最远距离，例如在30cm处能看清指数，则记录为“30cm指数”或“FC/30cm”。如果将医生手指移至眼前仍不能辨认指数，可让其辨认是否有手在眼前摇动，记录其能看清手动的最远距离，如在10cm处可以看到，即记录为“HM/10cm”。

（6）对于不能辨认眼前手动的被检者，应检查有无光感。光感的检查是在暗室内进行，遮盖一眼，不得透光。检者持一烛光或手电在被检者的5m的眼前方，时亮时灭，让其辨认是否有光。如5m处不能辨认时，将光移近，记录能够辨认光感的最远距离。无光感者记录为“无光感”。有光感者，为进一步了解视网膜机能，尚须检查光定位，方法是嘱被检者注视正前方，在眼前1m远处，分别将烛光置于正前上、中、下，颞侧上、中、下，鼻侧上、中、下共9个方向，嘱被检者指出烛光的方向，并记录之，能辨明者记“＋”，不能辨出者记“－”。对于有光感者，还要同时查色觉是否正常，方法是在正前方位置用检眼镜的不同颜色光源分别投射到患者眼内，让患者判断颜色的差异，记录为色觉正常或异常。光定位可以帮助判断周边视网膜功能，而色觉检查可以间接了解黄斑的功能。

（二）近视力检查方法

检查、记录方法和注意事项同远视力的检查，只是距离改变了。近视力表是耶格（Jaeger）近视力表和标准视力表。前者表上有大小不同的8行字，每行字的侧面有号数，后者同远视力表（国际视力表）。检查时光源照在表上，但应避免反光，让被检者手持近视力表放在眼前，随便前后移动，直到找出自己能看到的最小号字。若能看清1号字或1.0时，则让其渐渐移近，直到字迹开始模糊。在尚未模糊以前能看清之处，为近点，近点与角膜之距离即为近点距离，记录时以厘米为单位，例如J1/10cm或1.0/10cm，若看不清1号字或1.0，只记录其看到的最小字号，不再测量其距离。

二、视野

视野是眼睛所能够看到的范围。视野检查是用于评估视路疾病和青光眼的重要检查方法，检查结果用于判断视路疾病的部位和青光眼的严重程度。视野检查均在矫正患者屈光不正后进行，临床常用的视野检测方法如下。

1. 对比检查法 患者背光与检查者相对而坐，距离0.5m（约为一臂距离）。遮盖患者左眼，嘱右眼注视检查者左眼，同时检查者闭合右眼，在患者和检查者间等距离处伸出一手指，由周边向中心移动，探测视野范围，直至完成左、右、上、下、左上、左下、右上、右下共八个方向为止，并与检查者之正常视野互相对比，可得出初步视野。

2. 周边视野计检查法 受检者坐于视野计前，遮盖一眼，下颏部放置于检查支架上，使被检眼对准中心目标。检查时先用 2～5mm 直径白色和红色视标（必要时加查绿、蓝等色），自检查弓的周边向中心缓缓移动，当患者看到视标时，将检查弓上的度数记录在视野图上，再转变方向，每转 30°～45°检查 1 次。最后将图上各点连接即为白色或颜色视野。记明视标颜色和大小、距离、眼别、视力、照明种类、检查日期。

3. 平面视野检查法 （检查 30°以内中心视野的改变）患者面向平面视野计，距离 1m（或 2m），固定头部于架上，被检眼正对平面视野中心点，遮盖另一眼。首先以白色视标（视标大小依据视力而定）检出生理盲点的位置和大小。检查中心视野有无暗点，记明视标大小、颜色、距离、照明、眼别、视力、检查日期。

4. Goldmann 视野计检查法 视野计的背景为一个半径 300mm 的半球壳，内壁为乳白色，由均匀光线照明，一般为 31.5asb。由一投射的光点做试标，其亮度为 1000asb，光点大小的毫米数为 64、16、4、1、1/4 及 1/16，可随意选用。另外有两组灰色滤玻片，可以使视标的亮度有不同程度的减弱。通过结构较复杂的转动系统，可将视标灵活地投射在球壳内，患者看见视标时按响信号器，以表示“看到”、转动系统的另一端在一专用的视野表格上指出相对应的部位，检查者在此做一记号，检查完毕即得到视野结果。

5. 自动静态视野计检查法 为自动化检查视野的方法。国际上通用的有 Humphery、Octopus 等型号。基本构形为：在一半球壳上（1/3～1/2m 半径），散在分布一些小孔约 100～200 个，孔后有光纤或发光二极管作光源，作为光点视标。视标光点出现的程序已预先设计好。视标大小为 0.1～5mm，光点出现时间为 0.1～0.5 秒，球壳内背景光一般用 4asb 或 31.5asb。检查时患者头部放在额颌托架上，根据检查目的选择程序，光点出现时患者按电钮回答，光点自动减弱其亮度，直到患者看不到没有回答，此亮度即该点的敏感度；相反，光点会增加亮度，直到患者回答或最大亮度时仍不能回答。在某点，不论是由“看到”到“看不到”，或由“看不到”到“看到”，其最后见到的亮度作为该点的“光阈值”。检查完毕，视野计自动记录，以曲张图、数字图及灰度图等式样显示结果。

三、Amsler 表检查

主要用于了解黄斑病变和视野异常情况分析。标准的 Amsler 表每一小格为 $5mm^2$，在 30cm 看时，约占 1 度视角。正常情况下可以看到该表线条笔直，每一小格呈正方形（图 4－1）。检查时用单眼看图，距离 30cm，矫正被检查者的屈光状态，被检者注视表中心的小白点，询问所见方格的清晰程度及线条有无弯曲或粗细不匀等现象，记录在方格视野图上。

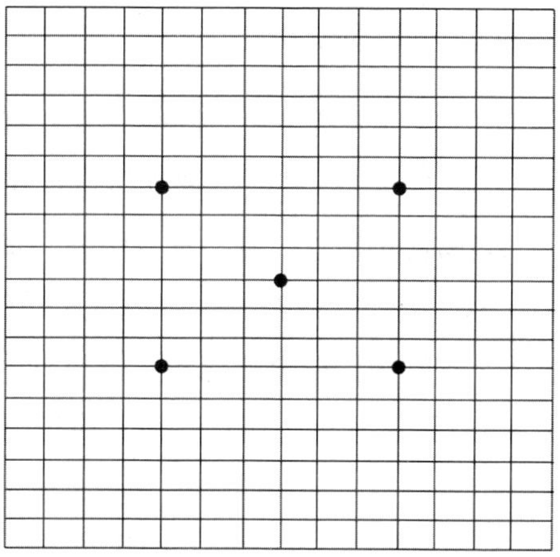

图 4－1 Amsler 表

四、色觉

正常人能辨别各种颜色，凡不能准确辨别各种颜色者为色觉障碍。临床上按色觉障碍的程度不同，可分为色盲与色弱。色盲中以红绿色盲较为多见，蓝色盲及全色盲较少见。色弱者主要表现辨色能力迟钝或易于疲劳，是一种轻度色觉障碍。

1. 假同色图检查法 通常采用俞自萍、石原忍色盲本在白昼明亮的自然光照明下进行检查。被检者与色盲本之间的距离为 75～100cm。嘱被检者读出色盲本上的数字或图形。每辨认一张图不得超过 10 秒，对照色盲本的说明，记录检查结果。

2. 彩色绒线检查法 把各种规定颜色的绒线或纸放在被检查者前，让其选出类似的颜色，然后进行评定。

3. 色相排列法

（1）FM－100 色彩试验 由 93 个色相子组成，其中 8 个为固定参考子，85 个为可移动的色相子，共分 4 盒。检查在≥270lx 自然光线或标准照明下进行。两眼分别检查，要求受检者按颜色变化的规律顺序排列好色相子。把色相子背面标明的序号记录在记分纸上，画出轴向图，并计算出总错误分，由此判断色觉异常的类型和严重程度。每盒排列时间一般为 2 分钟或稍延长。正常人总错误分在 113 分以下。色盲患者可达 400～500 分以上。由轴向分析可判断色盲性质。

（2）D－15 色盘试验 由 16 个色相子组成，其中一个为参考子，15 个为色相子。检查方法大致同 FM－100 色彩试验。

五、对比敏感度

对比敏感度（contrast sensitivity，CS）定义为视觉系统能觉察的对比度阈值的倒数，对比敏感度＝1/对比度阈值，对比度阈值低，则对比敏感度高，视觉功能好。在某一空间频率，视觉系统有一定的对比敏感度，反之，在同一对比度时，视觉系统有一定的空间频率分辨力。临床上，视觉系统的形觉以视力来确定，通常视力在高对比度下测量。但是，CS 可独立地受到损害而视力尚保持良好，这时患者很难描述自己的症状。

临床上多采用对比敏感度检查板或多功能对比敏感度仪进行检查，对比敏感度检查视标由黑色条栅与白色间隔的亮度来决定，严格按照对比敏感度阈值标准设计，阈值越低视觉系统越敏感。检查结果的曲线方式是以不同的空间频率为横坐标，对比敏感度为纵坐标，检查后可手写或自动绘制出对比敏感度函数（曲线）。

六、立体视觉

立体视觉也就是我们俗称的“立体感”，是人眼辨别周围物体间的距离、深度和体积的能力。检查判断双眼立体视觉是否存在，通常可用以下方法。

1. 同视机检查 可检查双眼视功能，包括同时视、融像、立体视三级视功能。检查立体视觉时需用立体视画片。可根据同视机检查说明进行，得出结果后加以判断。

2. 立体视觉检查图检查 被检查者戴特殊眼镜观察立体图片，根据能够辨认立体感的最小秒数的图片记录检查结果，检查结果用秒来表示。

3. 立体视觉检查器 由三块厚薄不同的测验板组成，每块板印有四幅随意网络结构图案，其中一幅图案的中间是凸出来的（从另一面看是凹进去的）。如果被测试者的立体视功能正常，就能迅速而准确地找出这幅图案，以此确定其立体视敏度为多少秒，正常为 100 秒，此检测的优点是不需戴特殊眼镜，能很快地查出被检者有无立体视觉，普查及检查 5 岁以下儿童时常用。

第三节 眼科常规检查

一、眼附属器检查

1. 常规检查

（1）眼睑 观察眼睑皮肤的颜色有无异常，有无炎症、伤口、水肿、皮疹、包块、压痛或捻发音；睑缘或眦部有无糜烂，有无眼睑内翻、外翻、倒睫、上睑下垂、闭合不全、睑板腺开口有无异常，如阻塞或分泌物异常；两侧眼睑及睑裂大小是否对称，眉毛及睫毛的位置有无异常，有无脱落、变色等。

（2）结膜 观察结膜是否充血或是出血，了解充血的类型和位置；球结膜有无松弛、水肿、干燥、血管异常、结膜下出血或色素斑和新生物；结膜囊内有无异物或分泌物，属何性质；睑结膜血管是否清晰，有无乳头肥大、滤泡增生、瘢痕形成或睑球粘连等，特别注意上睑结膜面有无异物存留；观察泪湖有无积液、泪阜有无结节等。

（3）泪液和泪器 了解泪液中是否有杂质存在、在上下睑缘与眼表交界处用裂隙光判断泪河高度；检查左右上下共四个泪小点位置是否正常、有无闭塞和炎症反应；泪囊部有无红肿、压痛，挤压泪囊部有无分泌物从泪小点排出，其性质如何；泪腺区有无红肿、硬块或压痛等。如果需要了解泪道是否畅通，可以采用：①荧光素试验：先放一小棉片在受检眼同侧鼻腔下鼻道处，滴2%荧光素钠溶液在结膜囊内，经过30秒~2分钟，鼻腔内棉片染上颜色，证明泪道通畅或没有完全阻塞；如棉片的染色出现较晚或一直未被染色，则应考虑泪道狭窄或不通。②泪道冲洗试验：采用蘸有表面麻醉药的小棉片置于内眦部，嘱被检者闭眼夹住，3~5分钟后取下，以麻醉泪小点。在装有5~10ml生理盐水的注射器上装泪道冲洗针头，垂直插入下或上泪小点1.5~2mm深，随之慢慢把针头转为水平，沿泪小管缓慢伸入一段，固定针头徐徐注入生理盐水。泪道通畅时，冲洗液进入无阻力，液体全部顺利地流到鼻腔或咽部；泪道狭窄者，一部分液体流到鼻腔或咽部，另一部分自泪点返流，而且阻力较大；泪道阻塞者，液体全部自上、下泪小点返流。如返流液带有黏液或脓性分泌物，提示鼻泪管阻塞合并慢性泪囊炎。

（4）眼球 观察眼球有无增大、变小、突出、内陷、偏斜、震颤，朝各方向转动眼球有无受限。

（5）眼眶 观察眼眶有无损伤，眶内有无肿块等。

2. 特殊检查方法

（1）翻眼睑方法 检查睑结膜和穹隆结膜时，须翻转眼睑。翻下睑，可用拇指或食指将下睑往下牵拉，同时让被检者向上看，下睑结膜和穹隆结膜即可以完全暴露。翻上睑的方法有两种：①单手法：较常用，先嘱被检者向下看，将食指放在上睑部的眉下凹处，拇指放在睑板前面靠近睑缘，然后两指夹住眼睑皮肤等软组织，在把眼睑向前下方牵拉的同时，食指轻轻下压，拇指将眼睑向上捻转，上睑即被翻转。②双手法：让被检者向下看，以一手的拇指和食指夹住眼睑中央处的睫毛和睑缘皮肤，向前下方牵引，以另一手的食指置于眉下凹处，当牵引睫毛和睑缘向前向上翻时，眉下凹处手指向下稍压迫眼睑，上睑即被翻转。如用这两种方法都不能翻转上睑，可用棉签代替眉下凹处的手指。需要注意的是，对有眼球穿通伤、角膜溃疡有眼球穿孔的危险的病员，切忌压迫眼球，以免造成更大的损伤，对于眼睑痉挛明显，眼表刺激症状重的病员可以适当使用表面麻醉缓解刺激症状后再进行眼睑翻转检查。

（2）角膜映光法　让患者注视5m远的视力表，在距离50～100cm处用手电筒照向患者面部中央，正常眼位者双眼的角膜中央会出现对称的反光点。向正前方注视时的眼位称“原位或第一眼位”。通过反光点在角膜或结膜上不同位置可以大致判断眼球的偏斜方向和程度。

（3）瞬目的测量　正常瞬目频率为10～15次/分钟，90%以上为完全瞬目。了解患者瞬目频率应在患者不知情的状态下进行观察，同时了解瞬目是否完全。

（4）睑裂的测量　睑裂宽度是指眼睛正视前方时上下眼睑之间的最大垂直距离。让患者平视前方，用测量尺完成，正常值在9～12mm之间。在测量过程中应注意眼睑与角膜的位置关系。睑裂大小的测量可以用来指导角膜接触镜种类和直径的选择。

（5）角膜直径的测量　临床上常用水平可视虹膜直径来表示。让患者平视前方，用测量尺完成，正常值为10～13mm。

（6）瞳孔大小的测量　瞳孔大小的测量应在明、暗情况下分别进行和记录。让患者平视前方，用专用的瞳孔测量尺上标准瞳孔大小图示或普通测量尺进行测量。在暗环境下，<5mm为小瞳孔；5～7mm之间为中等大小瞳孔；>7mm为大瞳孔。

二、眼前段及裂隙灯检查

1. 眼睑和结膜　首先应采用弥散照明法，在低放大倍数下观察眼睑和结膜（图4－2）。注意眼睑正常的解剖结构、皮肤颜色，有无炎症、伤口、水肿、皮疹、脱屑、包块；睑缘或眦部有无糜烂，有无睑内翻、外翻、倒睫、上睑下垂、闭合不全、睑板腺开口有无异常。分别检查球结膜、睑结膜和穹隆结膜，了解结膜有无充血及充血的类型和位置；球结膜有无水肿、干燥、血管异常、结膜下出血或色素斑；结膜囊内有无异物或分泌物，属何性质；睑结膜血管是否清晰、有无乳头增生，滤泡、瘢痕形成或睑球粘连。

2. 泪膜　用消毒荧光素滤纸，将其一端用生理盐水浸湿后，与结膜相接触。这时将裂隙灯的滤光片调换成钴蓝片，此时可见泪液呈现黄绿色，可测量泪膜破裂时间；若将裂隙光线调细，可以在上下睑缘的上下方球结膜面看到泪河的形态，并评估泪河的高度。

3. 角膜　一般交替使用直接焦点照明法、后部照明法、间接照明法、镜面反光照明法、角膜缘分光照明法等多种方法来观察角膜的病变情况。注意角膜的大小、形状及弧度，是否透明、光滑，如有混浊应观察其厚薄、颜色、部位、范围、形态、深浅及是否有荧光素染色阳性，有无浅、深层新生血管和角膜后沉着物。利用间接照明法可以详细了解角膜内皮有无沉着物，镜面反光照明法加上40倍的物镜放大可以初步了解角膜内皮细胞的形态。在角膜、结膜上皮损伤或有溃疡时，可借助荧光素染色方法进一步观察，用消毒荧光素滤纸，将其一端用生理盐水浸湿后，与结膜相接触，此时，如果角膜、结膜上有破损，则在钴蓝光下可见破损处有黄绿色染色，上皮完整处则不染色。如有角膜瘘，点荧光素后轻压眼球，可见角膜表面布满黄绿色荧光素，而在瘘管处则有房水流出，冲淡黄绿色荧光，这种现象称为溪流征。

4. 前房　利用直接焦点照明法将焦点移到前房内，并将裂隙光线的长度缩小，使入射光线形成一个小光柱投射到前房内，利用胶体溶液的Tyndall现象（即房水闪辉），观察前房水是否透明。正常前房水因蛋白含量很低，可以认为是透明的；一旦发现有 Tyndall 现象存在，说明前房水中蛋白含量增高，这是虹膜炎的重要临床体征之一。

5. 虹膜　用直接焦点法可以清楚地观察虹膜的结构和病变。主要观察虹膜纹理是否清晰，颜色是否正常，是否有虹膜震颤，有无新生血管，有无结节或萎缩，有无撕裂、穿孔或异物，与角膜或晶状体有无粘连等。

6. 瞳孔　用弥散照明法可以观察瞳孔的大小、形状、位置及两侧瞳孔是否对称等大，有无粘连、闭锁、膜闭或瞳孔残膜等。利用裂隙灯裂隙开关了解瞳孔的直接和间接对光反射是否灵敏。

7. 晶状体　利用直接焦点照明法观察晶状体的结构和病变。将细小裂隙光带呈 45°角投射到晶状体，可以在晶状体上出现一个层次丰富的长椭圆立方体。将显微镜焦点移到晶状体前囊膜、皮质、核和后囊膜分别进行观察。如需检查晶状体周边部时，可将瞳孔充分散大，光源与显微镜的角度应降至 30°以下。主要观察晶状体是否透明，大小、形态、位置是否正常，如有混浊要注意混浊部位、形状、颜色、范围及程度。

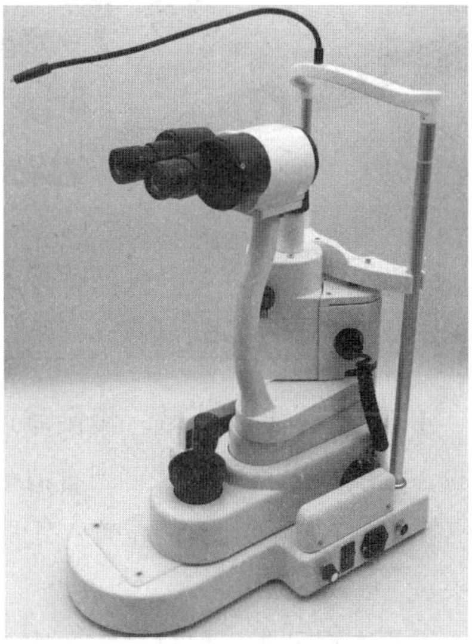

图 4-2　裂隙灯显微镜

8. 玻璃体　用直接焦点照明法检查，将焦点移向晶状体的后面可以看到前部 1/3 玻璃体的切面图像，有纱幕样纤维随眼球运动而轻微飘动。前部玻璃体积血或发生炎症时，可以看到红色的血液或炎性渗出物飘动。通过玻璃体中飘动物的飘动度可以判断是否存在玻璃体液化及其程度。

三、检眼镜检查

直接眼底镜（图 4-3），又称直接检眼镜，可以检查眼的屈光介质（角膜、房水、晶状体及玻璃体）和眼底（视盘、视网膜及脉络膜），是眼科的常用检查仪器。它不但可以了解视乳头、视网膜及眼屈光介质是否正常，同时还可以通过眼底的检查协助全身其他系统疾病的诊断和病情严重程度的判断，如动脉硬化、颅内肿瘤、颅内高压、糖尿病、妊娠高血压综合征等。直接眼底镜检查方法简单，容易掌握，看到的眼底图像为 16×的放大正像，可以非常仔细地观察眼底的细微病变，是眼科重要的基本检查方法之一。由于放大倍率大，视野小，所以一次所能够看到的眼底范围有限，同时没有立体感，这些不足可以通过双目间接眼底镜来弥补。

1. 直接眼底镜的结构与原理

（1）直接眼底镜的结构及原理　检眼镜结构分为照明系统与观察系统两部分，主要由以下元件组成：集光镜、光栏圈、投射镜和反射镜。灯光通过集光镜、光栏圈及投射镜，由反射镜将光线射入被检眼瞳孔。透镜盘由 0 到正负 20D 的透镜组成，检查时用于矫正检查者和被检者的屈光不正。直接眼底镜的基本原理是用检眼镜将光线通过被检眼的瞳孔投射到被检者眼内，由被检者眼底所反射出来的光线，进入检查者眼内，将被检者的眼底成像于检查者的视网膜。

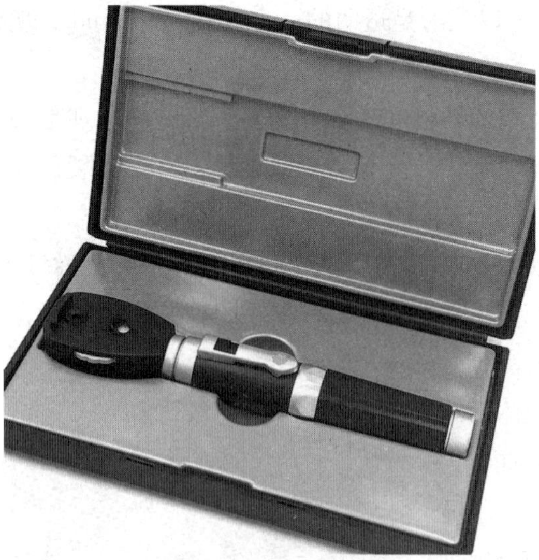

图4－3　直接眼底镜

（2）直接眼底镜检查　直接眼底镜的检查可以在小瞳孔下进行，亦可以在散瞳状态下检查细微结构。下面以小瞳孔状态下检查为例，阐述检查步骤。

①直接眼底镜检查时要求检查室内为相对暗室。

②检查者右手持眼底镜，将窥孔放在自己的右眼前，对准被检者的右眼，将眼底镜靠在自己的眶缘皮肤或者眼镜上找到支撑位置，用右手的食指转动透镜盘。

③将眼底镜放在被检者眼前10cm处，与视线呈15°夹角，采用＋8～＋10D左右的透镜观察，光斑投射在患者的瞳孔区。上下前后移动30°观察屈光介质。如果看到橘红色的眼底反光中有黑色区，表明屈光介质有混浊。

④缓慢减少透镜度数，慢慢靠近被检者的眼睛，直到检查者拿着眼底镜的手碰到患者的脸，继续减少正度数，直到看清被检者眼底。

⑤确定视神经乳头的位置：用眼底镜从被检者视轴颞侧15°窥入眼底时，正好能看到视乳头。

⑥检查视乳头：包括盘沿，边缘（颜色、边界清晰度和凹凸度），视杯的大小和深度，并确定杯盘比（C/D比），确认静脉从视杯出来时是否有搏动现象。

⑦检查视盘邻近的区域：注意大血管走形有无异常，有无有髓鞘神经纤维、玻璃膜疣、新生血管以及出血等。

⑧从视乳头顺着血管向上方、鼻侧、下方和颞侧移动，观察眼底周边部的特点，检查时指导被检者分别看上、鼻、下和颞侧；评价血管时，必须仔细观察动静脉交叉和动静脉比；评价视网膜的背景时，注意颜色和色素层是否均匀。

⑨移动检查者自身的位置，直到和被检者的视轴对齐，这样可看到黄斑；也可以指导被检者直接看眼底镜灯光，这样也能看到黄斑。由于光照的刺激及瞳孔的近反应，这种方法可能会导致瞳孔缩小。评价黄斑的颜色是否均匀，能否看到中心凹反光，有无渗出、水肿、出血和隆起等。

⑩检查左眼时，检查者用左手拿眼底镜并用左眼检查被检者的左眼。

记录时要求分别记录每一眼眼底的情况。包括：介质是否透明，盘沿情况，视乳头的颜色，C/D比，血管（动静脉比，是否有静脉搏动现象），黄斑（包括有无中心凹反光）和眼底背景。异常现象需要详细地描述，还可以将看到的现象用图示来表示。

2. 间接眼底镜的结构和原理

（1）间接眼底镜的结构和原理　间接眼底镜包括一条照明光路和两条观察光路。由于检查者的亮眼间距远大于穿过患者瞳孔的观察光线，间接检眼镜引入透镜和反射镜系统，将观察光线的分离角度变宽适用于通过瞳孔检查。物镜采用的是前置镜，为非球面双凸镜。最常用的前置屈光镜度数为20D，也有14D，30D前置镜。可视区域大小与前置镜屈光度成正比。

（2）间接检眼镜检查　间接检眼镜使用时须充分散大瞳孔，在暗室中检查，检查者接通电源，开始光路调节。调节杠杆位于中央视窗下，拨动杠杆可以使三条光路收敛。调节2个头带旋钮，让被检者佩戴舒适，位于头后部的旋钮调节头围大小，保证佩戴稳固且舒适，不会在移动过程中出现偏斜。调节顶部的旋钮使头带的垂直高度恰好位于耳朵上方。接下来调节光源和观察系统的位置。首先通过调节铰链使镜体尽可能靠近使用者的双眼，使用调节高度和角度的旋钮，使视路与使用者的瞳孔在同一直线上。然后需要将目镜的位置与使用者的瞳距调整一致。一次调节一只眼睛的位置。使用大拇指作为参照点然后闭上一只眼睛，滑动睁着的眼睛一侧的目镜，使大拇指指尖位于视野中央，另一只眼睛重复这一过程。点亮并调整光源。

开始先用较弱的光线观察，看清角膜、晶体及玻璃体的混浊，然后将光线直接射入被检眼的瞳孔，并让被检眼注视光源，一般用+20D物镜置于被检眼前5cm处，物镜的凸面向检查者，检查者以左手持物镜，并固定于患者的眶缘，被检眼、物镜及检查者头固定不动，当看到视乳头及黄斑时再将物镜向检查者方向移动，在被检眼前5cm处可清晰见到视乳头及黄斑部的立体倒像。检查眼底其余部分时，应使被检者能转动眼球配合检查，检查者围绕被检者的头移动位置，手持的物镜及检查者的头也随之移动。所查的影像上下相反，左右也相反。为检查眼底周边部，如检查6点方位，检查者位于被检者的头顶处，令患眼向下看6点方位。检查眼底的远周边部，则必须结合巩膜压迫法，金属巩膜压迫器戴在检查者右手的中指或食指上，将压迫器的头置于被检眼相应的眼睑外面，必要时可表麻后，自结膜囊内进行检查，操作时应使检查者的视线与间接检眼镜的照明光线、物镜的焦点、被检的眼位、压迫器的头部保持在一条直线上，检查时应注意随时嘱患者闭合眼睑以湿润角膜，当怀疑有眼内占位性病变时，切忌压迫检查。为了便于保存资料，应绘制眼底图像，此图为三个同心圆及12条放射线组成。最外圆为睫状体与玻璃体基础部，最内圆为赤道部，中间圆为锯齿缘。12条放射线表示按时钟方位的子午线，12点方向对着患者的脚部。

第四节　眼科特殊检查

一、眼压测量

正常眼压平均值为16mmHg，标准差为3mmHg。从统计学的角度而言，正常眼压为10~21mmHg。眼压正常还反映在双眼对称和昼夜变化恒定上，双眼眼压差不超过5mmHg，且24小时眼压波动在8mmHg以内被认为是正常的。正常眼压具有保持眼球固有形态、维持恒定的角膜曲率、维持屈光间质的透明性以及保证眼内液体正常循环和眼内容物的正常代谢过程等作用，对视觉功能的形成和维持具有重要的意义。青光眼作为主要致盲性眼病之一，眼压升高在其发生发展过程中是主要的危险因素。因此，对眼压的准确测量是诊断青光眼及判断青光眼治疗效果的重要指标。临床上对于40岁以上的患者、所有内眼手术术前及术后的患者、可疑青光眼者和原因不明的视力下降者都要常规进行眼压测量。

眼压测量是一项测定眼内压的技术，常用测量方法有两种，一种是指测法，一种是眼压计测量法，眼压计又分为压陷式和压平式。

1. 指测法 指测法是一种简单、快速的眼压定性估计方法，常常需要大量的临床实践经验才能够较为准确地判断。操作时令患者双眼向下注视，检查者以双手食指尖放在上睑皮肤上，两指尖交换轻压眼球，像检查脓肿波动感那样感觉眼球的硬度。指测眼压采用的记录方式为：Tn 表示眼压正常；T+1～T+3 表示眼压逐渐增高；T-1～T-3 表示眼压逐渐降低。另外，检查者还可以根据眼球与前额、鼻尖以及嘴唇的软硬程度比较而大致地评估眼压。

2. 压陷式眼压计 较常用的压陷式眼压计是手持式的 schiotz 眼压计（图 4-4）。压陷式眼压计的原理很简单：眼球越硬，眼压计中的压针就压陷得越少，反之则压陷越多。检查方法：表面麻醉后，患者卧位，双眼平视正上方，自然睁眼，先右后左，检查者用左手分开患者的上下眼睑，并固定在上下眶缘处，右手持消毒清洁后的眼压计放置于患者的角膜正中，眼压计初始的砝码重量为 5.5g，观察眼压计上的指针刻度。要求刻度在 3～7 之间时检测的准确性较高，如果刻度小于 3，增加砝码到 7.5g，以此类推，最大砝码为 15g。如果刻度大于 7，就应该减少砝码重量。眼球的压陷量由眼压计上的刻度来表示，其刻度值并不是眼压值，眼压值是通过刻度值上显示的读数和使用的砝码通过查表换算出来的。记录为：眼别 砝码重量/刻度 = mmHg 或 kPa，如 5.5/4 = 20.55mmHg。

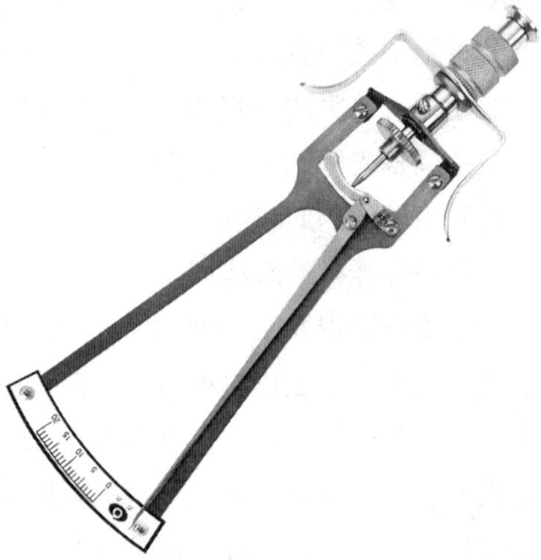

图 4-4 压陷眼压计

3. Goldmann 压平式眼压计 Goldmann 眼压计是一种国际通用的眼压计，由于它是将角膜压平而不会压陷角膜，故不受巩膜硬度和角膜弯曲度的影响，是目前通用的最准确的眼压计，是眼压测量的“金标准”。Goldmann 眼压计一般搭载于双目裂隙灯显微镜之上。使用 Goldmann 眼压计之前，需对患者眼前节健康情况进行检查，尤其是角膜的情况，如患有传染性的急性角膜炎或严重的角膜损伤等切忌行此检查。检查前在患者被检眼的下方结膜囊内滴一滴含有麻醉剂的荧光素或分别用表面麻醉药和荧光素条，以达到麻醉和染色的目的。使用裂隙灯的钴蓝光照明，检查整个角膜确定角膜是否在眼压检查前上皮是完整的（如已经存在大量染色，则不能进行此检查）。然后将裂隙灯的裂隙全开，调整照明使压平棱镜被钴蓝光正好全部照明。照明方向与正前方的角度最好为 45°到 60°。检查步骤如下。

（1）调整眼压计臂的位置，使其压平棱镜头正好在左边目镜前方。

（2）调整压平棱镜刻度指针，使其 0 刻度正好对准白色刻度线，如果患者的角膜存在 3D 以上的散光时，旋转棱镜直到红色刻度线正好对准患者角膜上屈光度较小的轴向。

（3）将加压旋钮放在 1～2 刻度之间（相当于压力读数为 10～20mmHg）

（4）指导患者保持眼睛睁开并注视前方，如果患者不能很好地保持眼睛睁开状态，必要时检查者可用手指轻轻拉住患者上眼睑（应在患者上眼眶拉住上眼睑以避免对眼球施加额外压力）。

（5）慢慢地将眼压计探测头向角膜移近，动作要柔和。当探测头离角膜 2～3mm 时，升高探测头，使其与角膜顶点高度一致，继续向前慢慢地移动操纵杆直到棱镜探头接触角膜。当棱镜探头接触角膜时其边缘会发光，该现象检查者可从目镜外面观察到。

（6）一旦棱镜与角膜接触，通过左边的目镜观察（眼压计探测头正好对准左边镜），可以看到水平方向和垂直方向的两个半圆形。半圆形完全显示并大小相等，表示压平棱镜正好位于患者的角膜中央。

（7）观察半圆形的宽度以确定两个半圆既不太宽也不太窄。理想的状态是半圆的宽度是其直径的1/10。太宽的半圆表示荧光素染色量太多，或太多的泪液，并会导致过高的眼压读数，太窄的半圆表示荧光素染色量太少，并会导致过低的眼压读数。

（8）当两个半圆形是合适的宽度、相同大小并且位于视野中央时，旋转加压旋钮得到正确的眼压值。上下两半圆形的内边缘分开过度或者没有相交，则分别表示眼压计探头对角膜施加的压力过大或过小。正确测量结果的理想位置：上面半圆形的内边缘与下面半圆形的内边缘重合。此时，在角膜上加的压力与压力读数匹配，则常常可以观察到因眼内血管压力引起的搏动。

（9）一旦测量到压力读数后应迅速将眼压计探头从角膜上移开，并用纸巾擦掉眼压计探头前端残留的荧光素液。

需要注意的是如果眼压读数很高或者双眼眼压读数相差大于2mmHg，需要重复测量一次。测量结束时需再次检查整个角膜是否存在有意义的角膜染色。

二、前置镜检查

前置镜是检查眼后部玻璃体和炎性病变的一种仪器，常用90D。①患者体位、姿势与裂隙灯检查法相同；②充分散瞳；③将前置镜放在患者眼前，光线与显微镜的交角在10°以内；④推动裂隙灯的操作柄，使焦点顺次后移，即能看清后部玻璃体和眼底病变。

三、前房角镜检查

前房角镜有多种类型，每次使用时需要清洁并消毒（图4－5）。检查时需要配备双目裂隙灯显微镜、1%或2%甲基纤维素、局麻药、生理盐水。

首先在裂隙灯下扫视患者眼前段以排除某些前房角镜检查的禁忌证，比如严重的角膜外伤、溃疡或感染性红眼等。然后对患者进行表面麻醉，调整裂隙灯至患者和观察者均感舒适的位置。调整瞳距，调焦于双眼，把放大率置于最低档，将裂隙调整为中等宽度的平行六面体，把双目显微镜的照明臂置于正前方的位置（即照明系统和观察系统夹角为零度）。准备前房角镜，将滴眼液充满前房角镜凹面，注意避免产生气泡。

1. 前房角镜的放入　检查者用优势手的拇指与食指拿着前房角镜，指导患者向下看，用另一只手固定患者的上眼睑。指导患者向上看，检查者用拿前房角镜的手的中指或无名指将患者的下眼睑向下牵拉，同时，用另一只手把患者的上眼睑稳固地抵在眼眶上缘。把前房角镜的下缘置入下眼睑内，向上转动前房角镜直到整个透镜都与眼球表面接触为止。指导患者慢慢地向下看直到双眼向前注视，慢慢松开患者的眼睑，整个过程都要手持前房角镜，但注意不要用前房角镜挤压患者的眼球。

2. 前房角的观察

（1）顺时针转动前房角镜使其反射镜位于12点钟位置，通过反射镜面观察6点钟位置的房角。一般情况下6点钟位置的房角通常都是开放的，并且颜色最深，比较容易辨认房角结构。

（2）注视眼的外部，把垂直的裂隙光带置于房角反射镜上。

（3）调节裂隙灯显微镜的焦点于房角结构上，调焦完毕后增大裂隙宽度或增加放大率来进一步观察。如果反射镜或透镜表面有反射光干扰观察，可以通过微调照明臂的角度来消除。

（4）开始在瞳孔平面对前房角镜进行评估。越过虹膜进行观察，留意任何隆起或异常。观察虹膜嵌入的所在，这是前房角的最后缘。辨认房角内可见结构并注意不寻常的或异常的发现

（5）如果检查者较难辨认出结构，可以缩窄光带为一个光学截面并加大照明臂的角度至将近20°。光带沿着角膜顶时会出现两条聚焦线，到达Schwalbe’s线时截断且合并为一条。因为Schwalbe’s线实际上是一种突出物，所以当光学截面经过这个组织时会有轻微的弯曲，因此检查者也就能辨认出来了。

（6）将前房角旋转90°来观察其中一个侧角。用双手旋转透镜，一只手固定透镜并保持接触状态，另一只手则转动透镜。

（7）转动裂隙光带至水平方向，重复步骤2到4。

（8）多次转动透镜，每次转90°，观察整个360°范围的房角。裂隙光带跟随到反射镜的相应位置上，即反射镜在上或下的位置时，光带应为垂直；反射镜在鼻侧或颞侧位置时，光带应为水平。

3. 取出前房角镜

（1）提醒患者前额牢牢地抵住额靠，然后指导患者慢慢地向上看。

（2）用一手较松地拿住房角镜，另一手的食指在透镜边缘的下眼睑处施加压力来打破透镜与角膜之间的负压。切忌将透镜往前推。如果取出困难，可以在其压住眼睑的时候嘱患者用力闭眼，此时检查者轻轻地上下摇动透镜。

（3）用绵纸擦拭房角镜上的液体，生理盐水冲洗镜面，透镜用非研磨性的硬性接触镜清洁剂清洗，干燥备用。

（4）用抗生素眼液点眼以去除遗留的房角镜液体，避免引起眼部刺激，同时预防感染的发生。

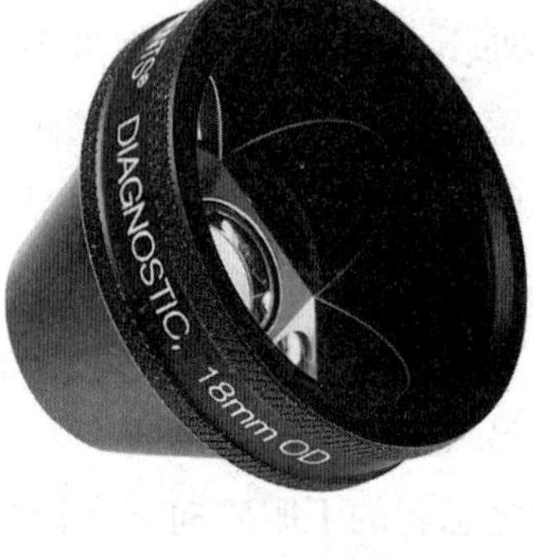

图4-5　前房角镜

结果记录：每个“X”所在部位代表房角的一个象限。在每个部位中记录下可观察到的最周边的房角结构。通常用以下的缩写：CBB 睫状体带；SS 巩膜突；TM 小梁网；SL Schwalbe’s线。需要注意的是，一些分级系统可以根据房角的开放状态将房角分为0～4级。异常的检查结果也要在每个象限中记录，如小梁网的色素通常可分为0～4级，0表示没有色素，4表示色素最深。

四、三面镜检查

在裂隙灯检查眼底时三面镜起了很大作用，而且操作方

便（图4－6）。借助于三面镜，很容易辨认视神经乳头、视网膜、脉络膜的高低差别，对囊肿、血管瘤、视网膜裂孔、脉络膜肿瘤等的鉴别以及对视网膜表面与玻璃体后界膜的关系、视网膜脉络膜间的浆液及视网膜剥离其下方的观察都有很大的帮助。

检查前应充分散瞳，先滴表面麻醉剂，三面镜接触角膜的凹面滴以甲基纤维素，然后放于结膜囊内，使凹面紧贴角膜，然后以较小角度（但不是零度）投射光线照射，分别用三面镜三个反光镜面观察眼底。三个镜面倾角分别为75°、67°和59°，镜面1可看清眼底的中央部分，镜面2可以看清赤道部至眼底30°之间的部分，镜面3可以看清周边部分，镜面4可看清玻璃体与眼底周边部及前房角。

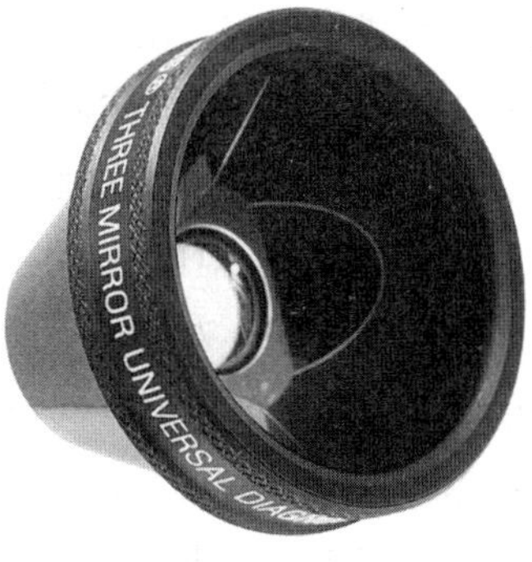

图4－6　三面镜

在使用三面镜检查前应充分散瞳，当瞳孔散大超过8mm时，锯齿缘及周围区域都能比较容易地观察到。具体检查方法同前房角镜检查。

五、光学相干断层扫描

光学相干断层扫描（OCT）是一种非接触式，非侵入性眼科影像诊断技术，它能在活体显示眼组织的细微结构，对眼组织进行断层成像，轴向分辨率高达10μm。

1. 基本原理　OCT成像原理是通过眼各种组织多光的反射，吸收及散射能力的不同的组织成像，以清晰分辨组织结构。

2. 适应证　OCT临床应用在视网膜疾病、黄斑疾病、视神经疾病、青光眼等疾病的诊断、鉴别诊断、病情的监测及发病机制的探索、定量评估、治疗方案的选择及疗效评价等方面已显示出主要的应用价值，弥补了其他眼底检查方法及眼底荧光素血管造影的不足。

3. 检测方法

（1）受检者坐在OCT检查台前，镜头对准被检眼。根据检查部位不同分别选择眼底或前节检查方式。

（2）受检者注视OCT设备内的固视点，或对侧眼注视外注视点，调节注视点直至所需要的眼底部位成像在监视器上，开始扫描并记录扫描图像。

（3）结果分析

①黄斑裂孔：有效鉴别全层黄斑裂孔，板层黄斑裂孔，假性黄斑裂孔和囊肿，能发现黄斑区视网膜前膜，局部玻璃体后脱离和裂孔缘的膜盖。

②中心性浆液性脉络膜视网膜病变：由于OCT的轴向分辨率高，且视网膜组织与浆液的光学反射差异显著，对发现小的神经上皮脱离很敏感。其可鉴别神经上皮和色素上皮的脱离。

③青光眼的应用：其可测量视网膜和神经纤维层的绝对厚度，能敏感地发现局部或弥漫性神经纤维层萎缩，并显示视乳头周边视网膜和视杯的改变。

④光凝性视网膜损伤，可显示光凝后局部渗出，小泡，神经纤维层的断裂和萎缩。应用OCT可以更直接的了解活体眼组织的光凝反应，监视光凝效果，更好的指导视网膜的光凝。

六、血管成像OCT

血管成像OCT（OCTA）是一项无创、快捷的血流检测技术，目前主要用于视网膜脉络膜的血流成像。与传统的荧光素眼底血管造影（FFA）和吲哚青绿血管造影（ICGA）技术不同，OCTA无须静脉注射造影剂就能够对血流信号进行探测和量化分析，并且能够分层观察和判断视网膜脉络膜的血流改变情况。

1. **基本原理** OCTA的技术原理主要基于在静止的眼球里，眼底唯一运动的结构是血管里流动的血细胞。对同一横断面进行重复扫描（B－scan），通过特殊的计算方法，如信号振幅的去相关等，产生静止性与活动性结构的对比，从而获得血流信号，据此进行血管结构的三维重建。

2. **适应证** ①糖尿病性视网膜病变。②视网膜静脉阻塞。③视网膜血管炎。④黄斑变性。⑤息肉状脉络膜血管病变。凡是血管病变都可以用OCTA来判断血管损伤的程度和范围，从而指导治疗。

3. **检测方法**

（1）根据不同疾病特点选择疾病特征最明显的B－scan血流图像。

（2）根据B－scan血流图像选择最适合的En－face血流图像，必要时可以选择自定义分层。

（3）对自定义分层的默认En－face血流分层线进行适当调整宽度，对病灶整体进行成像。

（4）对深层病灶要进行去伪影操作，对图像的亮度和对比度进行适当调整，以获得质量最佳的图像。

OCTA目前依然在两个方面无法替代传统的造影，一是无法计算眼底血管的动态充盈时间，二是无法评价血－视网膜屏障的功能，无法判断血管的通透性。因此，它仍然有局限性。

七、多波长激光炫彩OCT

多波长激光炫彩OCT可实现炫彩激光眼底成像实时联合OCT扫描，它通过全新的视角从不同层次观察眼底病变，是一种强有力的诊断工具。海德堡炫彩成像（Multicolor）使用三束不同波长（488nm、515nm、820nm）的激光同时扫描眼底，由于不同波长激光的组织穿透力不同，可以分别获取到不同深度、不同层次的组织结构反射影像，然后依据各自反射信号强度而综合处理并实时显示为高分辨率彩色影像。三束激光中，488nm蓝光主要观察表层视网膜、玻璃体视网膜交界面；515nm绿光主要观察浅层视网膜；820nm红外光主要观察外层视网膜和脉络膜。炫彩扫描过程采用海德堡独有的共焦激光成像技术，信号探测器只接收来自焦平面的反射信号，非焦平面的反射信号则被完全滤除，从而获得高分辨率和高对比度影像。适应证：黄斑裂孔、黄斑前膜、黄斑水肿、视网膜新生血管、脉络膜新生血管、神经上皮脱离、色素上皮脱离、视网膜静脉阻塞及糖尿病视网膜病变等。

八、眼底血管造影

（一）眼底荧光血管造影

1. 适应证 黄斑疾病、视网膜、脉络膜、视神经疾病，全身性疾病所引起的视网膜病变，如糖尿病、高血压及动脉硬化性视网膜病变等。

2. 禁忌证　心、肝、肾脏病患者慎用，严重者禁用。过敏体质者及孕妇禁用。

3. 检查方法

（1）检查眼部，特别注意有无屈光间质混浊，被检眼充分散瞳并复查眼底。

（2）检查者将眼底照相机准备妥善，患者的下颌置于眼底照相机的托架上，颏部紧贴支架用固定带固定，臂部平放于检查台上。

（3）先拍摄眼底普通像和加用激光滤光片和栅滤光片的对比像，以排除自身荧光和假荧光。

（4）应用荧光素钠为造影剂，用量为 10～15mg/kg 体重，20% 荧光素钠成人一般用量为 3ml，静脉注射。

（5）为注射方便，可采用三通双管注射器，2 个注射器内分别装有 0.5%～1% 荧光素钠稀释液和 20% 荧光素钠溶液，先缓慢注射 0.5%～1% 的稀释液 1ml，如无反应，则再接通通向装有 20% 荧光素钠溶液的注射器，5 秒内注射完毕。

（6）在开始注射 20% 荧光素钠溶液的同时即启动自动计时器，并严密观察眼底荧光出现后的一系列变化，并根据需要选择不同时间、不同部位采集造影图像。

（7）图像采集过程中如患者有严重不适等，则终止操作并给以及时处理。

（8）保存数据或冲洗胶片，再结合临床诊断情况做出诊断。

4. 造影分期　自注射荧光素钠开始至眼底显示荧光的时间称为臂－视网膜循环时间，正常者 7～12 秒，双眼差别不超过 1 秒。颈内动脉闭塞、心排出量低时则此时间延长；贫血、甲状腺功能亢进则缩短。其造影分期如下。

（1）动脉前期　视网膜中央动脉充盈之前的 0.5～1 秒，此时已出现脉络膜背景荧光，视神经乳头也稍出现了朦胧荧光。

（2）动脉期　从视网膜中央动脉开始充盈至静脉充盈之前。

（3）静脉期　从视网膜中央静脉任何一支出现荧光至静脉荧光衰减。

（4）后期　荧光从视网膜消退。

5. 结果分析

（1）强荧光　任何原因使眼底荧光增强或出现不应有的荧光均称为强荧光。

①自身荧光：自然界和人体中的维生素 A、钙盐、脂褐质色素等可产生荧光。可见于视神经乳头玻璃膜疣。

②假荧光：造影片上由其他反射光线所造成的荧光。早期假荧光是由于滤光片的光谱不纯所致；晚期假荧光是由于前房或玻璃体被荧光素钠染色，经激发光激发后所致。可见于眼底浅色或白色组织，如视神经乳头、有髓神经纤维、脉络膜视网膜萎缩斑等。

③透见荧光：由于视网膜色素上皮内的色素脱失而可透见后面的脉络膜荧光。其特点是出现在造影早期，大小和形态不变，亮度随脉络膜荧光的增强而增强、消退而消退。可见于先天性色素上皮色素减少、近视、白化病，以及各种原因导致的视网膜色素上皮萎缩。

④异常血管：可发生于脉络膜、视神经乳头、视网膜。强荧光多出现在造影早期。包括血管迂曲扩张、毛细血管扩张、外层渗出性视网膜病变、视网膜血管阻塞、血管吻合、

微动脉瘤、肿瘤血管、新生血管形成、视网膜下新生血管形成。

⑤渗漏：视网膜和脉络膜血管因炎症、外伤、变性、肿物等引起血管壁渗透性增加而致荧光素渗漏。其特点为荧光素渗漏点由小变大，亮度增强，在眼底荧光消退后仍遗留荧光。包括玻璃体渗漏、视神经乳头渗漏、视网膜渗漏、脉络膜渗漏。

（2）弱荧光　任何原因使眼底荧光减弱或消失均称为弱荧光。

①荧光遮蔽：位于视网膜前的任何混浊都可部分地或全部地遮蔽视网膜和脉络膜荧光称为荧光遮蔽。包括视网膜荧光遮蔽和脉络膜荧光遮蔽。

②充盈缺损：血液循环障碍时视网膜和脉络膜血管或其供应区荧光充盈迟延、减少，甚至无荧光充盈呈无灌注区，均称为充盈缺损。包括：视神经乳头血管充盈缺损、视网膜血管充盈缺损和脉络膜血管充盈缺损。

（二）吲哚青绿脉络膜血管造影

适合于脉络膜相关眼底疾病的辅助诊断，如渗出性老年性黄斑变性、脉络膜血管瘤、脉络膜黑色素瘤等。操作方法同眼底荧光血管造影，造影剂为吲哚青绿。按体重0.5～1mg/kg计算用量。如果需要同时进行眼底荧光血管造影和吲哚青绿脉络膜血管造影，应该先注射吲哚青绿进行脉络膜血管造影后做荧光血管造影。

九、视觉电生理

1. 原理和分类　由于眼睛受光或图形的刺激，会产生微小的电位、电流等电活动，这就是视觉电生理。正常人与病患者的电活动有所差别，因此可以通过视觉电生理的检查来诊断某些眼病。视觉电生理检查包括眼电图（EOG）、视网膜电图（ERG）及视觉诱发电位（VEP）三大部分。视网膜电图可分为闪光视网膜电图（FERG）、图形视网膜电图（PERG）和局部视网膜电图（LERG）。FERG又有暗视ERG、明视ERG、闪烁ERG、OPS等。视觉诱发电位（VEP）又可分为闪光视觉诱发电位（FVEP）和图形视觉诱发电位（PVEP）。眼电图检查主要反映视网膜色素上皮—光感受器复合体的功能。视网膜电图（ERG）主要反映感光细胞到双极细胞及无长突细胞的功能。FERG主要反映视网膜第一、第二神经元的功能。PERG主要反映视网膜第三神经元的功能。暗视ERG主要测定周边部视网膜的功能，主要反映视网膜视杆系统功能。明视ERG主要测定后极部视网膜的功能，主要反映视锥系统的功能。闪烁ERG、LERG及PERG则主要反映黄斑部视网膜的功能。OPS则主要反映视网膜血液循环的状况。视觉诱发电位（VEP）主要反映视网膜神经节细胞至视觉中枢的传导功能。FVEP主要反映黄斑区的功能、视路的传导功能和视皮质的功能。PVEP主要反映视网膜黄斑区中心凹的功能、视网膜神经节细胞到视皮质的形觉信息的传递功能和视皮质的功能。

2. 检测方法

（1）视觉电生理检查是一种无创伤性的视觉功能的客观检查方法，它不仅适合于一般的患者，更适合于不能作心理物理检查的患者，如婴幼儿、智力低下者或伪盲者；另外对屈光间质混浊，看不到眼底者，它可克服混浊的障碍，测定到视功能，如白内障、玻璃体混浊、视网膜脱离术前的视觉电生理检查可帮助预测术后视力恢复情况。

(2) 检查前应该先向患者解释检测的注意事项和安全性，让患者积极配合检查。检查前根据选项不同准备电极和设备的调试，正确安放电极。

(3) 根据不同检查方式选择是否散瞳和使用表面麻醉。

(4) 正确安放电极，选择图像或闪光刺激。

(5) 嘱受检者在检查时注意力集中，注视屏幕中央标记。

(6) 测量。

3. 结果分析 各个检查室应该建立自己的正常参考值，根据参考值评估检查波形的潜伏期和振幅，从而判断结果。

十、超声波检查

常用的超声检查有 A 型和 B 型两种。A 型超声对回声即组织的界面反射以波型显示，并以波幅反映回声的强弱，以波的形状反映界面及所测组织的情况；B 型超声则以图形显示回声，以光点多少反映回声的强弱，以光点的形状反映界面及所测组织的情况。A 型超声的优点是测距精确，回声的强弱比较量化，所以特别适用于生物测量及判断病变的性质，缺点是不够形象化，定位不方便。B 型超声则能显示组织及病变的声学切面的图像，直接显示病变的大小范围、形态、部位、性质以及与周围组织的关系。现代眼科超声检查仪既能进行 A 型超声检查，也能进行 B 型超声检查。

1. 眼用 A 超的适应证 A 超是 A 型超声波的简称。A 超轴向分辨力高，可用液晶数字显示前房深度、晶体厚度、玻璃体腔长度和眼轴长度，精确度达 0.01mm，用于眼活体结构测量。A 型超声角膜厚度测量仪可用于测量角膜厚度，精确度达 0.01mm。

2. 眼用 B 超的适应证 B 超在眼病临床诊断中已经被广泛地应用。当屈光间质不透明时，B 型超声探测是了解眼内情况的方法之一，可检查白瞳孔症、屈光间质不清、视网膜和脉络膜脱离、眼底隆起物、眼球萎缩、原因不明的视力减退和高眼压、可疑眼内寄生虫和后巩膜炎、术后浅前房、玻璃体混浊或积血；各种原因引起的眼球突出，如肿瘤、炎症、血管病及假性眼球突出；可疑眼球筋膜炎、原因不明的视力减退及眼球运动障碍；泪囊区、眼睑和眶缘肿物、眼肌及视神经的测量；眼球穿孔伤及后部破裂伤、异物定性和磁性试验、可疑眶内血肿或气肿；可疑炎症、肿瘤、囊肿、血管畸形、动静脉直接交通等。

3. 检查方法

(1) 直接接触法 超声探头上表面均设有扫描方向标志（白线或黄线等），作为病变位置的识别方位，以时钟标位来看，标志向几点，声像图的上方就是几点，下方对应的加 6 个钟点，如：探头方向在 9 点，那么图像的上方为 9 点，下方为 3 点。具体方法包括：横向扫查、纵向扫查、轴位扫查和轴旁扫查。

(2) 特殊探测法

①运动试验检查：需要了解病变与眼球壁的关系，可观察运动情况。超声显示病变后，嘱患者转动眼球，同时观察玻璃体腔内的异常回声的活动度以及与球壁的关系，在眼球停止转动后，再观察异常回声的活动度，包括运动试验和后运动试验两项。

②眼眶压迫试验：用于观察眼眶内病变硬度。显示病变后，探头压迫眼球，使压力传递至病变区，观察病理回声形状，眶内异常光团有否变形。

③磁性试验：眼内异物显示后，用一磁铁自远而近移向眼球的睫状体区，如异物摆动

或消失，磁性试验阳性，由于存在可能的二次损伤，目前已经很少采用这种检查方法。

④感度断层试验：在改变增益大小的过程中观察声影的强弱变化，应用于球内异物或钙化、骨化等判断。

十一、X线检查

X线检查可以显示眼眶的大小形状、骨质的变化、占位性病变和异物等，在眼科检查中具有重要诊断意义。可用于突眼、眼静脉病变、各种眶内肿瘤、骨瘤、眼眶骨外伤的检查。特别是可用于球内金属异物的精确定位，为手术方案提供宝贵的资料。

十二、CT和MRI检查

1. CT 又称电子计算机断层摄影术，它是利用X线、超声波、同位素等作为能源，对被检部位进行扫描，再通过电子计算机的重建而得到断层图像。

2. MRI 中文叫磁共振成像术，原名称为核磁共振。因为“核”在医学中有不稳定和放射性之嫌，故近年来统称为磁共振成像。它是利用磁共振原理（当置于强磁场中的原子核被特定频率的电磁波所激发，使其吸收能量，由低能级跃迁到高能级，这种现象称磁共振，随后被激发的核子将回到原来的状态，同时释放能量）将这种来自人体氢原子核释放的能量以电磁波形式探测到后，输入电子计算机，经处理得出人体的断层图像。MRI同CT一样，具有无痛、无危险、灵敏度高，对肿瘤及神经系统疾病的诊断以及治疗计划的制定意义重大。同时MRI含有独特的化学结构信息，被认为比超声、CT具有更大的潜在优越性，但它对软组织钙化斑很难显示，对骨折线及骨破坏亦不能直接显示。

3. CT、MRI适应以下眼病的检查 ①眼球突出；②进行性视力障碍及视野缺损；③原因不明的眼肌麻痹；④眼球运动异常伴有眼球震颤；⑤视盘水肿；⑥视神经萎缩；⑦外伤后视力及视野障碍，异物检查；⑧眼内肿物；⑨斜视、弱视的病因学研究；⑩X线上发现眶周围的骨病变；⑪超声检查怀疑眼球外病变；⑫头痛、眼眶痛、面部痉挛。

十三、眼底照相机

眼底照相机是眼科和眼底病专业最基础的检查设备之一。眼底照相机主要可进行视网膜彩色照相，除用于筛查糖尿病视网膜病变之外，还可对视网膜脱离、视网膜出血、黄斑裂孔、黄斑前膜等眼底疾病和眼睑疾病等眼前节疾病的诊断起到帮助作用，是眼底疾病诊断的必备设备。目前有免散瞳眼底照相机和立体眼底照相机。后者通过内部特殊镜头设计，按动一次快门即可得到两张眼位视差准确定位的立体成对图片，配备专用立体观察镜可观察到立体效果极佳的立体视乳头或黄斑图片。通过计算机分析，可自动计算得到视乳头，各种深度面积和体积参数。从而为青光眼早期诊断提供了最有利武器。同时也为糖尿病视网膜病变黄斑水肿程度判定提供了很好的手段，对其治疗方式的选择提供依据。

新一代超广角眼底激光扫描检眼镜，通过专利的激光扫描技术获得图像。支持检测、诊断、疾病分析。是目前唯一可以支持眼底周边部的眼底成像设备，实现传统眼底照相机无法实现的功能。同时，该设备通过非接触式检查，可以显示中央后极部至周边视网膜82%的范围，达到200度，而传统的眼底照相机只能显示45度范围。

十四、共焦显微镜

海德堡角膜共焦显微镜是全球第一台以共焦激光作为光源的角膜显微镜。光源发出的激光经过一系列折射光路到达被检组织后部分被反射回来，其中来自于共焦平面的反射光可穿过针孔样的光栅结构被探测器接收。来自于非共焦平面的散射光则被针孔样的光栅结构阻挡，不能被探测器接收，从而保证了图像的高分辨率和高对比度。放大倍率 800 倍，分辨率高达 1μm，穿透深度可达 1500μm。明确分辨出角膜上皮层的三种细胞（表层鳞状上皮、翼状上皮、基底层柱状上皮），基底膜附近的角膜神经纤维丛和树突状细胞清晰可见，基质层的基质细胞和胶原纤维网状结构密度由浅到深逐渐变化，内皮细胞边界清楚并可进行精确的计数分析。

（马　可）

扫码“练一练”

扫码“学一学”

第五章　眼科治疗

第一节　中医眼科治疗

中医眼科治疗方法十分丰富，根据眼与脏腑经络的关系，以及眼的位置、结构与功能的特点，对眼病的治疗，或用内治、或用外治，或配合针灸、推拿、按摩等，临床应根据病症具体情况，选择不同的治疗方法。

一、常用内治法

凡用内服药物来调整脏腑功能或攻逐病邪的方法，统属内治法。眼科的内治法基本原则类似内科，但也有一些眼科独特的内治法，现将眼科常用内治法介绍如下。

（一）祛风清热法

用辛凉解表药物，治疗外感风热之邪所致眼病。临床上常用于胞睑红肿，白睛红赤，黑睛生翳，瞳神紧小等，全身兼有恶风发热，头痛流涕，苔薄黄，脉浮数等风热表证。在应用时注意区分是风邪偏胜、热邪偏胜还是风热并重。常用方剂有银翘散、驱风散热饮子、防风通圣散等。

（二）泻火解毒法

用寒凉清热类药物，治疗外感火热之邪，或脏腑积热上攻之眼病。临床上常用于胞睑红肿，生疮溃烂，白睛混赤，黑睛溃陷，黄液上冲，瞳神紧小，血灌瞳神，目珠高突等，全身兼有口干喜饮，大便干结，舌红苔黄，脉数等实热证。常用方剂有黄连解毒汤、五味消毒饮、龙胆泻肝汤等。

（三）滋阴降火法

用滋养阴液、清降虚火药物，治疗阴虚火旺之眼病。临床上常用于黑睛星翳，瞳神干缺，视瞻昏渺，目珠干涩等，全身兼有潮热盗汗，心烦失眠，手足心热，舌红少苔，脉细数等阴虚火旺证。常用的方剂有知柏地黄丸、滋阴降火汤等。

（四）祛湿法

用芳香化湿、淡渗利湿、苦寒燥湿、温阳利水等药物，治疗因湿邪为患所致的眼病。临床上常用于胞睑水肿，睑弦赤烂，白睛污黄，云雾移睛，视瞻昏渺等，全身兼有头重如裹，渴不欲饮，胸闷食少，腹胀便溏，四肢乏力，苔腻脉滑等湿浊内蕴证。因湿邪侵袭的部位和兼邪各有不同，故临床选用具体治法也有区别。若风湿犯目，眼睑湿痒，则宜祛风胜湿，方如羌活胜湿汤；若湿热上攻，眼睑红赤糜烂、黑睛溃烂，则宜清热除湿，方如除湿汤；若痰湿为患，胞生肿核、眼底病见有渗出，则宜化痰除湿，方如化坚二陈汤、三仁汤；若湿浊上泛，视网膜水肿，则宜淡渗利水，方如五苓散、参苓白术散等。

（五）止血法

用具有止血作用的药物，治疗眼部出血的治法。临床上常用于白睛溢血、血灌瞳神等各种眼部出血的早期。针对出血之病因，采用不同的止血法。若为血热妄行，则宜凉血止血，方如十灰散；若为虚火伤络者，则宜滋阴凉血止血，方如知柏地黄丸加旱莲草、侧柏叶、藕节等；若为气不摄血者，则宜益气摄血，方如归脾汤；若为外伤出血及脉络阻塞所致眼内出血，则宜活血止血，方如生蒲黄汤。止血法属急则治其标之法，仅用于出血阶段，不可久用。

（六）活血化瘀法

用具有调理气机、活血化瘀或软坚散结作用的药物，治疗因气滞血瘀所致的眼病。临床上常用于撞击伤目、胞睑青紫肿胀，白睛溢血，眼底出血等各种眼病，全身兼有舌质紫暗有瘀斑，脉涩等瘀血内停证。常用方剂有血府逐瘀汤、桃红四物汤、通窍活血汤等。但本法不宜久用，以免耗伤正气。

（七）疏肝理气法

用解肝郁、调气机的药物，治疗因肝气郁结所致之眼病。临床上常用于青风内障、绿风内障、视瞻昏渺、暴盲等眼病，全身兼有胸胁胀满，嗳气，烦躁易怒，脉弦等肝气郁结证。常用方剂有柴胡疏肝散、逍遥散等。因理气药物多辛燥，故对阴虚之人须注意配伍或慎用。

（八）益气养血法

用具有补养气血作用的药物，治疗气血不足所致的眼病。临床上常用于多种内外障眼病，全身兼有神疲乏力，少气懒言，面色少华，心慌心悸，舌淡脉虚之气血亏虚证。常用的方剂有八珍汤、十全大补汤、人参养荣汤等。虽然气血相依，关系密切，养血与益气常同用，但临床上气血偏虚程度多有不同，故治疗有所侧重。若偏于气虚，则宜以益气为主，方如四君子汤、补中益气汤；若偏于血虚，则宜以养血为主，方如四物汤。

（九）补益肝肾法

用益精补血或温补肾阳的药物，治疗肝肾不足所致眼病。临床上多用于视瞻昏渺，圆翳内障，青盲，高风内障，肝劳等，全身兼有腰膝酸软，头晕耳鸣，失眠健忘，舌淡脉细等肝肾亏虚证。常用的方剂有杞菊地黄丸、明目地黄丸、驻景丸加减方、六味地黄丸等。

（十）退翳明目法

用具有退翳作用的药物，治疗黑睛生翳之眼病。退翳明目法是眼科独特治法，对治疗黑睛翳障具有重要的临床意义。退翳之法的运用，应根据黑睛疾病的病因和病程的不同而选择不同的退翳明目方药。如风热、风寒所致目翳，则宜祛风退翳，方如消翳汤等；风火热毒所致目翳，则宜泻火退翳，方如菊花决明散、银翘散等；病至后期，黑睛宿翳，则宜扶正退翳，方如四物退翳汤、滋阴退翳汤等。

二、常用外治法

凡直接用于眼或眼邻近部位以治疗眼疾的方法，统属外治法。包括药物外治法和手术疗法。药物外治法又包括滴眼、涂眼、洗眼、敷眼、熏洗眼等方法，手术疗法包括钩割法、劆洗法、烙法、金针拨内障法等，临床上根据病情单独或多法联合使用。

（一）药物外治法

1. 滴眼法 是将配制成的眼液滴入眼内，以达到清热解毒、退翳明目、活血等作用。临床广泛用于胞睑肿痛赤烂、白睛红赤肿胀、黑睛生翳溃烂，两眦病变以及瞳神紧小或干缺，五风内障，圆翳内障等多种内外障眼病。

2. 点眼法 是将眼药粉直接点入眼内，以达到清热解毒、消肿止痛、凉血退赤、去腐生肌等作用。临床主要用于胞睑溃烂、白睛红赤、肿痒、赤丝、生膜，黑睛生翳，五风内障等多种内外障眼病。

3. 涂眼法 是将药膏涂于眼内，其治疗作用及临床应用同点眼法。

4. 洗眼法 将药物煎汁，或以盐水、清水等洗涤患眼。临床主要用于异物入目，酸碱入目，眵泪胶粘，目赤肿痛等眼病。

5. 敷眼法 敷眼法分药物敷、热敷及冷敷三种。

（1）药物敷 选用舒筋活络、散瘀定痛、化痰软坚、清热凉血、收敛除湿、祛风止痒等药物，先将药物研成细末后，用水、蜜、人乳、姜汁、醋、胆汁、麻油、鸡蛋清、蛋黄油等将药末调成糊状，或用新鲜带汁的药物，洗净捣烂用纱布包后敷于眼睑或眼局部穴位的一种治疗方法。药物敷眼时必须注意防止药物进入眼内，以免损伤眼珠。

（2）热敷 有湿热敷和干热敷两种。湿热敷时，用消毒毛巾或纱布数层，放于沸水中浸湿，取出后拧干，待温度适中时，即置于眼睑上，时时更换以保持温热。干热敷时，用热水袋或玻璃瓶装以热水，外裹薄毛巾，置于眼睑上即可。热敷能疏通经络，宣通气血，有散瘀消肿止痛之功。适用于外障眼病伴有目赤肿痛者，亦可用于眼外伤 24 小时后的陈旧性出血或白睛溢血。注意不可太热，以免烫伤皮肤。脓成已局限的病灶和新出血的眼病，忌用此法。

（3）冷敷 一般用冷水毛巾或冰块放入橡皮袋敷之。冷敷具有散热凉血，止血定痛之功。适用于眼睑外伤后 24 小时以内的皮下出血肿胀，亦可用于眼部之焮赤肿痛甚者。

6. 熏洗法 熏法是利用药液煮沸后的蒸气上熏眼部；洗法是将煎剂滤清后淋洗患眼。一般多是先熏后洗，合称熏洗法。具有活血祛瘀，退赤消肿，止痒定痛等作用。临床上根据病情选择药物煎成药汁，也可将内服药渣再度煎水做成熏洗剂。如属眼睑疾患，闭目熏洗；如属眼珠疾患，则应瞬目，使药力达于病所。眼部有新鲜出血或患恶疮者，忌用本法。

（二）中医传统手术疗法

某些眼病，如胬肉攀睛、倒睫拳毛和圆翳内障等，药物不能奏效，需施以手术。中医传统手术疗法常用的有钩割法、廉洗法、烙法、针法（三棱针法、铍针法、金针拨内障法）等。虽然目前临床上很少应用，但传统手术治疗方法曾为眼科外治法的发展做出过巨大的贡献。

1. 钩割法 本法是以钩针挽起病变组织，然后用刀或铍针割除的治疗方法。主要用于切除翼状胬肉、眼部息肉等。割除完毕后多以火烙，预防复发。

2. 劆洗法 本法是以锋针或表面粗糙之器物轻刺或轻刮患眼病灶处的治疗方法。主要用于睑结膜面有较多乳头、滤泡的椒疮、粟疮等眼病，具有直接对病灶施术而祛瘀泄毒的作用。

3. 烙法　本法是用特制之烙器或火针烧灼患眼病变处的治疗方法。可单用烙法，亦可与钩割法合用。先钩割后行烙，合称割烙法。割胬肉时配合用烙法，可收到止血和防止复发的效果。

4. 金针拨内障法　本法是用拨障针自瞳孔部位拨去混浊的晶珠，使其移位于神膏下方的手术方法，适用于圆翳内障翳定障老者。20 世纪 70 年代的现代中医眼科医家将金针拨内障手术推向了一个高潮，并创造了白内障针拨套出术。但随着现代显微手术的应用，该手术已被白内障囊外摘除或超声乳化联合人工晶体植入术所代替。

三、眼科针灸疗法

眼科针灸疗法，是根据眼病的寒热虚实，针对病症选取一定的穴位，进行针、灸或针灸并用，使经络通畅，气血调和，从而达到治疗眼病的一种中医眼科治疗方法。

（一）常用穴位

1. 眼局部穴位　瞳子髎、睛明、攒竹、丝竹空、四白、阳白、鱼腰、承泣、球后、太阳等。

2. 全身常用穴位　风池、翳明、头维、尺泽、列缺、内关、神门、合谷、曲池、外关、养老、三阴交、行间、太冲、足三里、光明、肝俞、脾俞、肾俞、昆仑、气海、四缝等。

3. 耳部穴位　目 1、目 2、眼穴、耳尖、肝、心等。

（二）眼科针灸治疗方法

1. 外障眼病　外障眼病多以实证为主，其针灸手法以泻为主，常用的配穴处方如下。

（1）外障 1 方（《审视瑶函》）　睛明、太阳、临泣、风池、合谷、行间。先刺睛明、临泣、合谷；不效再刺风池、太阳、行间。

（2）外障 2 方（经验方）　睛明、攒竹、太阳、合谷。如白睛病变实者加太渊，虚者加曲池；胞睑病变实者加头维、解溪，虚者加足三里、三阴交；两眦病变实者加少冲、后溪，虚者加养老、支正；黑睛病变实者加太冲、行间，虚者加肝俞。

（3）外障各证选方

暴赤肿痛：睛明、攒竹、太阳、合谷、足三里、丝竹空。

眼生翳膜：先针睛明、合谷、四白，后针太阳、光明、大骨空、小骨空。

迎风流泪：针风池、头维、睛明、肝俞，灸大小骨空。

怕日羞明：针攒竹、合谷、二间、小骨空，或针睛明、行间、光明。

口眼㖞斜：颊车、列缺、太渊、合谷、二间、地仓、丝竹空。

眼生偷针：可取耳垂或耳尖放血，肩胛区寻找挑刺点挑治。

胞轮振跳：先取攒竹透鱼腰，后取睛明、太阳。

2. 内障眼病　内障眼病的针灸手法以补为主，常用的配穴处方如下。

（1）白内障　主穴取睛明、球后、健明、承泣；配穴取太阳、合谷、肾俞、足三里、光明。第一疗程选主穴 2 个，配穴 1 个；第二疗程取主穴 1 个，配穴 2 个。每日 1 次，10 次为一疗程。

（2）玻璃体混浊　攒竹、足三里、睛明、曲池、翳风、鱼腰，分为 2 组，交替使用，10 天为一疗程。

（3）视神经炎　新明1、新明2，每日1次，10次为一疗程；或取睛明、曲池、球后、风池、太阳，每次取穴1～2个，中等刺激。

（4）视神经萎缩　主穴取风池、睛明、瞳子髎、攒竹；配穴取丝竹空、鱼腰、肝俞、大椎、合谷、光明、肾俞。每次取主穴和配穴各1～2个，隔日1次，12天为一疗程。

（5）视网膜色素变性　主穴取健明、健明4、球后、睛明、承泣，配穴取肝俞、肾俞、光明、合谷、足三里。每次取主穴2个，配穴1～2个，10日为一疗程。

3. 其他眼病

（1）近视眼　主穴取睛明、承泣；配穴取合谷、足三里、风池。每次取主穴1个，配穴1个，每日1次，10次为一疗程。或取耳穴眼、目1、目2、肝、肾埋王不留行籽，每周换1次，每天早、中、晚自行按压3次。

（2）视疲劳　取攒竹、肝俞、心俞、肾俞、膏肓、照海、神门、风池、阳白、行间。每日针刺1次，均用补法，留针15～30分钟出针，10次为一疗程。

（三）眼科针灸要点及注意事项

眼科针灸方法与其他各科疾病基本相同，根据眼的解剖特点和眼科疾病的特殊性，针灸要点及注意事项如下。

（1）眼科针灸治疗常以局部取穴与远端取穴相结合。

（2）外障眼病多以实证为主，针灸手法以泻为主。

（3）内障眼病的针灸手法多以补为主。

（4）一般眼局部穴位禁用灸法。

（5）眼眶内血管较多，施针时注意出血；如出现皮下或球周出血，应立即冷敷、按压止血，1～2天后局部热敷，促其消散。

（6）某些眼局部穴位与目珠邻近，在操作时注意不要误伤眼球。

第二节　西医眼科治疗

一、药物治疗

全身系统性疾病或远离眼部的局限性病灶，可能造成眼病的发生；同样，对眼病的治疗，也有可能影响到全身。因此在治疗眼病时应具有整体观念。由于存在血－眼屏障，包括血－房水屏障、血－视网膜屏障，大多数眼病的有效药物治疗以局部为主。眼科用药除了严格掌握适应证外，应对药物在眼局部作用的药物动力学和药效学有深入的了解，做到合理用药。

药物要在眼局部作用部位达到有效浓度和发挥治疗作用，与给药的剂量、药物吸收率、组织中的结合和分布、循环药量、组织之间的转运、生物转化、排泄等有关。

药物由眼球表面进入眼球内组织，大部分须先从泪膜转运至角膜。而角膜上皮层和内皮层的细胞之间，均有紧密连接，药物不能经细胞外间隙进入，只能由细胞膜转运。

影响药物透过角膜的因素有药物的浓度、溶解度、黏滞性、脂溶性、表面活性等。药物浓度高，溶解度大，进入角膜的药量增加；黏滞性高，与角膜接触时间延长，可增强药物的吸收；由于角膜上皮和内皮细胞均有脂性屏障，泪液和角膜基质为水溶性，因此药物最好均具备脂溶性和水溶性，其中脂溶性对药物通透角膜更为重要；眼药中的表面活性物质，能影响角膜上皮细胞膜屏障作用，增加药物的通透性。此外，眼药的 pH 和渗透压也很重要，如偏离眼局部生理值太大，可造成眼部刺激和引起反射性泪液分泌，影响药物的吸收；药物也可从眼表结构中的血管，如角膜缘血管和结膜血管吸收进入眼内。药物到达眼内后，主要通过房水弥散，分布到眼前段各组织作用部位，少量可经玻璃体弥散到视网膜表面。有些药物可经房水循环途径，进入体循环，再分布到眼内各组织结构。药物多在作用部位代谢后，经房水或直接入静脉回流排泄。

（一）局部用药剂型及给药方式

眼局部给药能使药物直接作用于病灶处，以充分发挥药物的作用，减少不良反应，具有用药量少、局部浓度高、全身副作用小等优点。

1. 滴眼液　是眼药最常用的剂型。滴眼液每滴为 30～50μl，而结膜囊泪液容量最多为 10μl，只有部分眼药保留在眼结膜囊内。正常状况下，泪液以每分钟约 16% 更新，滴眼液 4 分钟后，只有 50% 的药液仍留在泪液中，10 分钟后则只剩 17%。因此患者再滴其他眼药的最短间隔为 5 分钟，以增加药液在眼局部的吸收，又不被冲溢出眼外。滴药后按压泪囊以及闭睑数分钟，可以减少泪道的排泄作用，增加眼部吸收，减少全身吸收。

2. 眼膏　眼膏通常以凡士林、羊毛脂和矿物油作为基质，由于这些基质均为脂溶性，因此可以增加脂溶性药物在眼部的吸收。另外眼膏可增加眼药与眼表结构的接触时间，在眼表病损如角膜上皮缺损时，还可以起到润滑和衬垫作用，减缓眼刺激症状。

3. 眼周注射　包括结膜下注射、球筋膜下注射、球后注射、眼内注射等。

（1）结膜下注射　是将药物直接注射到球结膜或睑结膜下，使药物主要通过巩膜直接透入眼前节，在房水、前葡萄膜、晶状体以及玻璃体前部获得较高浓度的治疗方法。

（2）球筋膜下注射　是将药物直接注射到球筋膜下的一种治疗方法，其作用同结膜下注射，因药物注射部位更靠近巩膜，便于吸收，使眼内浓度更高。

（3）球后注射　是将药物直接注射到眼球后部的方法。本法可使药物能更多地到达眼后段及视神经，对视网膜中央动脉阻塞、视神经炎、脉络膜炎等眼底疾病，都可采用球后注射给药。许多内眼手术也需要采用球后注射法进行球后阻滞麻醉。

（4）眼内注射　是将药物直接注射到前房或玻璃体腔的一种治疗方法，包括前房内注射和玻璃体腔内注射两种方法，其优点在于可立即将有效浓度的药物注射到眼内作用部位，所需药物的剂量和浓度均很小，且疗效较好，主要用于眼内炎、黄斑囊样水肿、视网膜新生血管等治疗。

4. 眼药新剂型　采用新剂型是为了提高药液的生物利用度，延长局部作用时间和减少全身吸收带来的不良反应。

（1）胶样滴眼剂　常在滴眼液中加入适量的黏性赋形剂如甲基纤维素、透明质酸钠、聚乙烯乙醇、聚羧乙烯等制成。它们都是高分子聚合物，可以使滴眼液黏稠度提高，增加了与角膜的接触时间，而避免经泪道排出，提高生物利用度。

（2）缓释装置　由于滴眼剂在二次用药间的药物浓度呈周期性波动，往往低谷时达不到有效药物浓度，因而产生了眼药的缓释控制装置。缓释装置由高分子化合物或聚合物制

扫码“看一看”

扫码“看一看”

扫码“看一看”

成膜状或微粒状，可在眼局部持续缓释，在长时间内将药物浓度保持在一个较为稳定的治疗水平，大大减少用药量、用药次数和药物的不良反应。

（3）脂质体　采用磷酸酯分子形成疏水和亲水的双层脂膜，制成脂性微球——脂质体，可根据需要将水溶性或脂溶性药物溶入作为眼药的载体。缓释装置和脂质体不但可以眼表给药，也可眼内给药，其作用主要是改善了某些药物的药代动力学，使其缓慢持久的释放，避免了释放高峰，从而降低了药物的毒副作用。

（二）眼科全身用药

作为全身重要器官之一的视觉器官，眼部的许多疾患常与机体的整个功能状态密切联系，全身用药是眼科疾病非常重要的治疗方法。全身给药后，药物首先进入血液循环，并随血流到达眼部各组织。因结膜、虹膜、睫状体、脉络膜、视网膜等组织血流量丰富，药物浓度高，因此是全身给药的主要靶组织。眼科全身用药主要包括口服、肌肉注射、静脉注射等方法，常用药物有抗感染药、糖皮质激素、非甾体类消炎药、免疫抑制剂、碳酸酐酶抑制剂、高渗剂等。

二、手术治疗

手术是治疗眼病的重要手段，随着现代科学技术的进步和医疗水平的提高，手术治疗在眼科的适应证不断扩大，疗效亦不断提高。在传统手术方法得到不断改进的同时，新的手术方式不断涌现，尤其是显微手术的普及和提高，以及不断引进的各种新仪器、新设备，使眼科手术的范围、精确度、成功率都发生了质的飞跃。科技的发展也极大地推动了眼科手术的进步。如人工晶体、粘弹剂、人工角膜、义眼台、硅油、重水、惰性气体等材料的应用，都极大地推动了眼科手术的发展，以晶状体及玻璃体视网膜手术为例，由于手术仪器和显微手术器械的改进，超声波及激光的应用，人工晶状体的不断更新，手术可通过更小的切口，植入人工晶状体，使合并症降低，术后的视力明显提高。视网膜手术由于寻找视网膜裂孔方法的改进和封闭裂孔方法的改善，手术成功率也大为提高。加以玻璃体手术的开展和普及，使过去一些认为不能治疗的眼病，也找到了有效的治疗方法。眼科手术的不断改进和涌现为眼科手术注入了新的活力，尤其是近数十年，眼科手术治疗日新月异，我们步入了眼科手术发展最迅速、成果最丰硕的伟大时代。

三、激光治疗

（一）眼底激光

眼底激光包括全视网膜激光光凝、部分视网膜激光光凝、黄斑水肿激光光凝、视网膜裂孔激光光凝、脉络膜新生血管激光光凝等，主要用于治疗糖尿病视网膜病变、缺血性视网膜静脉阻塞、视网膜静脉周围炎所致的毛细血管无灌注区、黄斑水肿、视网膜裂孔、脉络膜新生血管等眼底疾病。最常用的激光为氩离子激光、氩绿或蓝绿激光，氩离子激光是利用这类型激光所产生的激光光凝效应进行相应治疗。治疗前要和患者充分沟通治疗的目的、过程和注意事项，准备眼底图和眼底血管造影图作为激光治疗的参考，准备激光机，充分散瞳，清洁和消毒接触镜，摆放和固定头位，让患者固视激光机上的注视灯，表面麻醉后放置接触镜，选择合适的能量和光斑大小进行激光治疗，注意激光光斑分布均匀，保留视盘黄斑束。

（二）YAG 激光

YAG 激光主要用于治疗白内障术后出现的影响视力的晶状体后囊膜混浊。它是利用 Nd: YAG 激光器产生的激光对组织形成的爆破效应进行膜样组织的切开。治疗前与患者沟通和交代注意事项，检查视力，散大瞳孔，表面麻醉后放置接触镜进行激光治疗。YAG 激光还可以用于虹膜周切及泪道成形，通过激光切开虹膜式打通阻塞的泪道。

（三）准分子激光

准分子激光是波长为 193nm 的紫外光，它可以将角膜组织精确气化来重塑角膜形态，达到改变角膜曲率，进而改变眼睛屈光状态的目的。临床上常用于矫正近视、远视和散光，也可以用于角膜浅层瘢痕的治疗，治疗类型有 PRK、LASIK、LASEK、SBK 等。治疗前应该严格掌握适应证，充分进行患者的术前沟通并要求患者配合治疗，激光机调试、术前准备、手术操作、术后治疗等程序来保障治疗效果。

（四）飞秒激光

飞秒激光是波长为 1053nm 的近红外激光，以脉冲形式工作，脉冲持续时间只有几飞秒，具有非常高的瞬时功率和精确的聚焦性。眼科主要用于角膜、晶状体等部位手术。目前在临床开展的有飞秒微创透镜取出术、制作角膜瓣、白内障术中制作角膜切口、前囊膜切开、晶状体分割碎核等。

扫码“练一练”

（汪　辉）

第六章　眼睑病

眼睑为覆盖在眼球前部能开合的软组织器官，起到保护眼球的作用。眼睑由皮肤、黏膜、肌肉和纤维板等组织构成，皮肤细薄而富于弹性，皮下组织疏松，有利于眼睑的运动，病理情况下更易发生皮下水肿。由于眼睑皮肤是全身皮肤的一部分，全身性皮肤病变可发生于眼睑。睑结膜与球结膜、泪道和鼻腔黏膜相移行，病理情况下常相互影响。眼睑通过其肌群的协调配合，使眼睑与眼球表面紧密贴合，又能使眼睑启闭自如。若眼睑启闭功能失常，可致角膜等眼表组织失去泪膜的保护而产生病变。同时眼睑的瞬目运动可及时清除黏附在眼球表面的尘埃及微生物，反射性地闭睑，可使眼球免遭强光、暴力等外来伤害。睑缘排列整齐的睫毛，可以阻挡灰尘、汗水的侵扰，还有减少强光刺激的作用。因此，许多眼睑疾病的发生，与眼睑的开闭功能或眼球的位置关系失常有关。常见的眼睑疾病主要有炎症、位置及功能异常、先天性异常和肿瘤等。

眼睑的血液循环丰富，对炎症、外伤有较强的抵抗力，眼睑损伤后组织修复亦较容易。眼睑的静脉与面静脉相通而无静脉瓣，细菌或毒素可通过静脉向眶内和颅内扩散而导致严重后果。

眼睑在颜面部占有显要位置，是颜面仪容的重要组成部分，眼睑的形态对人的外观非常重要。因此，在治疗眼睑疾病时，既要注重眼睑的生理功能，保持眼睑的完整性和它与眼球的正常关系，又要顾及患者的心理需求，考虑到美容问题。

眼睑在中医学中亦称眼睑，又名胞睑、眼胞、约束、睥等。在五轮学说中属肉轮，内应于脾，脾与胃相表里，故眼睑病多与脾胃有关。由于眼睑外露，易受外邪侵袭，故治疗时既要重视脾胃，更应重视局部处理，常用熏、洗、敷、手术等治法。

第一节　眼睑炎症

扫码"学一学"

眼睑位于体表，极易遭受微生物、风尘、化学物质的侵袭，而发生炎症反应。睑缘是皮肤与黏膜的移行区域，眼睑皮肤及睑结膜的炎症常波及睑缘。由于眼睑皮肤菲薄，皮下组织疏松，产生炎症时眼睑充血、水肿等反应显著。

一、睑腺炎

睑腺炎（hordeolum）是细菌侵入眼睑腺体而导致的急性化脓性炎症。若是睫毛毛囊或其附属的皮脂腺或变态汗腺感染，称为外睑腺炎，以往称麦粒肿；若是睑板腺感染，则称为内睑腺炎。本病上、下眼睑均可发生，但以上睑多见。属于中医"针眼"范畴。

【病因病理】

1. 西医病因病理　多为金黄色葡萄球菌感染所致。

2. 中医病因病机

（1）风热之邪客袭胞睑，气血不畅而成。

（2）过食辛辣，脾胃积热，上攻胞睑，营卫失调，气血凝滞所致。

（3）脾胃虚弱，余邪未清，蕴伏之邪挟风上扰而反复发作。

【诊断】

临床表现　患处呈红、肿、热、痛等急性炎症的典型表现，一般水肿越重，疼痛越重。外睑腺炎初起为近睑缘处皮肤轻度红肿，继之红肿加重而成局限性硬结，化脓后形似麦粒，压痛明显。

若病发于外眦部，则疼痛特别明显，可引起反应性球结膜水肿，部分患者同侧耳前可扪及肿大的淋巴结，并有压痛。病轻者，数日内可自行消散，病重者一般3～5日后，眼睑局部皮肤硬结软化，出现脓点，溃破脓出后炎症消退。内睑腺炎肿胀较局限，病变处有硬结，触压则痛，结膜面局限性充血，2～4日后可出现脓点，向结膜囊内溃破后炎症逐渐消退。

儿童、老年人以及糖尿病等慢性消耗性疾病的患者，由于体弱，抵抗力较差，睑缘的炎症可能在眼睑皮下组织扩散，形成眼睑蜂窝织炎，此时整个眼睑红肿，并可累及到同侧面部，睁眼困难，触有硬结且压痛明显，球结膜反应性水肿显著，甚则脱出睑裂之外。本病有反复发作、多发倾向。

【治疗】

1. 治疗原则　西医治疗原则为未化脓者，局部热敷，促其消散；已化脓者，切开排脓。中医以清热消肿止痛、益气脱毒驱邪为主，结合症状、体征及全身情况进行辨证论治。

2. 西医治疗

（1）早期局部热敷，以促进血液循环，有助于炎症的消退。局部滴抗生素滴眼液，病情重者，可全身应用抗生素，尤其是脓肿切开过早或强行挤压排脓，造成感染扩散者。必要时做细菌培养及药敏试验。同时密切观察病情，早期发现向眼眶或颅内扩散以及败血症的症状、体征，以便及时有效的处理。

（2）已成脓者，及时建立引流，切开排脓。若脓头在睑皮肤面者，切口在皮肤面，切口与睑缘平行；脓头在睑结膜面者，切口常在睑结膜面并与睑缘垂直；脓肿较大者，切开后应放置引流条；脓肿尚未形成时不宜切开，更不可挤压排脓，否则易使感染扩散。

3. 中医治疗

（1）辨证论治

①风热外袭证

证候：眼睑轻度红肿，局部硬结，触痛；伴发热，头痛不适；舌红苔薄黄，脉浮数。

治法：疏风清热，消肿止痛。

方药：银翘散加减。可加赤芍、山楂活血散结；加大青叶、蒲公英解毒消肿。

② 热毒壅盛证

证候：眼睑红肿，硬结较大，疼痛拒按；或硬结变软，顶端出现脓点，球结膜水肿；伴有口渴，便秘溲赤，舌红苔黄，脉数。

治法：清热泻火，解毒消肿。

方药：内疏黄连汤加减。有脓未溃者，加皂角刺、没药消肿溃坚。

③ 脾虚夹毒证

证候：眼睑硬结红肿疼痛不甚，疖肿反复发作，或经久难消；可伴有面色少华，倦怠乏力；舌淡苔白，脉弱。

治法：健脾益气，托毒祛邪。

方药；托里消毒散加减。若疮口难敛，可去方中皂角刺之攻坚；硬结难消，红肿不甚者，加海藻、昆布软坚散结。

（2）其他治疗　针灸治疗：①针刺攒竹、丝竹空、血海等穴。②针挑肺俞或肩甲区皮肤。③点刺耳尖、耳垂、耳背。

【预防与调护】

（1）注意眼部清洁。

（2）反复发作者，应检查有无屈光不正、糖尿病等，以去除引发本病的诱因，同时宜少食辛辣燥热之品。

二、睑板腺囊肿

睑板腺囊肿（chalazion）是睑板腺的无菌性慢性肉芽肿性炎症，又称霰粒肿。一般发生于上睑，也可以上、下眼睑或双眼同时发生单个或多个，亦有反复发作者。属于中医“胞生痰核”范畴。

【病因病理】

1. 西医病因病理　多因睑板腺分泌旺盛，或排泄管阻塞，腺体内的分泌物潴留，刺激该腺体及其周围组织而引起。它有纤维结缔组织包裹，囊内含有睑板腺分泌物及包括巨细胞在内的慢性炎性细胞。

2. 中医病因病机

（1）脾失健运，聚湿生痰，上阻胞睑脉络，与气血混结而成。

（2）恣食炙煿厚味，脾胃蕴热，灼湿成痰，痰热互结，阻滞脉络，以致气血与痰热混结于睑内，隐隐起核。

【诊断】

临床表现　无明显疼痛。眼睑皮下可触及圆形肿核，大小不一，较大者可使眼睑皮肤局部隆起，触之不痛，略有弹性，与皮肤不粘连；翻转眼睑时，相应睑结膜面可见紫红色或灰蓝色病灶。小的囊肿需仔细触摸方可发现，部分可自行吸收，但多数长期不变，或逐渐长大。囊肿偶可自破，排出胶样内容物后，在结膜面上可见外观呈息肉样肉芽。若继发感染，其表现与内睑腺炎相同。

【鉴别诊断】

1. 睑腺炎　睑腺炎病位多在近睑缘或睑内，有触痛之硬结，红肿疼痛明显，常化脓溃破，病势急。

2. 睑板腺癌　对于老年患者，肿块质硬，呈结节状，与皮肤有粘连，或经手术切除后多次复发，应考虑睑板腺癌的可能，可作病理确诊。

【治疗】

1. 治疗原则　当囊肿较大时以手术切除为主；囊肿较小时以清热化痰、软坚散结为要，结合症状、体征及全身情况辨证论治。

2. 西医治疗

（1）肿块小而无症状者无须治疗，待其自行吸收；大者局部热敷或向囊肿内注射糖皮质激素促其消散。不能吸收者，予手术切除。

（2）手术治疗　常规消毒患眼，局麻下用睑板腺囊肿夹夹持住囊肿部位，翻转眼睑，于睑结膜面作与睑缘垂直的切口，切开睑结膜并向两侧分离暴露囊壁，将囊肿完整摘除。若术中囊壁已破，须将囊内容物刮净，并彻底剪除囊壁。术后结膜囊涂抗生素眼膏包扎，不需缝合。

3. 中医治疗

（1）辨证论治

①痰湿互结证

证候：眼睑皮下可触及肿核，压之不痛，推之可移，皮色不变，与皮肤不粘连；若肿核较大者，眼睑有重坠感，睑结膜面呈灰蓝色；舌淡苔白，脉缓。

治法：化痰软坚散结。

方药：化坚二陈汤加碱。肿核日久不散，加夏枯草、浙贝母软坚散结。

②痰热互结证

证候：眼睑肿核处皮色微红，相应的睑结膜面呈紫红色；舌红苔黄，脉滑数。

治法：清热化痰散结。

方药：黄连温胆汤加减。加僵蚕、天花粉以增强散结之力。

（2）其他治疗　可用中药内服再煎取汁作湿热敷；或取生胆南星加冰片少许研末，醋调敷患处皮肤面。

【预防与调护】

（1）注意眼部清洁。

（2）饮食宜清淡，忌辛辣。

（3）锻炼身体，增强体质。

三、睑缘炎

睑缘炎（blepharitis）是发生在睑缘皮肤、睫毛毛囊及腺体的亚急性或慢性炎症。常双眼发病，病情较为顽固，愈后可复发。临床上分为鳞屑性、溃疡性和眦部睑缘炎三种。本病属于中医“眼弦赤烂”范畴。

【病因病理】

1. 西医病因病理

（1）鳞屑性睑缘炎　与眼睑皮脂腺及睑板腺脂溢过多有关。患部常可发现卵圆皮屑芽孢菌，它能把脂类物质分解为有刺激性的脂肪酸。视疲劳、长期使用不适宜化妆品以及营养不良，均可成为本病的诱因。

（2）溃疡性睑缘炎　多为金黄色葡萄球菌感染，亦可由鳞屑性睑缘炎再感染后转为溃疡性。

（3）眦部睑缘炎　多由莫阿氏双杆菌感染引起，或与核黄素及维生素 B_2 缺乏有关。

2. 中医病因病机

（1）脾胃蕴热，外感风邪，风热合邪触染睑缘而发病。

（2）脾胃湿热，复受风邪，风湿热邪搏结于睑弦所致。

（3）心火内盛，外受风邪，引动心火，风火上攻，灼伤睑眦而成。

【诊断】

临床表现

（1）鳞屑性睑缘炎　睑缘及睫毛根部有糠皮样鳞屑附着，色蜡黄或灰白，清除后可见睑缘充血、潮红，无溃疡及脓点。睫毛易脱落，但可复生。

（2）溃疡性睑缘炎　睑缘充血肿胀，有散在的小脓疱，睫毛根部有黄色脓痂附着，除去痂皮后有脓液渗出，显现溃疡灶。睫毛常与脓痂粘结成束状，随痂皮剥脱而睫毛脱落，脱落的睫毛往往不能再生而形成秃睫，或睫毛乱生而排列不整。患病日久或久治不愈者，睑缘常肥厚变形，引起外翻泪溢。

（3）眦部睑缘炎　好发于眼睑外眦部，见眦部皮肤充血，浸渍糜烂，有时有小皲裂和出血；眦部常附着少量黄白色分泌物，多合并眦部结膜炎。

【治疗】

1. 治疗原则　西医以去除诱因及刺激因素为主。中医以清热除湿泻火为要。

2. 西医治疗

（1）鳞屑性睑缘炎　用生理盐水或3%硼酸溶液清洁局部，并以湿棉签拭去鳞屑后涂抗生素眼膏。

（2）溃疡性睑缘炎　用3%硼酸溶液或生理盐水清洗睑缘，除去痂皮及已经松脱的睫毛，可用2%碘酊涂搽患处，或2%硝酸银烧灼溃疡面，并选用0.5%新霉素、10%磺胺醋酰钠、0.3%氟喹诺酮类滴眼液或眼膏。

（3）眦部睑缘炎　用0.5%硫酸锌眼液滴眼；睑缘及其附近病损处先涂3%硼酸溶液再涂2%氧化锌眼膏。内服维生素类药物。

3. 中医治疗

（1）辨证论治

①风热外袭证

证候：睑缘红赤，睫毛根部附着上皮鳞屑，灼热刺痒，干涩不适；舌红苔薄黄，脉浮。

治法：疏风清热。

方药：消风除热汤加减。可加蝉蜕、徐长卿祛风止痒，加麦冬、天花粉生津润燥。

②湿热壅盛证

证候：睑缘红赤溃烂，溢脓出血，睫毛脱落或秃睫，疼痛并作；舌红苔黄脉濡数。

治法：清热除湿。

方药：除湿汤加减。加白蒺藜、白鲜皮、夏枯草疏风止痛止痒；加苦参、栀子、蒲公英清热解毒除湿。

③心火上炎证

证候：眦部睑缘红赤糜烂，甚至皲裂出血，灼热刺痒，小便短赤；舌红苔黄，脉数。

治法：清心泻火。

方药：导赤散合黄连解毒汤加减。加蝉蜕、乌梢蛇祛风止痒；加茵陈、车前子清热利湿。

（2）其他治疗　中药煎水洗眼：对于不同类型睑缘炎均可使用，偏风重者，用二圣散；偏湿重者，疏风散湿汤；偏热重者，用万金膏等。

【预防与调护】

（1）注意饮食调节，少食辛辣炙煿及肥甘厚味之物，以防助湿生热。

（2）注意个人卫生，除去各种诱因，防止风沙烟尘对眼的过度刺激。

四、接触性睑皮炎

接触性睑皮炎（contact dermatitis of lids）是眼睑皮肤对某种致敏原的过敏反应。亦可是头面部皮肤过敏反应的部分表现。本病属于中医“风赤疮痍”范畴。

【病因病理】

1. 西医病因病理　接触过敏原所致。常见的致敏原是药物，如眼局部应用抗生素、表面麻醉剂、阿托品、毛果芸香碱、磺胺、碘、汞等。与眼睑接触的化学物质如化妆品、清洁剂、气雾剂、染发剂、眼影粉及全身接触某些致敏物质等也可诱发本病。

2. 中医病因病机

（1）风热邪毒外袭，客于胞睑而成。

（2）脾胃蕴结湿热，郁于胞睑所致。

【诊断】

临床表现　眼部发痒，灼热感。急性期，眼睑红肿，随即出现丘疹、水疱或脓疱，疱内为黄色黏稠液体，继则糜烂，胶黏结痂，脱屑，有时睑结膜充血明显；慢性期，眼睑皮肤肥厚粗糙，表面有鳞屑样物脱落，呈苔藓状。

【治疗】

1. 治疗原则　立即停止接触致敏原，可局部及全身应用糖皮质激素。中医以祛风、清热、除湿为治疗要点。

2. 西医治疗　急性期应用生理盐水或3%硼酸溶液进行湿敷。结膜囊内滴用糖皮质激素滴眼液。眼睑皮肤渗液停止后，可涂敷糖皮质激素眼膏，但不宜包扎。全身应用抗组胺类药物，反应重者全身应用糖皮质激素。

3. 中医治疗

辨证论治

①风热侵袭证

证候：病初起，眼睑皮肤灼热瘙痒，皮色红赤肿胀，间有丘疹；舌淡红苔薄黄，脉浮数。

治法：祛风清热。

方药：消风散加减。

②湿热内蕴证

证候：眼睑红肿而灼热，水疱、脓疽并见，渗液糜烂，痂皮污秽；舌红苔黄腻，脉濡数。

治法：清热除湿。

方药：清脾散加减。

③血虚风燥证

证候：病情迁延，眼睑皮肤奇痒，粗糙肥厚，表面有鳞屑；舌淡红，苔少或无苔，脉弱。

治法：养血祛风。

方药：当归饮子加减。

【预防与调护】

（1）注意眼部清洁，不宜包扎患眼。

（2）眼睑皮肤渗液较多者，应及时用消毒棉球拭去，禁止搔抓。

（3）少食辛辣炙煿之品，以免助热化火，加重病情。

（4）发现对某些药物或化学物质过敏者，勿再使用。

五、病毒性睑皮炎

根据感染的病毒不同，主要有单纯疱疹病毒性睑皮炎及带状疱疹病毒性睑皮炎。可单独发生于眼睑，亦可由邻近部位蔓延而来。本病属中医“风赤疮痍”范畴。

【病因病理】

1. 西医病因病理

（1）单纯疱疹病毒性睑皮炎　由单纯疱疹病毒Ⅰ型感染所致，常在同一部位多次复发。因发热性疾病常可致病，故又称热性疱疹性睑皮炎。

（2）带状疱疹病毒性睑皮炎　由水痘－带状疱疹病毒感染三叉神经半月神经节或三叉神经第一支所致。

2. 中医病因病机

（1）脾胃积热，复感风邪，风热之邪上攻胞睑所致。

（2）肝胆湿热，外感风邪，风湿热邪搏结胞睑而发。

【诊断】

临床表现

1. 单纯疱疹病毒性睑皮炎　病变可发生于上、下睑，以下睑多见，与三叉神经眶下支分布范围相符。眼部有刺痛、烧灼感，初起睑部皮肤出现丘疹，簇生成团，很快形成半透明水疱，周围有红晕，眼睑水肿，水疱易破，渗出黄色黏稠液体，约1周后充血减轻，肿胀消退，逐渐结痂，脱痂后可不留瘢痕，但可有轻度的色素沉着。唇部和鼻前庭部亦可有同样损害。

2. 带状疱疹病毒性睑皮炎　多见于上睑及额部皮肤，病变发生于颜面一侧。疼痛较剧烈，初起出现成簇透明小疱，疱疹的分布以不超过鼻中线为特征。疱疹之间皮肤正常，疱内初含透明液体，周围有红晕，数日后疱疹内液体混浊化脓，形成深溃疡。一般数周后疱疹逐渐干枯，结痂脱落，脱痂后常留下永久性皮肤瘢痕。炎症消退后，额部、头皮的知觉数月后才能恢复。在发病过程中，可同时发生角膜炎或虹膜睫状体炎，偶见眼肌麻痹，若疱疹出现在鼻侧鼻翼处，则提示鼻睫神经受累。

【治疗】

1. 治疗原则　西医以局部或全身应用抗病毒药物为主。中医以清热除湿解毒为治疗要点。

2. 西医治疗　局部抗病毒药物治疗，严重者，全身应用阿昔洛韦、抗生素及糖皮质激素。必要时给镇痛剂和镇静剂。并发虹膜睫状体炎者予扩瞳。

3. 中医治法

（1）辨证论治

①脾经风热证

证候：眼睑水疱簇生，周围充血，溃烂，口渴不欲饮，食欲不振；舌红苔黄脉滑数。

治法：清脾祛风。

方药：除风清脾饮加减。

②肝胆湿热证

证候：眼睑及额部簇生水疱，疼痛剧烈，睫状充血，甚则瞳孔缩小，小便短赤；舌红苔黄，脉弦数。

治法：清肝泻火。

方药：龙胆泻肝汤加减。

（2）其他治疗　针灸治疗：①脾经风热者，取穴三阴交、足三里、合谷、丝竹空、攒竹等穴针刺；溃烂较著者，加灸二间、关冲。②肝胆湿热者，取太冲、风池、太阳、睛明、阳陵泉、外关等穴针刺；疼痛较剧者，加灸蠡沟、膈俞、大骨空、二间等。

【预防与调护】

（1）保持眼睑皮肤清洁干燥，切忌搔抓。

（2）卧床休息，忌辛辣厚味。

（3）锻炼身体，增强体质。

第二节　眼睑位置及功能异常

眼睑与眼球表面紧密接触，形成一个毛细间隙。上、下睑的睫毛分别向前上、下方整齐排列不与角膜接触；在内眦部睑缘前唇的上、下泪点，贴靠在泪阜基部，以保证泪液能顺利导入；睁眼时，上睑能上举至瞳孔上缘，闭睑时，上下睑能紧密闭合。先天性或获得性眼睑位置异常，不仅无法完成正常的生理功能，还会对眼球造成伤害。

扫码“学一学”

一、上睑下垂

上睑下垂是指提上睑肌和 Müller 平滑肌功能不全或丧失，致上睑部分或全部下垂。患眼向前注视时，上睑缘的位置异常降低，轻者不遮盖瞳孔，只影响外观，重者则遮盖部分或全部瞳孔，妨碍视功能。临床上单、双眼均可发病。本病属中医“眼睑垂缓”范畴，严重者称为“睑废”。

【病因病理】

1. 西医病因病理 可为先天性或获得性。先天性：多与遗传有关，主要由于提上睑肌或动眼神经核发育不良，为常染色体显性或隐性遗传；获得性：因提上睑肌损伤、动眼神经麻痹，交感神经疾病、重症肌无力及机械性开睑运动障碍，如上睑的炎性肿胀或新生物等导致本病。

2. 中医病因病机

（1）禀赋不足，脾肾阳虚，睑肌发育不全，胞睑乏力而不能上抬。

（2）脾虚气弱，清阳不升，睑肌失养，胞睑无力抬举。

（3）脾失健运，聚湿生痰，风痰阻络，胞睑经脉迟缓而下垂。

【诊断】

临床表现

（1）先天性 常表现为双侧，有时为单侧，常伴眼球上转运动障碍。若眼睑遮盖瞳孔，为克服视物困难，患者仰头视物，或需耸眉皱额，借额肌牵拉睁眼视物，日久则额部皱纹加深，眉毛高耸。

（2）获得性 多有相关病史或伴有其他症状，若动眼神经麻痹可伴有眼外肌麻痹；提上睑肌损伤有外伤史；交感神经损害表现为 Horner 综合征；重症肌无力所致上睑下垂有晨轻午重的特点，注射新斯的明后明显减轻。

【治疗】

1. 治疗原则 先天性者，以手术治疗为主，为避免引起弱视应及早手术，特别是单眼发生者；获得性者，因神经系统疾病或其他眼部或全身性疾病所致者，先进行病因治疗或药物治疗，系统治疗半年以上，无效者可考虑手术治疗。中医以温肾健脾益气、祛风化痰为主治疗。

2. 西医治疗

（1）营养神经治疗 应用能量合剂、神经保护剂，如三磷酸腺苷、肌苷、维生素等。

（2）抗胆碱药物治疗 重症肌无力者，可用抗胆碱酯酶药物，如新斯的明等。

（3）手术治疗 提上睑肌缩短术。若提上睑肌功能已完全丧失，则宜采用借助额肌力量的术式，如额肌止点下移术或额肌瓣悬吊术。

3. 中医治疗

（1）辨证论治

①脾肾阳虚证

证候：自幼双眼上睑无力抬举，睑裂变窄；可伴有倦怠乏力，畏寒肢冷，小便清长；舌淡苔薄，脉沉细。

治法：温肾健脾。

方药：右归丸加减。可加党参、黄芪健脾益气升阳。

②脾虚气弱证

证候：上睑下垂，劳累加重，眼珠转动不灵，四肢乏力，精神困倦；舌淡苔白，脉弱。

治法：健脾益气。

方药：补中益气汤加减。可加僵蚕、全蝎祛风通络；加山药、扁豆以健脾助运化。

③ 风痰阻络证

证候：突发上睑下垂，眼珠转动失灵，复视；舌淡苔白腻，脉弦滑。

治法：祛风化痰。

方药：正容汤加减。可加全蝎、伸筋草祛络中之风；加桃仁、地龙活血通络。

（2）其他治疗　针灸治疗：①取攒竹、鱼腰、足三里、血海、脾俞、胃俞、阳陵泉等穴针刺。局部穴可加用按摩，远端穴可针、灸并用。②梅花针点刺患侧眼睑及眼眶部皮肤。

二、睑内翻

睑内翻（entropion）是指眼睑，特别是睑缘部朝眼球方向卷曲的一种位置异常。当内翻达到一定程度时，睫毛亦随之倒向眼球，故内翻和倒睫常同时存在。分为先天性睑内翻、瘢痕性睑内翻、痉挛性睑内翻。本病属中医“倒睫拳毛”范畴。

【病因病理】

1. 西医病因病理

（1）先天性睑内翻　多见于婴幼儿，大多由于内眦赘皮、睑缘部轮匝肌过度发育或睑板发育不全所致；若婴幼儿较胖，鼻梁发育欠饱满，也可引起下睑内翻。

（2）瘢痕性睑内翻　上、下睑均可发生。由睑结膜及睑板瘢痕性收缩所致。沙眼引起者常见，其他如结膜灼伤、白喉性结膜炎等病亦可发生。

（3）痉挛性睑内翻　主要发生在下睑，常见于老年人，故又称老年性睑内翻。由于下睑缩肌无力，眶隔和下睑皮肤松弛不足以对抗眼轮匝肌的收缩力，以及老年人眼眶脂肪减少，下睑缺少足够支撑而引起。若因炎症刺激，引起眼轮匝肌，特别是近睑缘的眼轮匝肌反射性痉挛，导致睑缘向内翻卷者，称为急性痉挛性睑内翻。

2. 中医病因病机　本病多因脾虚气弱或肝血不足，风邪乘虚而入，眼睑筋脉或肌肉失养、紧缩所致。多发于胞睑或白睛疾病失治误治之后，亦见于年老体弱或先天禀赋不足者。

【诊断】

临床表现　异物感、疼痛、畏光、流泪，甚至视力障碍。先天性者常见于双眼，瘢痕性和痉挛性者可为单眼。睑缘向眼球方向卷曲，睫毛亦随之倒向眼球，倒睫不断摩擦角膜，致角膜上皮脱落，荧光素染色呈弥漫性着色。若继发感染，则发展成为角膜溃疡。长期慢性刺激可使角膜表层发生混浊，失去透明性，并有新生血管生长。

【治疗】

1. 治疗原则 西医主要以手术治疗为主。中医常以针灸治疗结合辨证论治。

2. 西医治疗

（1）滴抗生素滴眼液，防止角膜病变。

（2）肉毒杆菌毒素局部注射 适用于老年性睑内翻。

（3）手术治疗

①倒睫：只有少数倒睫而无明显内翻者，可用睫毛电解器破坏睫毛毛囊。

②先天性睑内翻：随年龄增长，可自行消失。若5～6岁时仍然内翻者，可考虑行穹隆部眼睑皮肤穿线术，利用缝线牵拉的力量，睑缘向外牵拉以矫正内翻。

③老年性睑内翻：药物治疗无效者，宜行手术以切除多余的松弛皮肤和切断部分眼轮匝肌纤维；较轻者可做单纯缝线结扎术。

④瘢痕性睑内翻：须手术治疗，常采用从睑皮肤面作切口的睑板切断术或睑板楔形切除术。

3. 中医治疗 针灸治疗：主要用于痉挛性睑内翻。主穴取攒竹、阳白、四白；配穴取太阳、合谷、行间。每次取主、配穴各2个，每日1次。亦可对眼局部穴位加用按摩法。

三、睑外翻

睑外翻（ectropion）是指睑缘向外翻转不能紧贴眼球，睑结膜不同程度暴露在外，常合并睑裂闭合不全。本病属于中医“睥翻粘睑”范畴。

【病因病理】

1. 西医病因病理

（1）瘢痕性睑外翻 眼睑皮肤面瘢痕收缩所致，多见于眼睑烧伤、炎症、创伤或眼睑手术后。

（2）麻痹性睑外翻 仅限于下睑。由于面神经麻痹，导致眼轮匝肌收缩功能丧失引起。

（3）老年性睑外翻 也仅限于下睑。因老年人眼轮匝肌功能减弱，眼睑皮肤及外眦韧带较松弛，并因重力作用，使眼睑不能紧贴眼球引起外翻。

2. 中医病因病机 本病多因络脉空虚，腠理不通，风邪乘虚入中胞睑；或因脾虚失运，聚湿生痰，肝风内盛，风痰阻络所致。

【诊断】

临床表现 轻者仅有睑缘离开眼球，但由于破坏了眼睑与眼球之间的毛细管作用而导致泪溢；重者则睑缘外翻，部分或全部睑结膜暴露在外，结膜干燥充血，久之粗糙肥厚；更严重者眼睑闭合不全，角膜暴露而致上皮干燥脱落，甚则形成溃疡。

【治疗】

1. 治疗原则　西医以手术治疗为主，并积极治疗原发病。中医以舒筋熄风止痉、化痰通络为治疗要点。

2. 西医治疗

（1）瘢痕性睑外翻　矫正原则为去除和松解瘢痕的牵引作用，并可行游离植皮术。

（2）老年性睑外翻　可行整形手术，做“Z”形皮瓣矫正，或以“V－Y”成形术。

（3）麻痹性睑外翻　关键在于治疗面瘫，可局部涂眼药膏，以保护角膜及结膜，或作上、下睑暂时缝合。

3. 中医治疗

（1）辨证论治

①风中经络证

证候：起病急，口眼歪斜，下睑外翻，流泪；舌淡苔白，脉弦。

治法：舒筋熄风止痉。

方药：钩藤饮子加减。可加白芍、松节加强舒筋解痉；加生地黄、玄参、麦冬增液润燥。

②风痰阻络证

证候：下睑外翻，口眼歪斜，流泪；舌淡苔白腻，脉弦滑。

治法：祛风化痰通络。

方药：牵正散加减。可加天麻、木瓜、松节、伸筋草调理经筋；加党参、白术、黄精益气扶正。

（2）其他治疗　针灸治疗：针刺主穴取阳白、承泣、迎香、地仓；配穴取颊车、翳风。亦可用透刺疗法，如攒竹透丝竹空、地仓透迎香、颊车透下关等。可配合电针，或下睑皮肤梅花针捣刺。

【预防与调护】

（1）睑外翻擦拭眼泪时，勿将下睑向下牵拉，否则将使下睑进一步外翻而加重病情。

（2）睑外翻致眼睑闭合不全者，睡前宜涂眼膏，并用纱布遮盖以保护角膜。

第三节　眼睑肿瘤

眼睑肿瘤有良性与恶性之分，但以良性肿瘤较为常见，可分实性或囊性、单发或多发。临床上可从患者的年龄、病史，以及肿瘤的形态、生长速度、有无出血倾向、淋巴转移等方面对肿瘤进行良、恶性质的初步判断。为了明确诊断及选择治疗方案，常需做活检。治疗时，除考虑肿瘤的预后外，还应注意保护眼睑的功能和美容问题。

一、良性肿瘤

（一）色素痣

色素痣（nevus）为眼睑的先天性扁平或隆起的病变，境界清楚，由痣细胞构成。一般在出生时即存在，少数在青春期出现。婴儿时期生长速度较快，以后渐缓，至成年期逐渐静止。多见于眼睑皮肤，亦可发生在睑缘部；或上下眼睑各半，闭睑时合二为一，后者称为眼睑分裂痣。若围绕眼眶、眼睑和眉部皮肤生长的蓝痣，是先天性睑皮肤黑色素细胞增多症，又称太田痣。色素痣大多扁平，亦可轻度隆起，界限清楚，表面平整，有时长有毛发，其通常为静止性，偶有恶变。若发现体积迅速增大变黑，表面变粗糙、破溃、出血，以及色素向周围组织扩散者，可能是恶变的征兆。

治疗：静止的色素痣一般不需治疗。若为美容可采用激光或冷冻治疗，亦可用艾灸；睑分裂痣可做整形治疗；疑有恶变需手术者，须完整而彻底地切除，否则残留的痣细胞可能受手术刺激而促使其恶变。

（二）眼睑血管瘤

眼睑血管瘤（hemangioma of the lid）是一种血管组织的先天发育异常。

1. 毛细血管瘤（capillary hemangioma） 是最常见的眼睑血管瘤，由增生的毛细血管和内皮细胞组成。

出生时或生后不久发生，生长迅速，至7岁时常自行退缩。如果部位表浅，呈鲜红色，称为“草莓痣”；如果部位较深，则呈蓝色或紫色，一般无刺激症状，可累及眼眶。患眼因血管瘤的压迫可产生散光，致屈光参差、斜视或弱视。

毛细血管瘤应与较少见的“火焰痣”（nevus flammeus）相区别。火焰痣又称葡萄酒色痣（port wine stain），呈紫色，由扩张的窦状血管组成。它在出生时就已存在，常与 sturge - weber 综合征有关。若为美容原因，可考虑激光手术切除。

治疗：毛细血管瘤有自行退缩倾向，肿瘤较小，发展缓慢或静止，不影响视力或外观，可观察；肿瘤发展较快，影响视力或外观，可口服或肿瘤内注射肾上腺皮质激素。近年来采用口服普萘洛尔治疗顽固的皮肤血管瘤效果良好。若治疗无效，还可选用冷冻，X 线照射或部分手术切除。

2. 海绵状血管瘤 也是常见的眼睑血管瘤，为成人眼眶最常见的良性血管瘤，有内皮细胞衬里、管壁有平滑肌的大血管腔组成。这种血管瘤是发育性的，常在10岁前发生，它不会自行退缩，而会增大。故一般采用手术切除。

（三）黄斑瘤

黄斑瘤（xanthelasma）常见于老年人，为类脂样物质在皮肤组织中沉淀所致。可发生于遗传性血脂过高、糖尿病和其他继发性血脂过高的患者中，但多数患者的血脂正常。好发于上下睑内眦部皮肤，位于上睑者偏多，两侧对称呈蝴蝶状，色黄，略隆出于皮肤表面，生长缓慢，与正常皮肤之间有鲜明分界。除非为美容，可行手术切除；否则不必治疗，切除后有复发的可能。

二、恶性肿瘤

（一）基底细胞癌

基底细胞癌（basal cell carcinoma）是眼睑恶性肿瘤中发病率最高的一种，多见于中老年人，好发于睑缘移行处的下睑内眦部。光化学损伤是基地细胞癌与其他大多数皮肤表皮肿瘤发生最重要的致病因素。组织学上，基底细胞癌是由小的、形状规则的坚固小叶构成，细胞嗜碱性，胞浆缺乏。初起时呈丘疹样的小结节，表面可见毛细血管扩张。因富含色素，可被误认为色素痣或黑色素瘤，但它隆起较高，质地坚硬，生长缓慢，患者无疼痛感。病程稍久，其表面覆盖的痂皮脱落，中央部形成溃疡，溃疡边缘隆起潜行，形似火山口，并逐渐向周围组织侵蚀延伸，引起睑、眶、颜面组织的广泛破坏。罕有转移，如发生转移，最常转移至肺、骨、淋巴结、肝、脾和肾上腺，且患者存活时间很短。

治疗：此肿瘤对放疗敏感，故累及范围较小者，可单行放射治疗。肿瘤早期可行手术切除，晚期应行眶内容剜除术，但均需结合放射治疗。

（二）鳞状细胞癌

鳞状细胞癌（squamous cell carcinoma）是一种表皮角化细胞恶性新生物，多发生于中老年人，好发于睑缘皮肤黏膜移行处。生长缓慢，患者无疼痛感。开始时像乳头状瘤，逐渐形成溃疡，边缘稍隆起，质地坚硬，可发生坏死和继发感染。它不但向周围和深部侵蚀，还侵犯皮下组织、睑板、眼球、眼眶和颅内，并可经淋巴系统向远处淋巴结转移。

治疗：以手术为主，结合放射治疗。

（三）皮脂腺癌

皮脂腺癌（sebaceous gland carcinoma）是我国比较常见的眼睑恶性肿瘤之一，多见于中老年妇女，好发于上睑。如起自睑板腺，初起时为眼睑皮下小结节，与睑板腺囊肿相似，以后逐渐增大，睑板弥漫性斑块状增厚，相应的睑结膜呈黄色隆起。如起自皮脂腺，则在睑缘呈黄色小结节，表面皮肤正常。当肿块逐渐增大后，可形成溃疡或菜花状。它可向眶内扩展，侵入淋巴管，并发生转移。由于皮脂腺癌与睑板腺囊肿极相似，因此对老年人睑板腺囊肿应做病理检查，对切除后复发者须提高警惕。

治疗：本病恶性度高，对放射线治疗不敏感。早期病变局限时，手术切除后预后较好。晚期已侵及邻近组织时，手术后极易复发。

第四节　睑缘炎相关角结膜病变

随着临床医师对睑缘炎研究的深入，睑缘炎相关角结膜病变（Blepharokeratoconjunctivitis，BKC）逐渐被人们认识。其为一组继发于睑缘炎的一系列结膜、角膜病变，具体表现为结膜充血、乳头增生、滤泡形成、泡性结膜炎、点状角膜上皮糜烂、角膜基质浸润、角膜溃疡、角膜瘢痕并新生血管形成、角膜薄变甚至穿孔。该病多见于中老年人，常双眼发病，易复发，反复发作可造成不可逆的视功能损害。对于儿童BKC，因其发病隐匿，常被误诊而引起严重视功能障碍，须引起重视。

【病因病理】

1. 西医病因病理

（1）可能病因　睑缘炎、睑板腺功能障碍、睑板腺炎以及眼部红斑痤疮等皮肤病变。

（2）发病机制　免疫反应、睑板腺异常脂质产物刺激、炎性因子作用，以及睑缘机械摩擦刺激、泪液质和量改变、药物作用等。

2. 中医病因病机

（1）脾胃蕴热，外感风邪，风热之邪上攻睑弦所致。

（2）脾胃湿热，复受风邪，风湿热邪搏结于睑弦所致。

【诊断】

临床表现 多见于成年人，常双眼发病，易反复，发病率无明显性别差异。儿童患者，常因发病隐匿，就诊时病情较重。患者表现为异物感、烧灼、流泪、涩痒、视物模糊、分泌物增多、眼红、眼痛、畏光流泪等症状。本病严重程度与睑缘炎的发病时间、严重程度、治疗是否得当、危险因素的种类以及反复发作次数密切相关。

1. 结膜病变 睑结膜轻中度乳头增生、滤泡形成，球结膜轻中度充血，近外眦部较常见，部分患者出现泡性结膜炎，表现为淡红色结节常位于角膜缘附近。

2. 角膜病变 角膜周边点状糜烂、浸润、溃疡、泡性角结膜炎、浅层新生血管伴不同程度角膜混浊。

成人 BKC 病变常首先出现在角膜周边，而儿童多首发于角膜中央或旁中央。

须与其他角膜疾病鉴别的有：①单纯疱疹病毒性角膜炎，病毒性角膜炎较少双眼同时患病，虽可累及周边角膜，但往往先出现角膜溃疡后出现角膜浸润且浸润可伸向角膜缘，抗病毒药物治疗有效，患者缺乏原发性睑缘炎病变。而 BKC 常先出现角膜浸润后出现角膜溃疡，且角膜浸润病灶与角膜缘往往间隔 1mm 左右透明区，睑缘有明显炎症，激素治疗有效。②细菌性、真菌性角膜溃疡，部分细菌、真菌性角膜溃疡可出现在周边角膜，但细菌性与真菌性角膜炎患者眼部刺激症状明显，脓性分泌物多，病变角膜中央进展迅速，可伴有前房积脓。而 BKC 角膜周边溃疡进展缓慢，无继发感染时极少出现前房积脓。③免疫性角膜病变，常见有蚕食性角膜溃疡和胶原血管病引起的周边角膜溃疡，患者往往有全身病史，如风湿性关节炎、Wegener 肉芽肿或结节性多发性大动脉炎等。此类患者角膜浸润或溃疡范围较大，常向角膜中央进展，溃疡往往在朝向角膜中央一侧有潜行的边缘，伴角膜溶解，需免疫抑制剂控制炎症和角膜溃疡。而 BKC 角膜浸润和溃疡范围较小，且病情发展缓慢，经积极治疗睑缘炎后，溃疡一般在 2 ~ 4 周内愈合。

【治疗】

1. 治疗原则 西医以积极治疗睑缘炎或睑板腺功能障碍为主，主要目标为控制角结膜炎症，促进角结膜损伤愈合，防止复发，减少对视功能的影响，以局部治疗为主。中医以清热除湿为治疗要点。

2. 西医治疗 局部非甾体抗炎药或低浓度糖皮质激素眼液滴眼，玻璃酸钠滴眼液，红霉素眼膏晚睡前涂眼。激素治疗不佳时可选用免疫抑制剂如环孢素 A 或他克莫司（FK506）。病情严重时全身治疗，成人口服四环素类药物，如四环素或多西环素。对于儿童 BKC 的治疗，同成人一样重点治疗睑缘炎，以局部治疗为主，一般使用抗菌药联合非甾体抗炎药或低浓度糖皮质激素治疗。对使用糖皮质激素的患者应监测眼压。

3. 中医治法

（1）辨证论治

① 脾经风热证

证候：睑缘潮红，周围充血，结膜充血，睑结膜乳头增生、滤泡形成，角膜上皮点状糜烂，灼热刺痒，干涩不适，口渴不欲饮，食欲不振；舌红苔黄脉数。

治法：清热除风。

方药：消风除热汤加减。

② 脾胃湿热证

证候：胞睑边缘充血，睫毛部分脱落，睑板腺开口阻塞，结膜充血，角膜中央混浊，上皮糜烂，周边浅层新生血管张入，周边角膜多发性浸润、溃疡。疼痛、畏光，视物模糊，小便短赤；舌红苔黄，脉濡数。

治法：清热利湿。

方药：除湿汤加减。

（2）其他治疗

中药煎水洗眼：偏风重者，用二圣散；偏湿重者，疏风散湿汤；偏热重者，用万金膏等。

【预防与调护】

1. 保持眼睑皮肤清洁干燥，忌搔抓。
2. 卧床休息，忌辛辣厚味。
3. 锻炼身体，增强体质。

（仝警安）

扫码“练一练”

扫码“学一学”

第七章　泪 器 病

泪器在结构和功能上由泪液分泌部（secretory apparatus）和泪液排出部（excretory apparatus）两部分组成。泪液分泌部包括泪腺、副泪腺、结膜杯状细胞等外分泌腺，主要功能是分泌泪液。泪液排出部又称为泪道，包括上下泪小点、上下泪小管、泪总管、泪囊和鼻泪管，其主要功能为引流泪液进入鼻腔。

流泪是泪器病的主要症状之一，其原因有二，一是排出受阻，泪液不能流入鼻腔而溢出眼睑之外，称为泪溢；二是泪液分泌增多，排出系统来不及排走而流出眼睑外，称为流泪。泪道阻塞常可引起泪囊继发感染，形成慢性泪囊炎，是常见的泪道感染性疾病，易对眼造成潜在威胁。泪腺疾病相对少见，主要为炎症及肿瘤。此外，泪液基础分泌不足也是引起眼表疾病的重要因素之一。

泪器病主要位于眦部，属中医眼科两眦疾病范畴。根据五轮学说，两眦属血轮，内应于心，心与小肠相表里，故两眦疾病与心和小肠关系密切。心主火，主血脉，心火上炎则气血上壅，经脉不利，郁于眦部，可表现为两眦红赤刺痛，眵粘干结；心火移于小肠，则可兼见小便黄赤。心有伏火，循经上攻于目，蓄腐成脓，则可见泪窍溢脓，变生漏睛，若复感外邪，风热上攻，则可见内眦部睛明穴下方红肿高起，发为漏睛疮。

治疗方面，常以中西医结合治疗为主。中医辨证属风热上攻者，当疏风清热；热毒炽盛者，当清热解毒、消肿止痛；属虚证者，当补益肝肾，扶正祛邪。西医选择滴眼液、泪道冲洗及手术等治疗。

第一节　泪囊炎

一、急性泪囊炎

急性泪囊炎（acute dacryocystitis）大多发生在慢性泪囊炎的基础上，多与侵入细菌毒力强或机体抵抗力下降有关。也可因泪道探通、局部挤压使感染扩散引起。本病属于中医“漏睛疮”范畴。

【病因病理】

1. 西医病因病理　本病大多数是在慢性泪囊炎的基础上，由于毒力强的细菌，如金黄色葡萄球菌或溶血性链球菌等感染所致。也可因泪道探通误伤泪囊壁，微生物通过泪囊囊壁侵入周围组织所致。新生儿泪囊炎多由流感嗜血杆菌引起。

2. 中医病因病机

（1）心经蕴热，或素有漏睛，热毒内蕴，复感风邪，风热搏结于内眦。

（2）过食辛辣炙煿，心脾热毒壅盛，致气血凝滞，营卫不和，结聚成疮，热盛肉腐成脓而溃。

【诊断】

1. 临床表现

（1）症状 突然发病，可见眼红、眼痛、流泪，严重者全身可伴有恶寒发热。

（2）体征 泪囊区局部皮肤红肿、坚硬，疼痛、压痛明显，炎症可扩展到眼睑、鼻根和面颊部，甚至可引起眶蜂窝织炎，数日后红肿局限，出现脓点，脓肿可穿破皮肤，脓液排出，炎症减轻。但有时可形成泪囊瘘管，经久不愈，泪液长期经瘘管溢出。

2. 实验室检查 血液细胞计数可有白细胞总数及中性粒细胞升高。

【鉴别诊断】

1. 内眦部外睑腺炎或皮脂腺囊肿继发感染 病变部位不在泪囊部，无溢泪。

2. 急性筛窦炎和急性上颌窦炎 以鼻塞、流脓涕、头痛为主要症状，常累及内眦部泪囊区域，但是肿胀和压痛常位于内眦韧带上方，冲洗泪道通畅。鼻腔检查和副鼻窦 X 线摄片可明确诊断。

【治疗】

1. 治疗原则 本病属急性感染，西医治疗当全身和局部使用足量抗生素控制炎症，已化脓者当切开排脓。中医早期当疏风清热；中期当清热解毒，祛瘀消肿；后期当扶正祛邪，托里排脓。

2. 西医治疗

（1）局部治疗 早期可行局部热敷，选择抗生素滴眼液控制炎症。

（2）全身治疗 应用广谱抗生素静脉滴注，以积极控制炎症。

（3）手术治疗 如炎症未能控制，脓肿形成，则应切开排脓，放置引流条，待伤口愈合，炎症完全消退后按慢性泪囊炎处理。炎症期忌泪道探通或泪道冲洗，以免感染扩散，引起眶蜂窝织炎。

3. 中医治疗

（1）辨证论治

①风热上攻证

证候：患眼热泪频流，内眦部红肿，疼痛，其下方隆起，可扪及肿核，疼痛拒按；头痛，或见恶寒发热；舌红苔薄黄，脉浮数。

治法：疏风清热

方药：驱风散热饮子加减。可于方中加白芷、浙贝母、天花粉以加强消肿散结之功；大便通畅者，可去大黄，加黄连。

②热毒炽盛证

证候：患处红肿焮热，核硬拒按，疼痛难忍，热泪频流，甚而红肿漫及颜面胞睑；耳前或颌下有肿核及压痛，全身可兼头痛身热，心烦口渴，大便燥结，小便赤涩；舌质红，苔黄燥，脉洪数。

治法：清热解毒，消瘀散结。

方药：黄连解毒汤加减。可加金银花，蒲公英，紫花地丁以加强清热解毒之功；若大便燥结者，可加大黄以通腑泻热；患处红肿热痛甚者，加郁金，乳香，没药以助活血散瘀，消肿止痛；欲成脓而未溃者，可加皂角刺、穿山甲以通络祛瘀，消肿止痛，可增强清热解毒、消疮肿的作用。

③正虚邪留证

证候：患处微红微肿，稍有压痛，时有反复，但不溃破；或溃后漏口难敛，脓液稀少不绝；可伴畏寒肢冷，面色苍白，神疲食少，舌淡苔薄，脉细弱。

治法：补气养血，托里排毒。

方药：托里消毒饮加减。若红痛有肿核者，可加野菊花、蒲公英、郁金以助清热消肿，活血止痛；溃后漏口不敛已久，面色苍白者，宜加玄参、天花粉、白蔹以养阴清热，生肌排脓，亦可配服十全大补丸或人参养荣丸。

（2）外治

①湿热敷：早期局部宜用湿热敷，每日 2 ~ 3 次。

②药物敷：未成脓者，可用紫金锭磨水外涂，或以如意金黄散，调和外敷，或用新鲜芙蓉叶及花、野菊花、紫花地丁等量，洗净捣绒出汁，并外敷患处，以清热解毒，促其消散。注意外用药物勿入眼内。

（3）中成药治疗　早期辨证为风热上攻者，可选择黄连上清丸；中期辨证为热毒炽盛者，可选择牛黄解毒丸；后期正虚邪留者，可选择十全大补丸或人参养荣丸。

【预防与调护】

（1）忌食辛辣炙煿等刺激性食物，注意预防慢性泪囊炎变生本病。

（2）本病病处危险三角区，急性发作时不可挤压患处，以免脓毒扩散。

（3）素有慢性泪囊炎者，应彻底治疗。

（4）红肿热痛者，切勿采用泪道冲洗及泪道探通术。

二、慢性泪囊炎

慢性泪囊炎（chronic dacryocystitis）多由鼻泪管狭窄或阻塞后，泪液滞留于泪囊之内，伴发细菌感染引起。多见于中老年女性。慢性泪囊炎是眼部的感染病灶，由于常有黏液或脓液返流入结膜囊，使结膜囊长期处于带菌状态。如果发生眼外伤或施行内眼手术，则极易引起化脓性感染，导致细菌性角膜溃疡或化脓性眼内炎。本病属于中医“漏睛”范畴。

【病因病理】

1. 西医病因病理　本病多由沙眼、泪道外伤、鼻炎、鼻中隔偏曲、下鼻甲肥大等因素引起鼻泪管阻塞，泪液潴留，继发细菌感染引起。常见致病菌为肺炎链球菌和白色念珠菌。

2. 中医病因病机

（1）外感风热，停留泪窍，泪道不畅，积伏日久，溃而成脓。

（2）心有伏火，脾蕴湿热，流注经络，上攻泪窍，腐而成脓。

此外，本病的发生亦可由椒疮及相关鼻病引起。

【诊断】

临床表现

（1）症状　患眼常有溢泪或溢脓。

（2）体征　结膜充血，下睑皮肤出现湿疹，用手指挤压泪囊区，有黏液或黏液脓性分泌物自泪小点流出。泪道冲洗时，冲洗液自上、下泪小点返流，同时有黏液脓性分泌物。若分泌物大量贮留，泪囊扩张，可形成泪囊黏液囊肿。

【鉴别诊断】

本病应与泪道狭窄或阻塞鉴别，二者均有流泪。不同的是后者按压内囊区或冲洗泪道时，无黏液或脓液流出；而慢性泪囊炎按压泪囊区部或冲洗泪道时，有黏液或脓液自泪小点溢出或返流。

【治疗】

1. 治疗原则　以手术治疗为主。可配合中药内治、局部抗炎、泪道冲洗等，以减轻症状。

2. 西医治疗

（1）手术治疗　手术目的是使阻塞的鼻泪管再通。常用术式是泪囊鼻腔吻合术、鼻内窥镜下鼻腔泪囊造口术或鼻泪管支架植入术。部分患者无法行吻合术或造口术时，如高龄患者，可考虑泪囊摘除术，以去除病灶，但术后泪溢症状依然存在。

（2）药物治疗　可用抗生素眼液滴眼，作为手术治疗前的对症处理。滴眼前要先挤出分泌物，也可抗生素药液泪道冲洗。

3. 中医治疗

辨证论治

①风热停留证

证候：患眼隐涩不舒，时而泪出，或自觉黏液粘睛，内眦头皮色如常，或睛明穴下方稍显隆起，按之不痛，但见有黏浊泪液自泪窍沁出；可见舌尖红、苔薄白，脉浮数。

治法：疏风清热。

方药：白薇丸加减。若黏浊泪液多而稠者，可加金银花、连翘、蒲公英，以助清热解毒之功。

②心脾湿热证

证候：内眦头微红潮湿，可见脓液浸渍，拭之又生，脓多且稠；按压睛明穴下方时，有脓液自泪窍沁出；小便赤黄；或可见舌红苔黄腻，脉濡数。

治法：清心利湿。

方药：竹叶泻经汤加减。脓液多且黄稠者，可去羌活，加天花粉、漏芦、乳香、没药，以加强清热排脓、祛瘀消滞的作用。

【预防与调护】

（1）忌食辛辣炙煿等刺激性食物，以防复发。

（2）及时治疗沙眼。

（3）对有鼻部疾病者，应及时治疗，防止发生本病。

第二节　泪道阻塞或狭窄

由于泪小点、泪小管、泪总管等泪道起始部管径窄细，位置表浅，并与结膜囊毗邻相通，容易受到炎症、外伤的影响而发生阻塞，引起泪溢。多见于中老年人。属于中医的“流泪症”范畴。

【病因病理】

1. 西医病因病理

（1）泪小点外翻，泪小点不能接触泪湖。主要原因有老年性眼睑松弛或睑外翻。

（2）泪小点异常，包括泪小点狭窄、闭塞或缺如。

（3）泪小管至鼻泪管的阻塞或狭窄，包括先天性闭锁、炎症、肿瘤、结石、外伤、异物、药物毒性等各种因素引起的泪道结构或功能不全，致泪液不能排出。

（4）其他原因，如慢性过敏性鼻炎、鼻腔肿瘤等。

2. 中医病因病机

（1）泪为肝之液，肝血不足，泪窍不密，复感风邪，引泪而出。

（2）气血不足，不能约束泪液而致冷泪常流。

（3）肝肾两虚，精血亏虚，约束无权，无时泪下。

【诊断】

临床表现

（1）症状　泪溢，在刮风或寒冷时症状加重。

（2）体征　泪道冲洗狭窄或阻塞。部分患者因长期泪液浸渍引起慢性刺激性结膜炎、下睑和面部皮肤湿疹等。

【治疗】

1. 治疗原则　中西医结合治疗。中医以内治及针灸治疗为主，西医以外治为主。

2. 西医治疗

（1）先天性 Hasner 瓣阻塞婴儿，可试用手指有规律地压迫泪囊区，自下睑眶下线内侧与眼球之间向下压迫，压迫数次后点抗生素眼液，每日 3～4 次，坚持数周，能够促使鼻泪管下端开放。若保守治疗无效，半岁以后可考虑泪道探通术。

（2）功能性泪溢者，可试用硫酸锌及肾上腺素溶液点眼以收缩泪囊黏膜。

（3）泪小点狭窄、闭塞或缺如者，可用泪小点扩张器或泪道探通术。

（4）睑外翻泪小点位置异常者，可行睑外翻矫正手术。

（5）泪小管阻塞者，可试用泪道硅管留置或激光再通治疗。对于泪总管阻塞者，可采用结膜－泪囊鼻腔吻合术，鼻泪管狭窄者，可行泪囊鼻腔吻合术。

3. 中医治疗

（1）辨证论治

①肝血不足证

证候：患眼无红赤肿痛，流泪，迎风更甚，或隐涩不适；兼头晕目眩，面色少华；舌淡苔薄，脉细。

治法：补养肝血，祛风散邪。

方药：四物汤加防风，白芷，羌活。若迎风流泪更甚者，可加白薇，菊花，石榴皮等以祛风止泪。

②气血两虚证

证候：无时泪下，泪液清冷稀薄，不耐久视，面色无华，神疲乏力，心悸健忘；舌淡，苔薄，脉细弱。

治法：益气养血，收摄止泪。

方药：八珍汤加减。如迎风流泪多者，加防风，白芷，以祛风止泪；若遇寒泪多或冬月泪多，畏寒肢冷者，酌加细辛，桂枝，巴戟天以温阳散寒摄泪。

③肝肾亏损证

证候：眼泪常流，拭之又生，或泪液清冷稀薄；兼头晕耳鸣，腰膝酸软；舌淡少苔，脉细弱。

治法：补益肝肾，固摄止泪。

方药：左归饮加减。若流泪较甚者，加五味子，防风以收敛祛风止泪；若感泪液清冷者，加巴戟天，肉苁蓉，桑螵蛸，以加强温补肾阳之力而助固摄止泪之功。

（2）中成药　肝肾两虚，约束无权者可用金匮肾气丸。

（3）针灸治疗　肝血不足证，以补法为主，可针肝俞、太冲、合谷、风池；肝肾亏损证针灸并用，可针肝俞，肾俞，涌泉，太冲；若流泪清冷者，可加神阙艾灸及同侧睛明穴或承泣穴温针（将针用火烧热，待温后再针）治疗。

【预防与调护】

（1）户外工作者，可戴防护眼镜减少风沙对眼睛泪道的刺激。

（2）增强体质，或作睛明穴按摩，有助于改善流泪证候。

（3）积极治疗慢性结膜炎，矫正屈光不正，可减轻或防止泪溢的发生发展。

（李　妍）

扫码“练一练”

扫码“学一学”

第八章　眼表疾病

第一节　眼表疾病概述

眼表（ocular surface）指上下眼睑缘灰线之间的全部黏膜上皮，包括角膜上皮和结膜上皮。角膜表面由外到内覆盖有脂质层、水液层、黏蛋白层组成的泪膜。健康的眼表与稳定的泪膜相互依赖与影响，共同维持清晰舒适的视功能。广义的眼表则指维持眼球表面健康的所有眼附属器，包括结膜、角膜、眼睑、泪器及泪道。眼表疾病（ocular surface disease，OSD）指引起角膜、结膜、泪膜结构和功能异常的疾病。由于眼表各要素间紧密联系，互相影响，任一要素病变都可引起眼表的异常，从而出现眼部不适并可影响视功能。

【泪液及泪膜】

1. 泪液的成分及理化性质　正常情况下，泪液的生成速率为1.2μl/min，折射指数为1.336，表面张力比水低，约为水的2/3。每只眼正常结膜囊内泪液量为7μl±2μl。泪液中清蛋白占蛋白总量60%，球蛋白和溶菌酶各占20%。免疫球蛋白有IgA、IgG和IgE，其中IgA含量最多，由泪腺中浆细胞分泌而不是只从血清渗出的。泪液中K^+、Na^+和Cl^-浓度高于血浆。泪液中还有少量葡萄糖（5mg/dl）、尿素（0.04mg/dl），其浓度随血液中葡萄糖和尿素水平变化发生相应改变。泪液pH值范围5.20～8.35，平均7.35，正常情况下泪液为等渗性，渗透压295～309mOsm/L。

2. 泪膜的组成

（1）脂质层　泪液的脂质层由睑板腺分泌，瞬目时均匀涂布于眼球表面，构成泪膜的最外层，可减少泪液的蒸发，并维持闭睑时的水密状态。当睑板腺功能障碍导致脂质分泌不足和/或质量下降，均可导致泪膜稳定性下降，从而出现干眼症状。

（2）水液层　中间的水液层来源于泪腺，由主泪腺及副泪腺分泌，含蛋白质及盐类。泪液蒸发时水液层逐渐均匀变薄，脂质层逐渐向黏蛋白层靠近，当二者接触时，泪膜即发生破裂。当泪腺分泌障碍时，如Sjögren综合征等可引起干眼。

（3）黏液层　黏液层分布于角、结膜上皮细胞表面，主要由结膜的杯状细胞分泌，含有多种糖蛋白。眼表的上皮细胞膜由脂蛋白构成，因此具有疏水性，单纯的水液层不能湿润眼表，黏蛋白的存在使得细胞表面产生了亲水性表面，有助于泪液的均匀分布。如炎症、化学等因素导致眼表细胞受损，黏液层缺乏，即使有足够的水液层也会出现眼表的干燥及损伤。

3. 泪液的分泌　泪液的分泌分为基础性分泌及反射性分泌。

（1）泪液的基础性分泌　由分泌泪膜三层成分的腺体和组织产生，睡眠时也有基础分泌，其分泌量随年龄的增加而逐渐减少。

（2）泪液的反射性分泌　泪液的反射性分泌由泪腺产生，泪腺为外分泌腺，有传出神经及副交感神经支配，其传入神经为第五脑神经，其主干或者任何分支受到周围感觉、视网膜（光）、精神的刺激即可引起泪液的反射性分泌。

4. 泪膜的功能

（1）通过去除上皮表面的微小不规则物质，形成角膜光滑的光学表面；

（2）湿润和保护角结膜上皮层；

（3）通过机械性冲刷和抗微生物作用抑制微生物的生长；

（4）供给角膜必需的氧气和其他营养物质。

【眼表疾病治疗原则】

如前所述，结膜、角膜、眼睑、泪器及泪道任何一方面的病变均可导致眼表疾病的发生，对其治疗主要是恢复眼表的正常结构，使其恢复正常功能。对损伤结膜、角膜上皮的重建称为眼表重建，包括结膜重建、角膜重建、泪膜重建、眼睑重建。

第二节　干　　眼

干眼（dry eye）又称角结膜干燥症（keratoconjumctivits sicca），是指任何原因引起的泪液质或量下降，或动力学异常导致的泪膜稳定性下降，并伴有眼部不适和/或眼表组织病变特征的多种疾病的总称。本病属于中医“白涩症、神水将枯”范畴。

其中干眼症为患者仅有一过性干眼的症状，只要经过休息或短暂应用人工泪液则恢复正常，且无干眼的各种体征，尤其是没有眼表的损害，亦无引起干眼的局部及全身性原因；既有症状又有体征者则称为干眼病；合并全身免疫性疾病者则为干眼综合征。

【病因病理】

1. 西医病因病理　干眼病因繁多，病理过程复杂，由各种可导致泪膜各成分（水、黏蛋白、脂质）不足或异常的疾病引起，与眼睑表面异常或上皮异常有关。组织病理学特征包括：角膜和结膜上皮出现泪膜破裂点，暗条的形成，结膜杯状细胞减少，非杯状细胞异常增大，及细胞分层和角化现象增多。眼表病理改变、基于免疫的炎症反应、细胞凋亡、性激素水平的降低以及外界环境的影响是干眼发生发展的主要因素。

2. 中医病因病机　《目经大成》谓：“此症轮廓无伤，但视而昏花，开闭则干涩异常”。《审视瑶函》谓其“视珠外神水枯涩，而不润莹”。本病与肝、脾、肺、肾关系密切，肝肾阴虚、肝之阴液不足、脾虚不运是其发病原因，肺失宣降、燥伤肺阴不能上荣于目，阳气及阴液敷布的经络阻滞不通是其发病的重要诱发因素。尤以津液亏虚、郁火蒸灼、目失津液濡润为主要病机。

【诊断】

1. 临床表现

（1）症状　常见症状是干涩感、异物感、眼疲劳、痒感、烧灼感、黏液分泌增多、眼胀感、眼痛、畏光、眼红等。如有上述症状，则应仔细询问病史，寻找可能导致干眼症的病因。对于严重的眼干，应询问是否伴有口干、鼻干、关节痛，以排除 Sjögren（Sjögren syndrome，SS）综合征。

（2）体征　双上睑板腺开口堵塞，伴有脂栓、牙膏样物溢出，结膜充血，无光泽，泪河高度变细变窄，角膜上皮点状或簇集样的剥脱，荧光素纳染色阳性。

2. 分类　1995 年美国干眼研究小组，将干眼分为泪液生成不足型（deficient aqueous）和蒸发过强型（over evaporation）两种类型。前者是由于泪腺疾病或者功能不良导致的干眼，即为水样液缺乏型干眼（aqueous tear deficiency，ATD），又可分为 Sjōgren 综合征所致干眼（SS - ATD）及非 SS - ATD。后者主要指睑板腺功能障碍（meibomain gland dysfunction，MGD）。

干眼根据病因病理可分为 4 种类型：泪液分泌不足型、蒸发过强型（含睑板腺病变、瞬目异常）、泪液动力学异常型、混合型。干眼的分类并不是相互完全独立的，它们的分类常常交叉，甚至同时存在，很少单独出现。

【实验室检查】

干眼的相关检查包括以下方面。

1. 泪液分泌实验　最常用的是 Schirmer 试验（Schirmer test），根据检测方法的不同可分为 Schirmer Ⅰ和 Schirmer Ⅱ两种。Schirmer Ⅰ反映泪液的基础分泌，在不应用眼部表面麻醉情况下，测试的是主泪腺的分泌功能，应用表面麻醉剂后检测的是副泪腺的分泌功能。将 41 号 Whatman 滤纸一端置于下睑中、外侧 1/3 交界处下结膜穹隆处，观察 5 分钟，测量滤纸被泪液润湿的长度。正常值为 10 ~ 15mm/5min，<10mm/5min 为低分泌，反复多次检查泪液分泌量 <5mm/5min 提示为干眼。Schirmer Ⅱ试验测量反射性泪液分泌，方法与前面相似，不同之处是将滤纸放入结膜囊内后，再将一棉棒插入同侧鼻腔刺激鼻黏膜。若 5 分钟后滤纸湿长小于 15mm，表示反射性泪液分泌功能不足。Schirmer 泪液分泌实验相对敏感，操作简便，但可重复性差，不能仅凭一次测量结果就确诊或排除干眼，需多次反复测量，结果一致时方更具有诊断参考价值。

酚红棉丝试验是测量泪液分泌功能的另一种方法，将标准 70mm 酚红棉丝置于下睑穹隆部，被检者前视 15 秒，变红色部分 <9mm/15s 为阳性。也可将棉丝放置 120 秒钟后取出测湿长，该检查比 Schirmer 试验刺激小，故结果更为可靠，但目前尚缺乏中国人的正常值范围。

2. 泪膜破裂时间　该检查操作简便，常用于干眼的初筛。在结膜囊内滴入荧光素钠溶液，嘱患者眨眼，使荧光素钠均匀地分布于角膜上，睁眼平视前方，不得眨眼，测量者在裂隙灯的钴蓝光下用宽裂隙光带观察泪膜，从最后一次瞬目后睁眼至角膜出现第一个黑斑即干燥斑的时间，为泪膜破裂时间。正常值为 10 ~45 秒，<10 秒为泪膜不稳定。检查结果受年龄、种族、睑裂大小、温度、湿度影响。

3. 泪河宽度　裂隙灯下投射在角结膜表面的光带和下睑睑缘的光带的交界处可见泪液的液平，其宽度可一定程度上反映泪液分泌的多少。正常 >0.5 ~ 1.0 mm，≤0.25mm 则诊断为干眼。

4. 眼表上皮活性染色

荧光素染色　将荧光素钠滴于结膜囊内可以很好地显示它的湿润程度，泪液的新月形凹凸镜很容易被看到。荧光素染色后观察可见角膜上皮破坏和缺损。

荧光素钠溶液滴于结膜囊内，抗生素或生理盐水冲洗后，裂隙灯钴蓝光下观察，阳性即角膜上皮缺损，提示角膜上皮细胞层的完整性被破坏。荧光素染色可以直观反映眼表上皮损伤的部位和面积。干眼最早出现眼表上皮点状染色是发生于结膜，而不是角膜。

5. 羊齿状物实验　了解泪液电解质和糖蛋白含量的比例。

6. 乳铁蛋白含量测定　反映泪液分泌功能。

7. 泪液渗透压的测定　是诊断干眼症较敏感的方法。

8. 活检及印迹细胞学检查　了解眼表上皮细胞的病理及病理生理变化。

9. 血清学检查　了解自身抗体的存在。

10. 眼表综合分析仪检查　可以提供较全面的干眼检查，提供客观量化的检查结果。

【鉴别诊断】

1. 视疲劳　症状多种多样，常见的有近距离工作不能持久，出现眼及眼眶周围疼痛、视物模糊、眼睛干涩、流泪等，严重者出现头痛、恶心、眩晕。它不是独立的疾病，而是由于多种原因引起的一组疲劳综合征，但泪膜稳定性及泪液渗透压无异常，单眼或双眼患病，验光配镜常使症状减轻或消失。

2. 睑缘炎　是睑缘皮肤、睫毛毛囊及其腺体的亚急性、慢性炎症，可导致睑板腺开口堵塞，脂质分泌障碍等引发干眼，但其还具有睑缘充血、潮红，睫毛和睑缘表面附着上皮鳞屑、有点状皮脂溢出，皮脂集于睫毛根部等症状，故可与干眼鉴别开来。

扫码“看一看”

3. 螨虫型睑缘炎　螨虫附于上、下眼睑睫毛囊根部，常导致睑板腺开口堵塞，脂栓，油脂分泌异常而引起干眼，但还表现为脱睫、睫毛乱生、睫毛根部红肿、鳞屑黏附等症状，睫毛镜检、共焦显微镜可见螨虫生物，不难鉴别诊断。

4. 睑缘炎相关角结膜病变（BKC）　其异物感、烧灼感、疼痛、畏光，睑缘部形态、脂质性状、腺体变化等症状与体征与干眼症状相似故极易混淆，但 BKC 角膜上皮病变、角膜新生血管、浸润等症状又可与干眼相鉴别。

【治疗】

1. 治疗原则　干眼的治疗目标是尽可能重建完整的泪膜，适当治愈形成上皮，重建眼表功能，缓解症状。完成这些目标需依赖多种途径：首先要消除引起干眼的一切诱因，此为治疗的关键；对于不同病情干眼患者，选择泪液补充、保存、刺激分泌、抗炎等方法，或联合中医辨证论治以滋阴润燥、补益肝肾调整机体内环境，必要时佩戴硅胶眼罩、湿房镜或潜水镜等；对重症干眼症患者，除上述治疗外，可配合手术治疗。

扫码“看一看”

2. 西医治疗　许多干眼患者可能同时存在泪液生成不足及蒸发过强的因素，寻找患者干眼因素的侧重点有助于更有针对性的治疗。对于泪液生成不足为主的干眼，治疗原则以补充泪液、减少蒸发、增加泪液分泌、抑制炎症和免疫反应为主；而蒸发过强为主的干眼治疗原则则主要针对睑板腺功能障碍，抑制炎症，清洁睑缘、减少蒸发、脂质替代等。

（1）消除诱因　应尽量避免长时间使用电脑，少接触空调及烟尘、高温环境等干眼诱因。

（2）补充泪液治疗　应用人工泪液治疗可相对改善眼表润滑和增加眼表湿度，最佳的泪液替代成分是自家血清，尤其对于那些黏蛋白缺乏的干眼。因此使用人工泪液保持眼表的湿润，缓解干眼症状是目前的主要治疗措施之一。应根据干眼患者的病因、严重程度、眼表面损害情况及经济条件来合理选择人工泪液。轻度干眼可选用黏稠度较小的人工泪液，中度干眼可选用黏稠度较大的人工泪液，重度干眼可使用眼用凝胶制剂，出现暴露性角膜溃疡时可使用眼膏。需长期使用人工泪液的患者应选用不含防腐剂的剂型，以避免防腐剂的毒性作用加重眼表和泪膜的损害。

（3）延迟泪液在眼表的停留时间　方法有佩戴硅胶眼罩、湿房镜或潜水镜等。泪小点栓子对于中重度干眼治疗有一定帮助，可以暂时或永久性地减少泪液的排出。较严重的干眼患者还可考虑行永久性泪小点封闭术。对于那些眼睑位置异常的睑内翻、外翻患者，则可以考虑眼睑重建手术。

扫码“看一看”

（4）促进泪液分泌　口服必嗽平（溴苄环己胺，bromhexine）、盐酸毛果芸香碱、新斯的明等药物可以促进部分患者泪液的分泌。全身应用糖皮质激素或雄激素可以抑制免疫介导的 Sjögren 综合征，提高泪腺分泌功能。

（5）蒸发过强型　首先治疗以睑板腺功能障碍相关疾病，如睑缘炎、BKC 综合征、螨虫型睑缘炎等。其次疏通堵塞的睑板腺导管，促进脂质的分泌。

（6）局部免疫抑制和抗炎治疗　干眼的发病因素中基于炎症的免疫反应是重要的病理环节，因此对于重度干眼，可使用局部免疫抑制剂如低浓度（0.05%～0.1%）的环孢霉素A（cyclosporin，CsA）或 0.05% FK506 滴眼液滴眼，抑制眼表的免疫活性细胞的浸润和炎症因子的表达。对于眼表炎症较明显的患者可短期酌情局部使用糖皮质激素，对减轻症状有效，在眼表炎症控制后应及时停用。

（7）手术治疗　颌下腺的分泌液较接近泪液成分，自体颌下腺移植适合治疗重症干眼病，但仅适用于颌下腺功能正常者，此外该手术只能部分解决干眼病泪液分泌问题，并不能解决干眼病的并发症，如睑球粘连、角膜新生血管和角膜混浊等。因此，颌下腺移植重建泪膜应视为眼表重建的准备性手术。

3. 中医治疗

（1）辨证论治

①肺阴不足证

证候：目珠干涩不爽，异物感，久视疲劳，时常白睛隐隐发红，舌红少津，脉细数。

治法：滋阴润肺。

方药：养阴清肺汤加减。若出现黑睛星翳可加刺蒺藜，谷精草，蝉蜕以退翳明目。

②气阴两虚证

证候：目珠干燥无光泽，涩痛畏光，眼睛极易疲劳，视力模糊，甚至眼睑痉挛，口干少津，神疲乏力，舌质淡红，苔白，脉细。

治法：益气养阴。

方药：生脉饮和六味地黄汤加减。气虚较甚者，可加黄芪、白术等。

③肝经郁热证

证候：目珠干燥，灼热刺痛，口苦咽干，烦躁易怒，大便干或小便黄，舌红苔薄黄，脉弦滑数。

治法：清肝解郁。

方药：丹栀逍遥散加减。若大便干结可加草决明，大黄清肝明目。

（2）中成药

①杞菊地黄丸：气阴两虚证，可用杞菊地黄丸口服治疗。

②逍遥丸：肝经郁热证，可用逍遥丸口服治疗。

（3）其他治疗

针刺治疗：根据全身辨证，可选取睛明、攒竹、瞳子髎、丝竹空、太阳、四白、风池、合谷、足三里、三阴交、太溪、太冲穴、水沟穴，提插捻转刺激，以患者眼球湿润为度。

4. 中西医结合治疗

随着社会信息化的全面普及、视屏终端的频繁应用，视觉越来越超负荷的使用，干眼发病率逐年上升，呈现低龄化发展趋势，纯西医治疗效果并不十分理想，联合与中医药内服外治，同时将干眼的西医临床分型与中医辨证对应：①蒸发过强型，选加眼部中药封包热敷及按摩治疗；②泪液生成不足型，选加针刺合用内服中药刺激泪液的产生；③混合型，选用上述两种方法；④伴有眼表损害，角膜上皮荧光素染色阳性者加退翳明目药即可。内外调理，进行干眼分型的个体化治疗。

扫码“看一看”

扫码“看一看”

【预防与调护】

（1）饮食宜清淡，戒烟酒，忌辛辣，可以自行泡枸杞菊花茶饮用。

（2）避免过度用眼，避免阳光烟尘刺激，勿滥用眼药水。

（3）保持心情舒畅，调整情志。

（4）有屈光不正者及时矫正视力。

扫码“练一练”

（彭　华　李永芝）

扫码“学一学”

第九章　结 膜 病

结膜是覆盖于眼睑后表面至睑裂部及眼球前半部至角膜缘处的一层半透明黏膜组织，由睑结膜、球结膜、穹隆结膜三部分构成，结膜上皮与角膜上皮、泪道黏膜上皮相延续，这些部位的疾病常相互影响。结膜大部分与外界直接接触，易受外界环境的刺激和微生物感染而致病，最常见的结膜病为结膜炎，其次为变性疾病，肿瘤和出血。

一、病因

1. 感染性因素　常由病原体感染（如细菌、病毒、衣原体、真菌、螺旋体）、邻近组织（角膜、巩膜、眼睑、眼眶、泪器等）炎症蔓延所致。

2. 非感染性因素　包括理化损伤（如烟尘、风沙、紫外线，医用药品、酸碱及有毒气体等）、某些全身疾病（如糖尿病、结核、梅毒、维生素缺乏等）、免疫反应等。

二、分类

结膜炎按病因分类可分为感染性与非感染性结膜炎。按病程分为超急性、急性与慢性结膜炎。按病理形态分为肉芽肿性、瘢痕性、膜性、乳头性与滤泡性结膜炎。

三、临床表现

症状　异物感、灼热感、痒涩，如炎症累及角膜，可伴有畏光、流泪及疼痛。

体征　常见结膜充血、分泌物、乳头增生、滤泡形成、膜和假膜等。

1. 结膜充血　是结膜炎最基本的体征。结膜充血的特点是表层血管充血，以穹隆部明显，充血随结膜移动而移动，局部点用1∶1000肾上腺素后充血消退。

2. 分泌物增多　引起结膜炎的原因不同，分泌物的性质也不同。细菌性结膜炎的分泌物常为浆液性、黏液性或脓性；淋菌性结膜炎分泌物为大量的脓性分泌物；慢性结膜炎分泌物为黏液性或白色泡沫样；病毒性结膜炎的分泌物为水样或浆液性。

3. 乳头增生　由于结膜上皮细胞大量增殖和炎性细胞浸润所致，结膜表面出现红色凸起，裂隙灯下见中心有呈轮辐状扩张的毛细血管到达顶端。较小的乳头呈绒布样外观，多见于衣原体性结膜炎；较大的乳头见于免疫性结膜炎或缝线、接触镜等异物的刺激反应。

4. 滤泡形成　为结膜下的腺样层内淋巴细胞增殖聚集所致。滤泡多呈半球形，直径0.5～2mm，周围绕有血管，中央无血管。衣原体性结膜炎、大多病毒性结膜炎、药物引起的结膜炎及某些寄生虫性结膜炎均可见到滤泡形成。

5. 膜和假膜　由脱落的结膜上皮细胞、白细胞、病原体和炎性渗出物混合形成。假膜是上皮表面的凝固物，去除后上皮仍保持完整，多见于腺病毒性结膜炎、单纯疱疹病毒性结膜炎、春季结膜炎等。真膜与结膜紧密黏附，强行剥除后易出血，见于白喉杆菌性结膜炎。

6. 球结膜水肿　结膜充血严重时，渗出液导致结膜水肿，水肿严重时，球结膜可突出于睑裂之外。急性过敏性结膜炎、淋球菌或脑膜炎球菌结膜炎、病毒性结膜炎都有明显的结膜水肿。

7. 结膜下出血　严重的结膜炎如病毒性结膜炎和 Kochweeks 杆菌所致的急性结膜炎等可出现点状或片状的球结膜下出血。

8. 耳前淋巴结肿大及压痛　病毒浸润，可做病毒性结膜炎的特异性诊断依据。

四、实验室检查

1. 病原学检查　包括结膜分泌物涂片和病原体的培养。涂片可初步查找细菌和真菌；病原体培养可区别微生物的种类，药敏试验可指导临床选择有效治疗药物。

2. 细胞学检查　结膜分泌物涂片、结膜刮片 Gram 染色检查有助于结膜炎的鉴别诊断。细菌结膜炎多形核白细胞增多；病毒结膜炎以单核细胞为主，并见淋巴细胞；衣原体结膜炎可在细胞浆内见到包涵体，并见等量的中性粒细胞和淋巴细胞；春季结膜炎上皮细胞中见大量嗜酸性颗粒；过敏性结膜炎可见大量嗜酸和嗜碱性粒细胞。

五、治疗原则

去除致病病因，以局部用药为主，必要时辅以全身治疗。急性结膜炎切勿包扎患眼。

（一）局部治疗

1. 滴眼剂的应用　是治疗结膜炎最常用的给药方法，给药的频率和用药时间，根据病情的急、缓、致病因素不同而定。根据病原体培养和药敏试验结果，选择敏感抗生素或抗病毒滴眼液或眼药膏，或直接选择广谱抗生素或抗病毒滴眼剂。

2. 结膜囊冲洗　当分泌物较多时，可用生理盐水或 3% 硼酸溶液冲洗结膜囊，可清除结膜囊内分泌物及病原体。

（二）全身用药

适合于淋菌性结膜炎和衣原体性结膜炎的急性期，在局部用药的基础上，配合全身应用抗生素。

六、中医关于结膜病的论述

结膜病为中医眼科外障眼病，包括胞睑和白睛疾病，以睑结膜病变为主的归属于胞睑疾病，如沙眼、结膜结石等，其他则属于白睛疾病。在五轮学说中，胞睑属肉轮，内应于脾胃；白睛属气轮，内应于肺和大肠。结膜疾病起病急、发展快、外部证候明显。辨证有虚有实，实证多因风寒燥热等邪气侵袭，治疗用疏风散邪、清热解毒、泻火通腑、除湿止痒、凉血退赤等法；虚证多因肺气不足，肺阴虚所致，治疗用滋阴润燥、益气生津等法。配合眼局部点药和熏洗。

第一节　细菌性结膜炎

细菌性结膜炎是一种常见的眼部感染。按发病快慢可分为超急性、急性或亚急性、慢性。按病情的严重情况可分为轻、中、重度。

一、超急性细菌性结膜炎

超急性细菌性结膜炎（hyperacute bacterial conjunctivitis）是一种传染性极强、破坏性很大的急性化脓性结膜炎，发病急，进展快，治疗不及时可出现角膜溃疡穿孔、眼内炎等多种并发症，造成严重视力危害。中医称为“脓漏眼”。

【病因病理】

1. 西医病因病理　为淋球菌或奈瑟脑膜炎球菌感染所致。淋球菌性结膜炎成人主要是通过生殖器－眼接触传播而感染，新生儿主要是产道感染。奈瑟氏脑膜炎球菌性结膜炎最常见血源性播散感染，也可通过呼吸道分泌物传播。

2. 中医病因病机　外感风热邪毒，或眵泪相染，热毒上攻于目，以致热毒炽盛，侵犯肝经。

【诊断】

1. 临床表现　新生儿常在2～7天发病，成人潜伏期2～3天。双眼常同时受累。患者畏光、流泪、眼痛，结膜显著充血、高度水肿，重者突出于睑裂之外，可有假膜形成，结膜囊大量黄脓性分泌物，不断从睑裂流出，故称“脓漏眼”；常有耳前淋巴结肿大和压痛。角膜浸润，严重者迅速发生角膜溃疡穿孔甚至眼内炎。感染的婴儿可能还有并发其他部位的化脓性炎症，如关节炎、脑膜炎、肺炎、败血症等。

2. 实验室检查　分泌物涂片和结膜刮片检查可见多形核白细胞和淋球菌，需行分泌物培养和药敏试验。

【治疗】

1. 治疗原则　本病起病急，来势凶猛，发展迅速，变化多端，必须中西结合局部治疗和全身用药并重，可根据实验室检查结果指导抗生素的选择。

2. 西医治疗

（1）生理盐水或3%硼酸溶液冲洗结膜囊，清除结膜囊内的致病菌。

（2）局部应用有效的抗生素眼药水频繁滴眼和眼药膏频繁涂眼。并根据细菌培养和药敏试验结果调整用药。

（3）必须全身采用抗生素肌注或静脉给药，可采用青霉素或头孢曲松钠等。感染奈瑟淋球菌患者通常合并沙眼衣原体感染，须常规治疗沙眼衣原体感染，成人：阿奇霉素或多西环素口服；新生儿：红霉素或乙酰丁二酸盐50 mg/（kg·d）分4次口服，共10～14天。

3. 中医治疗

辨证论治

热毒壅盛证

证候：患眼灼热疼痛，畏光流泪，眼睑红肿，结膜高度充血水肿，大量黄脓性分泌物；角膜浸润、溃疡，甚至角膜穿孔；口干咽痛，大便秘结；舌红苔黄，脉数。

治法：清热解毒。

方药：普济消毒饮加减。畏光流泪重加金银花、连翘清热散邪；若角膜溃疡加龙胆草、白芷、青葙子、夏枯草以清肝退翳。

【预防与调护】

（1）隔离患者，告知患者及其家人有交叉感染的可能。

（2）严格消毒患者用过的洗脸用具、手帕及接触的医疗器皿；医护人员在接触患者之后必须洗手消毒以防交叉感染。必要时戴防护眼镜。

（3）新生儿出生后应常规用0.5%红霉素或0.5%四环素眼膏点眼预防。

（4）淋球菌性结膜炎患者必须每天复查，直到病情缓解。

二、急性细菌性结膜炎

急性细菌性结膜炎（acute conjunctivitis）是常见的急性传染性眼病，多见于春秋季节，可散发感染，也可流行。发病急，潜伏期1～3天，两眼同时或相隔1～2天发病。临床特征为显著的结膜充血，大量的黏液或黏液脓性分泌物。本病归属于中医“暴风客热”。

【病因病理】

1. 西医病因病理　最常见的致病菌是肺炎双球菌、金黄色葡萄球菌、Koch－Weeks杆菌和流感嗜血杆菌。

2. 中医病因病机　外感风热之邪，客留肺经，上犯白睛；素有肺热壅盛，风热相搏，内外合邪则病症尤甚。

【诊断】

1. 临床表现

（1）症状　患眼流泪、灼热感、异物感或刺痛，由于分泌物多，常使上下睫毛粘在一起，早晨起床睁眼困难。

（2）体征　结膜充血，以睑结膜和穹隆部最为显著，结膜囊大量黏液性或黏液脓性分泌物。肺炎双球菌性和流感嗜血杆菌引起的结膜炎可有结膜下出血，流感嗜血杆菌感染还可并发卡他性边缘性角膜浸润或溃疡。儿童流感嗜血杆菌感染可引起眶周蜂窝织炎，部分患儿有体温升高，身体不适等全身症状。

2. 实验室检查　分泌物涂片或结膜刮片检查可见嗜中性粒细胞，细菌培养可见致病菌。对病情顽固者，应进行细菌培养和药敏试验。

【治疗】

1. 治疗原则　寻找病因，确定病原菌，以局部治疗为主。中医内外治结合，内治以疏风清热散邪为主，外治以局部用药、熏洗为主。

2. 西医治疗

（1）结膜囊冲洗　分泌物多者可行结膜囊冲洗。

（2）局部用药　局部充分使用有效的抗生素滴眼剂和眼药膏。使用广谱氨基糖苷类或喹诺酮类，如0.3%妥布霉素、0.3%氧氟沙星、0.3%～0.5%左氧氟沙星滴眼液或眼膏。

（3）全身用药　对儿童流感嗜血杆菌感染而致的急性细菌性结膜炎或伴有全身症状的

患者，局部用药的同时应口服头孢类抗生素。

3. 中医治疗

（1）辨证论治

①风重于热证

证候：灼热感，异物感，痒重痛轻，眼睑微肿，浆液性或黏液性分泌物，结膜充血；可伴恶风发热，鼻塞流涕；舌红苔薄白或微黄，脉浮数。

治法：祛风清热。

方药：羌活胜风汤加减。若结膜充血严重，酌加金银花、桑白皮等清热泻肺；若眼痒严重，加地肤子、蝉衣等祛风止痒。

②热重于风证

证候：患眼灼热疼痛较重，畏光流泪，黏液性或黏液脓性分泌物，眼睑红肿，结膜充血水肿；可兼口渴，溲赤，便秘；舌红苔黄，脉数。

治法：清热祛风。

方药：泻肺饮加减。分泌物较多加野菊花、紫草等清热解毒，球结膜充血水肿明显，可重用桑白皮，酌加葶苈子、白蒺藜泻肺利水。

③风热并重证

证候：患眼焮热疼痛、痒痛兼作、畏光流泪，较多脓性分泌物，球结膜高度充血水肿；伴恶风发热，头痛鼻塞，口渴喜饮，溲赤便秘，舌红苔黄，脉数。

治法：疏风清热，表里双解。

方药：菊花通圣散加减。若热毒较重，去麻黄、川芎、羌活等辛热之品。

（2）中成药

①银翘解毒丸：用于急性结膜炎风重于热证。

②防风通圣丸或明目上清片：用于双眼红肿痒痛，大便燥结，小便黄赤的风热病重症。

（3）其他治疗

①局部滴用鱼腥草、熊胆滴眼液等。

②中药熏洗：可用野菊花、桑叶、薄荷、防风、金银花、黄芩、蒲公英等清热解毒中药煎汤熏洗患眼，也可用内服中药煎后去渣先熏后洗。

【预防与调护】

（1）注意个人卫生，不用脏手揉眼，盥洗用具要清洁。

（2）急性期患者要隔离，防止传染，严格消毒患者使用过的洗脸用具及医疗器皿，医护人员在接触患者后必须洗手消毒以防交叉感染。

（3）忌食辛辣炙煿之品，保持大便通畅。

三、慢性结膜炎

慢性结膜炎（chronic catarhal conjunctivitis）为多种原因引起的结膜组织慢性炎症。病程迁延，多为双眼发病。本病属于中医“白涩症”或“赤丝虬脉”范畴。

【病因病理】

1. 西医病因病理 感染性者可由急性结膜炎演变而来，或毒力较弱的病原菌感染所致。多见于慢性睑缘炎或睑板腺功能异常者或鼻泪管阻塞或慢性泪囊炎患者，金黄色葡萄球菌和摩拉克菌是最常见的两种病原体。非感染性者可因风沙、粉尘、强光、挥发气体的刺激，眼部长期应用含防腐剂眼药，屈光不正，烟酒过度，睡眠不足等引起。

2. 中医病因病机 暴风客热或天行赤眼治疗不彻底，外感风热，肺经郁热，上攻白睛；或饮食不节，过食肥甘，嗜酒过度，脾胃蕴积湿热，上熏于目；或肺阴不足，白睛失养。

【诊断】

1. 临床表现

（1）症状 眼痒，烧灼感，干涩感，眼刺痛及视力疲劳。

（2）体征 结膜轻度充血，可有睑结膜肥厚、乳头增生，黏液性或白色泡沫样分泌物。金黄色葡萄球菌可引起溃疡性睑缘炎或角膜周边点状浸润。摩拉克菌可引起眦部结膜炎，伴外眦角皮肤结痂、溃疡形成及睑结膜乳头和滤泡增生。

2. 实验室检查 分泌物涂片或结膜刮片检查可见嗜中性粒细胞和细菌。细菌培养可见致病菌。

【治疗】

1. 治疗原则 西医积极寻找病因，祛除诱因，配合局部治疗，对久治不愈的慢性结膜炎应做细菌培养和药敏试验。中医以局部辨证为主，内外治结合。

2. 西医治疗 细菌感染性患者选用有效的抗生素眼药，葡萄球菌性引起的可用杆菌肽眼液和红霉素眼膏，非感染性患者首先去除病因，并选用不含防腐剂的人工润滑剂、收敛剂如0.25%硫酸锌眼药水等。

3. 中医治疗

（1）辨证论治

①邪热留恋证

证候：急性结膜炎治疗不彻底，患眼痒涩、异物感，分泌物少，睑结膜轻度充血；舌质红，苔薄黄，脉数。

治法：祛风清热。

方药：桑白皮汤加减。若眼痒较重，酌加荆芥、防风、蝉蜕等祛风止痒，结膜充血较重加白蒺藜、赤芍、牡丹皮清热泻肺，凉血退赤。

②脾胃湿热证

证候：症状同前，可见白色泡沫状分泌物，缠绵难愈；眼睑肥厚，结膜充血；可伴有纳少，尿少色黄，大便溏泄不爽；舌质红苔黄腻，脉濡数。

治法：清热利湿。

方药：三仁汤加减。湿重加苍术、茯苓、厚朴。

③肺阴不足证

证候：眼干涩不爽，不耐久视，球结膜轻度充血，病情迁延；可伴干咳少痰，口燥咽干；舌红少苔，脉细数。

治法：养阴清肺。

方药：养阴清肺汤加减。眼干涩较重加沙参、枇杷叶、天冬等养阴生津。

（2）中成药　养阴清肺丸，用于慢性结膜炎肺阴不足证。

（3）其他治疗　鱼腥草滴眼液滴眼等。

【预防与调护】

（1）去除环境污染因素，提倡良好的生活习惯，保持充足的睡眠。

（2）彻底治疗急性结膜炎，积极治疗睑缘炎、慢性泪囊炎、矫正屈光不正等。

（3）忌烟酒和辛辣饮食。

第二节　衣原体性结膜炎

衣原体是介于细菌与病毒之间的微生物，归于立克次纲，衣原体目。衣原体目分为二属。引起结膜炎的主要为属Ⅰ，可引起沙眼、包涵体性结膜炎和淋巴肉芽肿性结膜炎。本病属中医“椒疮”范畴。

一、沙眼

沙眼（trochoma）是由沙眼衣原体感染引起的一种慢性传染性结膜角膜炎。在很多发展中国家，仍是致盲的主要疾病之一，主要表现为结膜充血、乳头增生、滤泡形成结膜瘢痕及角膜血管翳。20 世纪 50 年代曾在我国广泛流行，70 年代后由于卫生和医疗条件的改善，发病率大大下降，重症仅见于偏远地区。

【病因病理】

1. 西医病因病理　沙眼衣原体是 1955 年由我国学者汤飞凡、张小楼教授首次分离成功，其抗原型为 A、B、C 或 Ba。沙眼为双眼发病，通过直接接触或污染物间接传播。传染易感因素包括不良的卫生条件、干燥炎热、沙尘气候等。

2. 中医病因病机　外感风热邪毒，内有脾胃积热，内外合邪，上壅胞睑，脉络阻滞，气血失和所致。

【诊断】

1. 临床表现　急性期患者有异物感、眼痒、畏光、流泪，较多黏液或黏液脓性分泌物。眼睑红肿，结膜充血，乳头增生，上下穹隆部结膜满布滤泡，部分患者有角膜上皮病变及耳前淋巴结肿大。

数周后急性期未及时治疗进入慢性期。慢性期患者自觉症状较轻，仅有眼痒、干燥、异物感和灼热感。结膜不同程度充血，肥厚，乳头增生，滤泡形成，病变以上穹隆及睑板上缘结膜显著，并可出现“垂帘状”的角膜血管翳，血管翳末端细胞浸润并形成溃疡。随病程进展，结膜的病变逐渐被结缔组织所代替，形成瘢痕，初期为线状，渐渐相连呈网状，最后可发展成白色膜样。沙眼性角膜血管翳及睑结膜瘢痕为沙眼的特有体征。

晚期发生睑内翻与倒睫、上睑下垂、睑球粘连、角膜混浊、实质性结膜干燥症、慢性泪囊炎等并发症，可严重影响视力，甚至失明。

沙眼分期

我国在1979年中华医学会眼科学会制订的分期法如下。

Ⅰ期（进行活动期）：上睑结膜乳头与滤泡并存，上穹隆结膜模糊不清，有角膜血管翳。

Ⅱ期（退行期）：上睑结膜自瘢痕开始出现至大部分变为瘢痕。仅留少许活动病变。

Ⅲ期（完全瘢痕期）：上睑结膜活动性病变完全消失，代之以瘢痕，无传染性。

国际有很多分期方法。常用MacCallan分期法。

Ⅰ期：早期沙眼。上睑结膜出现未成熟滤泡，轻微上皮下角膜混浊、弥漫点状角膜炎和上方细小角膜血管翳。

Ⅱ期：沙眼活动期。

Ⅱa期：滤泡增生。角膜混浊、上皮下浸润和明显的上方浅层角膜血管翳。

Ⅱb期：乳头增生。滤泡模糊。可以见到滤泡坏死、上方表浅角膜血管翳和上皮下浸润。瘢痕不明显。

Ⅲ期：瘢痕形成。同我国Ⅱ期。

Ⅳ期：非活动性沙眼。同我国Ⅲ期。

2. 实验室检查　结膜刮片Giemsa染色可显示包涵体。改良的Diff－Quik染色可在较短时间内检测出包涵体。荧光标记的单克隆抗体试剂盒检测衣原体抗原或酶联免疫测定、聚合酶链反应都有高敏感性和高特异性。

【鉴别诊断】

1. 慢性滤泡性结膜炎（chronic follicular conjunctivitis）　常见于儿童及青少年，双眼发病。滤泡多见于下穹隆及下睑结膜，大小均匀，排列整齐，无融合倾向。结膜充血并有分泌物，但不肥厚，无角膜血管翳，数年后不留痕迹而自愈。

2. 春季结膜炎　可见睑结膜增生的乳头大而扁平，上穹隆部无病变，也无角膜血管翳。结膜分泌物涂片中可见大量嗜酸性细胞。

3. 巨乳头性结膜炎（giant papillary conjunctivitis）　结膜乳头可与沙眼性滤泡相混淆，但有明确的角膜接触镜佩戴史，或暴露缝线、青光眼滤过泡刺激所致。

4. 包涵体性结膜炎（ncusion conjunctivitis）　滤泡以下穹隆部和下睑结膜显著，没有角膜血管翳。可通过针对不同衣原体抗原的单克隆抗体进行免疫荧光检测鉴别其抗原血清型，而与沙眼鉴别。

【治疗】

1. 治疗原则　西医治疗包括眼局部治疗和全身治疗及对并发症的治疗，给药的原则是应用对衣原体敏感的药物。中医以局部辨证为主，多予祛风清热、清热解毒、凉血消瘀之法。

2. 西医治疗

（1）局部治疗　0.1%利福平滴眼剂、0.1%肽丁胺等滴眼剂点眼。睡前涂红霉素类或四环素类眼膏。疗程最少 10～12 周。

（2）全身治疗　急性期或严重的沙眼全身应用抗生素治疗，疗程 3～4 周。红霉素 1g/日，分 4 次口服，或口服多西环素 100mg，2 次/日。8 岁以上儿童和成人可用多西环素 100mg，2 次/日。

（3）并发症治疗　手术矫正倒睫、睑内翻和上睑下垂，慢性泪囊炎做泪囊鼻腔吻合术等。

3. 中医治疗

（1）辨证论治

①风热上犯证

证候：患眼微痒涩不适，有少量分泌物；睑结膜轻度充血，上睑两眦部乳头增生，或见角膜上方血管翳；舌红，苔薄黄，脉浮数。

治法：疏风清热。

方药：银翘散加减。可加生地黄、牡丹皮、赤芍凉血退赤。

②脾胃热盛证

证候：双眼涩痒，灼热痒痛，羞明流泪，眵泪胶黏；睑结膜充血明显，上睑结膜及穹隆部布满乳头、滤泡，角膜血管翳；大便干硬，舌红苔黄，脉数。

治法：祛风散邪，清脾泻热。

方药：除风清脾饮加减。若睑结膜充血较重、乳头较多，可加金银花、蒲公英、牡丹皮、赤芍清热解毒、凉血退赤；眼痒涩较甚，加僵蚕、地肤子、菊花、白蒺藜祛风止痒。

③血热壅滞证

证候：眼内刺痛灼热，异物感明显，畏光流泪，分泌物多；眼睑厚硬，或上睑下垂，结膜高度充血，乳头滤泡多，可见白色条纹状瘢痕，重度角膜血管翳；舌质暗红苔黄，脉数。

治法：凉血散瘀，祛风清热。

方药：归芍红花散加减。若眼睑厚硬，结膜充血明显，可酌加牡丹皮、紫草消瘀退赤；若角膜血管翳严重或角膜浸润者，可加青葙子、木贼、蝉蜕以退翳明目。

（2）其他治疗　乳头、滤泡较多者采用海螵蛸棒摩擦法、滤泡压榨术治疗。术后坚持用药 1 周。

【预防与调护】

（1）应培养良好的卫生习惯，改善环境，加强对服务行业的卫生管理，避免接触传染。

（2）积极治疗，坚持足够的疗程，预防并发症的发生。

（3）毛巾要经常洗晒，不要用脏手擦眼睛，要尽量用流动的水洗脸和手。

第三节　病毒性结膜炎

病毒性结膜炎（viral conjunctivitis）是一种常见眼病。临床上分为两组，一组主要表现为急性滤泡性病毒性结膜炎，包括流行性角结膜炎、流行性出血性结膜炎、咽结膜热、单纯疱疹病毒性结膜炎和新城鸡瘟结膜炎等。一组表现为相对亚急性或慢性结膜炎，包括传染性软疣性睑结膜炎、水痘－带状疱疹性睑结膜炎、麻疹性角结膜炎等。

一、流行性出血性结膜炎

流行性出血性结膜炎（epidemic hemorrhagic conjunctivitis）是一种暴发流行的自限性眼部传染病，双眼发病，为我国传染病法丙类传染病，主要表现为急性滤泡性结膜炎、显著的结膜下出血和耳前淋巴结肿大。属中医“天行赤眼”范畴。

【病因病理】

1. 西医病因病理 病原体为微小核糖核酸（RNA）病毒中的肠道病毒70型，偶由A24柯萨奇病毒引起。

2. 中医病因病机 外感疫疠毒邪，内兼肺火亢盛，肺金凌木，侵犯肝经，黑睛受灼而发病。

【诊断】

1. 临床表现 潜伏期短，多为18～48小时，常见症状有眼痛、异物感、畏光、流泪，水样分泌物增多；眼睑红肿，结膜重度充血水肿，球结膜下出血，呈点状或片状，从上方球结膜开始向下方蔓延，严重者可累及整个球结膜。睑结膜滤泡形成，伴有上皮型点状角膜炎和耳前淋巴结肿大、压痛。部分患者有发热不适及肌肉痛等全身症状。

2. 实验室检查 结膜刮片检查以单核细胞为主，可对结膜囊分泌物进行病毒分离。

【治疗】

1. 治疗原则 局部抗病毒治疗为主。同时配合以祛风清热，泻火解毒为主的中医治疗。

2. 西医治疗

（1）抗病毒药常用的有0.1%阿昔洛韦滴眼剂或眼膏、0.15%更昔洛韦眼用凝胶。合并感染可加用抗生素眼药。

（2）局部冷敷和使用血管收缩剂，可缓解症状。

3. 中医治疗

（1）辨证论治

①外感疠气证

证候：双眼同时或先后发病，灼热疼痛，畏光流泪，睑结膜滤泡，球结膜下点片状出血，水样分泌物，舌红苔薄黄，脉浮数。

治法：祛风清热。

方药：驱风散热饮子加减。可加金银花、黄芩、夏枯草、板蓝根清热解毒。结膜充血明显，加白蒺藜、桑叶、桑白皮清热泻肺。

②热毒炽盛证

证候：患眼灼热疼痛，畏光流泪，水样分泌物增多，眼睑红肿，球结膜高度充血，结膜下弥漫出血，耳前淋巴结肿大；兼有头痛发热，口渴引饮，便秘溲赤；舌红苔黄脉数。

治法：泻火解毒。

方药：泻肺饮加减。球结膜出血严重，加生地黄、牡丹皮、紫草清热凉血；角膜点状混浊，加龙胆草、蝉衣、密蒙花明目退翳。

（2）中成药　明目蒺藜丸：祛风散热，明目退翳，用于本病目赤肿痛，羞明流泪者。

（3）其他治疗　①0.2%鱼腥草眼液频频滴眼，急性期每小时2次。②金银花、菊花、板蓝根、蒲公英、紫花地丁、白茅根煎汤或内服中药过滤熏洗患眼。

【预防与调护】

（1）加强个人卫生和医院管理，采取措施减少感染传播，出现感染时尽可能避免人群之间的接触。

（2）接触患者的所有器械必须仔细清洗消毒，告知患者避免接触眼睑和泪液。

（3）流行期间勿去公共场所、泳池等，经常洗手，减少传播机会。

二、流行性角结膜炎

流行性角结膜炎（epidemic keratoconjunctivitis）是一种由腺病毒引起的接触性眼部传染病，可散发，也可流行。典型特征是急性滤泡性结膜炎和炎症晚期出现的角膜上皮下浸润。归属于中医“天行赤眼暴翳”。

【病因病理】

1. 西医病因病理　由腺病毒8、19、29和37型（人腺病毒D亚组）引起。

2. 中医病因病机　外感疫疠之气，侵犯肺卫，白睛先病，若肺火亢盛，乘克肝木，致黑睛生翳。

【诊断】

1. 临床表现　潜伏期5~7天，患眼异物感、刺痛、畏光、流泪及水样分泌物。病变侵犯角膜时，视力可受影响。

眼睑水肿，结膜水肿、中重度充血，睑结膜和穹隆结膜有大量滤泡形成，结膜下出血、伪膜形成，耳前淋巴结肿大、压痛。

发病数天后，角膜可出现上皮或上皮下点状炎症，或发生上皮下和浅基质层点状浸润。点状损害一般直径在0.5~1.5mm，数量多少不等，多位于角膜中央散在分布，也可成簇。角膜损害可持续数月或数年后逐渐吸收。

2. 实验室检查　结膜刮片见大量单核细胞，有伪膜形成时，中性粒细胞数量增加。病毒培养、PCR检测、血清学检查可协助病原学诊断。

【鉴别诊断】

急性细菌性结膜炎：急性细菌性结膜炎为黏液性或黏液脓性分泌物，角膜混浊多位于周边部。流行性角结膜炎为水样分泌物，角膜混浊多位于中央，持续时间较长。

【治疗】

1. 治疗原则　西医局部抗病毒治疗为主。中医基本病机为肺肝同病，在泻肺利气，清肝泻火的同时退翳明目。

2. 西医治疗

（1）抗病毒药滴眼剂　常用的有0.1%阿昔洛韦、0.15%更昔洛韦、0.1%利巴韦林、4%吗啉双胍等。

（2）局部冷敷和使用血管收缩剂。

（3）出现严重的膜或伪膜、上皮或上皮下角膜炎时可考虑联合使用糖皮质激素眼药水，病情控制后逐渐减少糖皮质激素眼药水的点眼频度。

3. 中医治疗

（1）辨证论治

①风热外袭证

证候：病初起，以结膜症状为主；兼见发热，头痛，鼻塞流涕，耳前淋巴结肿大；舌红苔薄黄，脉浮数。

治法：泻肺利气。

方药：泻肺饮加减。加金银花、板蓝根、蒲公英清热解毒；结膜下出血多者加生地黄、牡丹皮、紫草清热凉血。

②肝火偏盛证

证候：结膜症状减轻，角膜病变加重；兼见头晕耳鸣，胁肋疼痛，口苦，便秘；舌红苔黄，脉弦数。

治法：清肝泻火，退翳明目。

方药：龙胆泻肝汤加减。加蝉蜕、木贼、黄芩、密蒙花祛风清热退翳。

③邪热留恋证

证候：眼干涩，轻度畏光流泪，视物不清；结膜症状消退，角膜点状薄翳；舌红少津，脉细数。

治法：清肝明目，滋阴退翳。

方药：消翳汤加减。加石决明、蝉蜕、谷精草加强清肝明目退翳之力；眼干涩加天花粉、石斛、麦冬养阴明目。

（2）中成药

①黄连羊肝丸：泻火明目，用于本病肝火旺盛，目赤肿痛，羞明流泪，视物昏暗者。

②拨云退翳丸：退翳明目，疾病后期遗留角膜云翳者，可用拨云退翳丸口服治疗。

（3）其他治疗　同急性流行性出血性结膜炎。

【预防与调护】

同急性流行性出血性结膜炎。

第四节　免疫性结膜炎

免疫性结膜炎（immunologic conjunctivitis）是结膜对外界过敏原的一种超敏性免疫反应。常见致敏原如天花粉、尘埃、动物羽毛、微生物的蛋白质或某些药物。

有速发型和迟发型两种，由体液免疫介导的呈速发型，临床上常见的有春季角结膜炎、花粉症结膜炎、异位性结膜炎；由细胞介导的呈迟发型，常见的有泡性角结膜炎。

一、春季角结膜炎

春季角结膜炎（vernal keratoconjunctivitis，VKC）是一种季节性反复发作的双侧慢性眼表疾病。多在春夏发作，秋冬缓解，主要影响儿童和青少年，20 岁以下男性多见，一般病程 2～10 年，临床特征为奇痒、睑结膜乳头呈扁平的铺路石样或结膜缘部胶样结节。归属于中医“时复证”或“时复目痒”范畴。

【病因病理】

1. 西医病因病理 病因不清，通常认为和花粉敏感有关，各种微生物的蛋白质成分、动物皮屑和羽毛等也可能致敏。以Ⅰ型免疫反应为主，也与Ⅳ型免疫反应有关。

2. 中医病因病机 肺卫不固，风邪外袭，往来于肌肤腠理之间；或脾胃湿热内蕴，外感风邪，风湿热相搏，瘀滞于胞睑、白睛所致。

【诊断】

1. 临床表现

（1）症状 主要症状是眼部奇痒。其他还有异物感、烧灼感、疼痛、畏光、流泪和黏性分泌物。

（2）体征 根据眼部体征的不同，临床分为睑结膜型、角结膜缘型和混合型。

睑结膜型：上睑结膜巨大乳头，形状不一，扁平外观，呈铺路石样排列。裂隙灯下可见乳头直径在 0.1～0.8mm 之间。荧光素可使乳头顶部着染，在乳头之间及其表面常有一层黏性乳白色分泌物，形成黏性伪膜。

角结膜缘型：常见于有色人种。角膜缘有黄褐色胶样结节或隆起，大多于上方 1/2 角膜缘区，角膜缘病变区形成赘疣状的小白色斑，称为 Horner－Trantas 点。

混合型：睑结膜和角膜同时出现上述两型表现。

春季角结膜炎各种类型均可累及角膜。角膜受损最常表现为角膜上 1/2 出现点状暗灰白色混浊，点状混浊可破溃并发生融合，形成较大糜烂，称为“春季溃疡”或“盾形溃疡”。

2. 实验室检查 在结膜刮片和 Trantas 结节活检行 Giemsa 染色发现嗜酸粒细胞或嗜酸性颗粒。患者泪液中嗜酸粒细胞、中性粒细胞或淋巴细胞数量增加；IgE 的水平高于正常值。

【鉴别诊断】

1. 季节性过敏性结膜炎（seasonal allergic conjunctivitis SAC） 又称花粉症性结膜炎，表现为结膜充血水肿，部分患者眼睑水肿。季节性过敏性结膜炎无角膜改变，常伴变应性鼻炎或支气管哮喘病史。

2. 巨乳头结膜炎 （见沙眼）

3. 沙眼 （见沙眼）

【治疗】

1. 治疗原则　西医局部和药物治疗为主，包括肥大细胞稳定剂、抗组胺药物、血管收缩剂和糖皮质激素等。中医发作期以祛风止痒，清热除湿为主，症状缓解后，应结合全身辨证进行调理。

2. 西医治疗

（1）肥大细胞稳定剂　常用的有色甘酸钠眼液及奈多罗米眼液。

（2）抗组胺药　如特非那丁、0.05%富马酸依美斯汀滴眼剂，与肥大细胞稳定剂联合，可减轻患者症状。

（3）糖皮质激素　急性期或重症患者可采用激素短期局部疗法，1%泼尼松龙眼液，每天4次，2天；每天2次，2天以上；每天1次，3天，停药。一般不超过10～15天。

（4）非甾体类消炎药　如双氯芬酸钠眼液。在疾病的急性阶段及间歇阶段均可使用。

（5）免疫抑制剂　对屡发不愈的病例，可局部应用2%环胞霉素A，可以很快控制局部炎症及减少激素的使用量，开始每天4次，逐渐降到每天1次。

3. 中医治疗

（1）辨证论治

①风邪外袭证

证候：眼部奇痒，泪多畏光，分泌物黏稠丝状，睑结膜石榴子样巨大乳头；舌淡苔薄，脉浮。

治法：祛风止痒。

方药：驱风一字散加减。痒甚者，加白蒺藜、乌梢蛇增祛风止痒之力。

②湿热夹风证

证候：眼部症状同前，但见球结膜污黄，角巩膜缘呈胶样结节或隆起；舌红苔黄腻，脉数。

治法：清热除湿，疏风止痒。

方药：除湿汤加减。睑内颗粒明显及有胶样结节者，酌加郁金、夏枯草、川芎等消郁散结。

（2）其他治疗

①0.5%熊胆眼液，每日3次滴眼。

②龙胆草、苦参、枯矾、荆芥、防风，煎水过滤，待凉时洗眼，或凉后超声雾化治疗。

③针刺治疗：针刺攒竹、丝竹空、光明、承泣、合谷、外关等穴。

【预防与调护】

（1）局部冷敷，条件允许，安装空调或迁至寒冷地区。

（2）避免接触过敏原，如阳光、烟尘、动物皮毛等，阳光较强时戴有色眼镜。

（3）忌食辛辣炙煿之品。

二、过敏性结膜炎

过敏性结膜炎（alergic conjunctivitis）是由接触药物或其他抗原过敏而引起的结膜炎，

是眼部组织对过敏原产生超敏反应所引起的炎症。有速发型和迟发型两种。

【病因病理】

1. 西医病因病理 引起速发型过敏性结膜炎的致敏原有天花粉、角膜接触镜及其清洗液等；迟发型一般由药物引起，如睫状肌麻痹剂，氨基糖苷类抗生素，抗病毒药物，防腐剂及缩瞳剂等。

2. 中医病因病机 先天禀赋不足，或后天脏腑失调，复感外邪，风热上壅于目所致；或脾失健运，湿邪内生，外感风邪，内外合邪，上犯于目。

【诊断】

1. 临床表现 速发型接触致敏物质数分钟后迅速发生，眼部瘙痒、眼睑肿胀、结膜充血及水肿。迟发型在滴入药物24～72小时才发生，表现为眼睑皮肤急性湿疹、皮革样变，睑结膜乳头增生、滤泡形成，严重者结膜上皮剥脱，下方角膜上皮糜烂呈斑点样。

2. 实验室检查 分泌物涂片嗜酸性粒细胞增多，泪液IgE含量增高。

【治疗】

1. 治疗原则 西医积极寻找过敏原，局部用药为主，严重者全身应用抗过敏药物。中医内外治结合，祛风清热除湿。

2. 西医治疗

（1）局部点糖皮质激素眼药水、血管收缩剂、非甾体类抗炎药、抗组胺药及细胞膜稳定剂可明显减轻症状。伴有睑皮肤红肿、湿疹者，可用2%～3%硼酸水湿敷。

（2）严重者可加用全身抗过敏药物，氯雷他定或西替利嗪，成人和12岁以上儿童10mg，1次/日。口服钙剂或静脉注射葡萄糖酸钙。

3. 中医治疗

（1）辨证论治

①风热外袭证

证候：眼部瘙痒、眼睑肿胀、结膜充血及水肿，舌红苔薄黄，脉数。

治法：祛风清热。

方药：羌活胜风汤加减。结膜充血明显，加桑白皮、连翘、牡丹皮、生地黄等以清热泻肺，活血凉血。

②脾虚夹风证

证候：眼睑皮肤急性湿疹、皮革样变，睑结膜乳头增生、滤泡形成，或结膜上皮剥脱，角膜上皮糜烂；舌苔黄腻，脉濡数。

治法：祛风止痒，健脾除湿。

方药：消风散加减。眼睑皮肤湿烂、痒甚者，加白鲜皮、地肤子、茵陈疏风除湿止痒。

（2）中成药 防风通圣丸：用于本病表里俱实，眼痒眼红，有口干，便秘者。

（3）其他治疗 ①熊胆眼药点眼消肿止痒。②可用艾叶、苦参、蛇床子、地肤子煎水过滤，洗眼或湿冷敷。

【预防与调护】

避免接触过敏原，停用致敏药物。

三、泡性结膜炎

泡性结膜炎（phlyctenular conjunctivitis）是由微生物蛋白质引起的迟发型免疫反应性疾病。多见于女性、营养不良或体质虚弱的儿童，常单眼发病，容易复发，特征表现为角膜缘处实性结节样小泡，周围充血。归属于中医"金疳"范畴。

【病因病理】

1. 西医病因病理　常见致病微生物包括结核杆菌、金黄色葡萄球菌、白色念珠菌、球孢子菌属，以及 L1、L2、L3 血清型沙眼衣原体等。

2. 中医病因病机　肺经燥热，宣发失职，气血郁滞而成；或痰湿阻肺，肺气上逆，气机不畅，阻滞脉络，遂发金疳。

【诊断】

临床表现　有轻微的异物感。发生在球结膜的泡样结节多位于睑裂区，呈灰白色或灰红色，直径 1～3mm，周围球结膜充血，结节顶端可形成溃疡，多在 10～12 天内愈合，不留瘢痕。

【治疗】

1. 治疗原则　西医治疗诱发此病的潜在性疾病。局部糖皮质激素眼药水点眼。中医初起泻肺散结；病久难愈，反复发作者宜燥湿化痰。

2. 西医治疗　局部糖皮质激素眼药水点眼，补充各种维生素及钙剂。

3. 中医治疗

（1）辨证论治

①肺经燥热证

证候：双目涩痛，畏光流泪，分泌物少而黏结，球结膜浅层有小泡样颗粒隆起，周围局限性充血；可兼有口渴鼻干，小便短少，大便干结；苔薄干燥少津，脉数。

治法：泻肺散结。

方药：泻肺汤加减。可加赤芍、牡丹皮、郁金等凉血活血退赤；如滤泡生于角膜边缘，可加木贼、草决明、夏枯草等清肝泻火退翳。

②痰湿阻肺证

证候：患眼异物感，球结膜生小泡，颗粒不甚高隆，周围充血色淡，病久难愈，反复发作；可伴胸闷，咳嗽痰多，舌淡苔白腻，脉滑。

治法：燥湿化痰。

方药：二陈汤加减。加郁金、白术健脾消郁。咳嗽痰多者，加葶苈子、紫菀、款冬花降逆止咳。

（2）中成药　健儿消食口服液：用于小儿胃纳不佳，泡疹反复发作者。

（3）其他治疗　0.5% 熊胆眼液滴眼。

【预防与调护】

注意营养，增强体质。

第五节　结膜变性疾病

结膜变性疾病，包括翼状胬肉、睑裂斑、结膜结石等。

翼状胬肉

翼状胬肉（pterygium）是一种呈三角形向角膜表面生长的与结膜相连的纤维血管样组织，常发生于鼻侧的睑裂部。患病率随年龄增长而增加，单眼或双眼受累。属中医“胬肉攀睛”范畴。

【病因病理】

1. 西医病因病理　病因不清，主要与环境因素和体质因素有关。环境因素：流行病学显示热带地区的居民以及长时间从事户外工作的人翼状胬肉的发病率均较正常人高，与紫外线照射、风沙、烟尘长期刺激有关。体质因素：眼部的慢性炎症、泪液异常、过敏反应及角膜缘功能的失常、遗传等。眼部的细胞免疫和体液免疫如 T 淋巴细胞、IgE 和 IgG 等均与发病有关。

2. 中医病因病机　外感风热之邪，内有心肺蕴热，内外合邪，热郁血滞；或嗜食五辛酒浆，脾胃蕴积实热，邪热蕴积目眦；或劳欲过度，耗损心阴，暗夺肾阴，水不制火，虚火上炎。以上原因导致脉络瘀滞，渐生胬肉。

【诊断】

临床表现

（1）症状　患眼轻度异物感，当病变引起角膜散光或侵及瞳孔区时视力下降。

（2）体征　睑裂区肥厚的球结膜及其下纤维血管组织呈三角形向角膜入侵。胬肉分头、颈、体，头部指的是位于角膜的部分，颈部位于角巩膜缘部分，体部位于巩膜表面。按病变进展情况分为进行期和静止期，进行期胬肉充血肥厚，头部浸润，增长较快。静止期胬肉色灰白较薄，表面光滑，病变静止。

【鉴别诊断】

1. 假性胬肉　由外伤包括化学伤或其他眼外伤、炎症、手术伤及角膜边缘区而导致的结膜与角膜的粘连，可发生于眼球表面的任何部位，分不清头、颈、体，并且假性胬肉的下方常可被探针通过。

2. 睑裂斑　位于睑裂区靠近角膜缘的球结膜，呈黄白色微隆起的三角形，一般不侵入角膜。

【治疗】

1. 治疗原则　胬肉小而静止时一般不需治疗。进行性胬肉，可保守治疗。胬肉侵及瞳孔区或引起散光影响视力可手术治疗。中医辨证论治，内外治结合，适应于进行性胬肉不需手术者。

2. 西医治疗

（1）局部治疗　局部滴用硫酸锌、非甾体消炎药、噻替哌、糖皮质激素、博来霉素或人工泪液等。糖皮质激素眼药不可长期用药，以免发生副作用。

（2）手术治疗　包括冷冻治疗、单纯胬肉切除或结膜下转移术、胬肉切除联合自体球结膜瓣转移、移植、角膜缘干细胞移植或羊膜移植术。术中使用丝裂霉素，术后滴用噻替哌、β 射线照射等，可以减少胬肉复发率。

对胬肉术后复发的病例，应在术后 6 个月炎症反应完全静止后再考虑手术。

3. 中医治疗

辨证论治

①心肺风热证

证候：异物感明显，畏光流泪，充血明显，体都肥厚，胬肉向角膜进展；舌苔薄黄，脉数。

治法：祛风散邪，清热退翳。

方药：栀子胜奇散加减。充血明显者，加赤芍、牡丹皮、丹参退赤散瘀；便秘者去羌活、密蒙花，酌加大黄通腑泻热。

②脾胃实热证

证候：患眼痒涩不舒，羞明流泪，分泌物多而黏结，胬肉头尖高起，体厚而大，赤瘀如肉，生长迅速；口渴喜饮，溲赤便秘；舌红苔黄，脉洪数。

治法：泻热通腑。

方药：泻脾除热饮加减。体不虚者，去黄芪加夏枯草、连翘以加强泻火散结之功；无便秘者，去大黄、芒硝；充血重者，酌加紫草、生地黄、赤芍、牡丹皮等以清热凉血退赤。

③阴虚火旺证

证候：患眼痒涩间作，胬肉淡红，时轻时重；五心烦热，口渴不欲饮；舌红少苔，脉细数。

治法：滋阴降火。

方药：知柏地黄汤加减。失眠心烦重者，酌加远志、酸枣仁、五味子、夜交藤等滋阴安神除烦。

【预防与调护】

（1）佩戴防护镜，尽可能减少风沙、阳光等刺激。

（2）戒烟酒，避免过食辛辣刺激性食物。

扫码“练一练”

（牟　琳）

扫码“学一学”

第十章 角膜病

角膜位于眼球前部，四周与巩膜和结膜组织相移行，和巩膜一起构成眼球壁的外层，与结膜一起组成眼表组织。睁眼时大部分角膜暴露在睑裂部。角膜没有血管，且上皮无角化，完全透明，是眼球屈光系统的一个重要组成部分。

角膜病主要有炎症、外伤、变性和营养不良、肿瘤、先天性异常等。其中角膜炎（keratitis）最为常见，故在本章重点介绍。

角膜炎的病因主要有：①感染源性：病原体包括细菌、病毒、真菌、衣原体、棘阿米巴、梅毒螺旋体等。②内源性：一些自身免疫性全身病如类风湿关节炎，可出现角膜病变。某些全身病也可以波及角膜，如维生素 A 缺乏引起角结膜干燥或角膜软化。③局部蔓延：邻近组织的炎症可波及角膜，如结膜炎（引起周边角膜浸润性炎症）、巩膜炎（可导致硬化性角膜炎）、虹膜睫状体炎（影响角膜内皮）等。

角膜炎的病理过程可分为四期：致病因子侵袭角膜时，炎性渗出及炎症细胞侵入病变区，形成局限性角膜浸润（浸润期）。经有效治疗，浸润吸收，角膜可恢复透明不留瘢痕。若治疗不及时或全身抵抗力低下，浸润及水肿继续加重，发展形成角膜溃疡（溃疡形成期）。此时若角膜炎症得到控制，阻止了基质胶原的进一步损害，患者症状和体征明显改善，溃疡边缘浸润减轻，可有新生血管进入角膜（溃疡消退期）。溃疡区上皮再生，前弹力层和基质缺损由成纤维细胞产生的瘢痕组织修复（愈合期）。溃疡面愈合后，根据溃疡深浅程度的不同，而遗留厚薄不等的瘢痕。若角膜炎症未得到控制，可继续向深部发展，甚至发生角膜穿孔，若穿孔位于角膜中央，可形成角膜瘘。角膜瘘和角膜穿孔的患眼，极易发生眼内感染而导致全眼球炎，最终眼球萎缩。

角膜炎主要表现为不同程度的视力下降、疼痛、畏光、流泪、眼睑痉挛、睫状充血、角膜浸润混浊、角膜溃疡；严重者可引起虹膜睫状体炎，出现前房积脓、瞳孔缩小、虹膜前后粘连等。

角膜炎的治疗原则是去除病因，控制感染，增强全身或局部抵抗力，促进溃疡愈合。在早期针对不同病原体选用相应抗感染药物；出现虹膜炎者，须滴扩瞳药物；激素可以抑制炎症反应，但仅限于深层角膜炎，对于浅层炎症及上皮没有修复者，不可轻易使用。重症感染者，药物治疗难以控制，一旦溃疡穿孔或即将穿孔，应适时采取治疗性角膜移植术，清除病灶，术后继续药物治疗。

中医学将角膜称为黑睛、黑珠、黑仁、乌睛、乌珠等，角膜病称为黑睛疾病。黑睛属五轮学说中之风轮，内应于肝，肝与胆相表里，故角膜病多从肝胆论治。中医治疗原则为早期多以祛风清热为主；中期常以清肝泻火，通腑泻热，清热利湿为主；后期常用退翳明目之法。中西医结合治疗可减轻症状，缩短病程，减少并发症和防止复发。

第一节 角膜炎症

一、细菌性角膜炎

细菌性角膜炎（bacteriaI keratitis）是由细菌感染引起。本病起病急，病情多较危重，如得不到有效治疗，可发生角膜溃疡穿孔，甚至眼内感染，最终眼球萎缩。即使病情得以控制也可能残留广泛角膜瘢痕、角膜新生血管或角膜葡萄肿等后遗症，严重影响视力。本病属中医“凝脂翳”范畴。

【病因病理】

1. 西医病因病理 细菌性角膜炎的致病菌多种多样，其中以细球菌科（葡萄球菌，细球菌等）、链球菌科、假单胞菌科及肠杆菌科为主，约87%的细菌性角膜炎是由上述细菌所致。感染多见于角膜外伤或角膜异物剔除术后。一些局部因素如干眼症、慢性泪囊炎、佩戴角膜接触镜可破坏角膜上皮的完整性，全身疾病如糖尿病、免疫缺陷病、全身长期使用免疫抑制剂、酗酒等可降低机体对致病菌的抵抗力，以上原因是造成感染的重要因素。

2. 中医病因病机

（1）黑睛表层外伤，风热邪毒乘虚入侵。

（2）肝胆热盛，上炎于目，熏灼黑睛。

（3）久病体虚，气血虚弱，致黑睛溃陷。

【诊断】

1. 临床表现 发病急，常有角膜外伤或戴接触镜史，淋球菌感染多为经产道分娩的新生儿。患眼疼痛、畏光、流泪、视力障碍、眼睑痉挛，眼睑、球结膜水肿，睫状或混合充血，角膜上皮出现炎性浸润灶，周围组织水肿，浸润灶扩大形成溃疡伴有较多脓性分泌物。严重者可引起虹膜睫状体炎，出现前房积脓、瞳孔缩小、虹膜前后粘连等。

革兰阳性菌感染：如肺炎球菌角膜炎的临床表现为椭圆形、带匐行性边缘、较深的中央基质溃疡，后弹力层有放射状皱褶，常伴有前房积脓及角膜后纤维素沉着，也可致角膜穿孔。

革兰阴性菌感染：如绿脓杆菌所致的角膜溃疡，典型表现为快速发展的角膜液化性坏死。多发生于角膜异物剔除后或戴接触镜引起感染，或见于使用被绿脓杆菌污染的荧光素钠溶液或其他滴眼剂。由于绿脓杆菌产生蛋白分解酶，使角膜呈现迅速扩展的浸润及黏液性坏死，溃疡浸润灶及分泌物略带黄绿色，前房积脓严重。感染未控制，数天内可导致角膜坏死穿孔。

2. 实验室检查 角膜刮片、涂片检查，微生物培养可发现金黄色葡萄球菌、肺炎球菌或绿脓杆菌等致病菌，药敏试验可发现敏感药物。

【鉴别诊断】

1. 无菌性溃疡 非感染性、眼干燥综合征、类风湿关节炎或其他结缔组织病、春季结膜炎、营养性角膜病变、维生素 A 缺乏症等。微生物培养阴性，前房炎症反应轻微或无，眼部不充血，患者可无不适感。

2. 病毒性角膜炎 详见相关章节。

【治疗】

1. 治疗原则 西医主要是明确病因，积极控制感染，增强全身抵抗力，促进愈合，减少瘢痕形成。中医早期多以祛风清热为主；中期常以清肝泻火解毒为要；后期宜用益气养血生肌退翳之药。

2. 西医治疗

（1）抗生素滴眼 根据药敏试验选择药物，常选用头孢霉素、万古霉素、妥布霉素、喹诺酮类、庆大霉素等。绿脓杆菌感染首选多黏菌素 B。一般白天滴抗生素液，晚睡前涂抗生素眼膏。

（2）结膜下注射抗生素 病情严重或使用滴眼剂效果不佳时可选用。

（3）扩瞳 并发虹膜睫状体炎者使用散瞳剂。

（4）抑制溃疡发展 局部使用胶原酶抑制剂如依地酸二钠、半胱氨酸等抑制溃疡发展。

（5）手术治疗 前房积脓量多而顽固者，可施行前房穿刺术。对于药物治疗无效，病情急剧发展，可能导致溃疡穿孔，可考虑行治疗性角膜移植术。

3. 中医治疗

辨证论治

①风热壅盛证

证候：病变初起，头目疼痛，畏光流泪，视力减退，睫状充血，角膜炎性浸润，边缘不清，表面污浊；舌红苔薄黄，脉浮数。

治法：祛风清热。

方药：新制柴连汤加减。

②肝胆热盛证

证候：头目剧痛，畏光流泪；眼睑红肿，结膜水肿混合充血，角膜溃疡凹陷深大，溃疡表面及结膜囊内伴有较多脓性分泌物，前房积脓；可伴发热口渴，溺黄便秘；舌红苔黄厚，脉数有力。

治法：泻火解毒。

方药：四顺清凉饮子加减。

③气血虚弱证

证候：轻度畏光，结膜轻度充血，角膜溃疡逐渐变浅，迁延不愈；舌红，脉细，或舌淡脉弱。

治法：益气养血，生肌退翳。

方药：托里消毒散加减。可酌加白蒺藜、木贼、蝉蜕、以增退翳之效。

【预防与调护】

（1）积极预防角膜外伤。处理角膜异物时应严格注意无菌操作，防止角膜感染。

（2）绿脓杆菌感染的住院患者，应床边隔离，防止交叉感染，患者用过的辅料要焚烧处理。

（3）慢性泪囊炎是造成细菌性角膜溃疡的重要原因，应予及时治疗。

二、单纯疱疹病毒性角膜炎

单纯疱疹病毒性角膜炎（herpes simplex keratitis，HSK）是指由单纯疱疹病毒（herpes simplex virus，HSV）引起的角膜感染。其发病率和致盲率均占角膜病首位，治疗较为困难，常反复发作。多次发作后角膜混浊逐次加重，严重影响视功能。本病属中医“聚星障”范畴。

【病因病理】

1. 西医病因病理　HSV 是一种感染人的 DNA 病毒，分血清型Ⅰ型和Ⅱ型（HSV－1 和 HSV－2）。本病主要是由 HSV－1 型感染所致，少数人为 HSV－2 型致病。HSV 引起感染分为原发和复发两种类型，原发性感染常发生于幼儿，其病毒长期潜伏在三叉神经节内。近年研究表明角膜、虹膜、泪腺等也可作为病毒的潜伏源地。

复发性 HSV 感染是由潜伏病毒的再活化所致。当机体抵抗力下降，如患感冒等发热性疾病后，全身或局部使用糖皮质激素、免疫抑制剂等时，活化的病毒很快逆轴浆流到达眼表或角膜的上皮细胞，引起 HSK 复发。免疫因素尤其是细胞免疫在本病发生和发展过程中起重要作用。

2. 中医病因病机

（1）风热邪毒，上犯于目。

（2）外邪入里化热，或肝经伏火，复受风邪，风火相搏，上攻黑睛。

（3）过食肥甘，脾胃蕴积湿热，熏蒸黑睛。

（4）肝肾阴虚，虚火上炎。

【诊断】

1. 临床表现

（1）原发性单纯疱疹病毒感染　幼儿常见，伴有发热，耳前淋巴结肿大，眼部受累表现为急性滤泡性结膜炎、假膜性结膜炎、眼睑皮肤疱疹、角膜点状或树枝状损害。少数患者发生角膜基质炎和葡萄膜炎。

（2）复发性单纯疱疹病毒感染　按角膜病变受累部位和病理生理特点分类（表 10－1）。

表 10－1　HSK 分类

	上皮性角膜炎	神经营养性角膜病变	基质性角膜炎	内皮性角膜炎
发病机理	病毒在上皮细胞内活化复制	角膜神经功能异常，基质浸润、药物毒性	病毒侵袭伴免疫炎症反应	病毒引起的免疫反应
基质损害特点	继发于上皮损害的基质瘢痕	溃疡引起的瘢痕	组织浸润坏死伴新生血管	内皮功能受损，慢性水肿引起基质混浊
其他病变	树枝状、地图状边缘性角膜溃疡	持续性上皮缺损	角膜变薄，可继发上皮角膜炎	盘状、线状、弥漫性 KP

①上皮性角膜炎：病变部的角膜知觉常减低或消失，但周围角膜的敏感性却相对增加，故患者有显著疼痛、异物感和流泪等刺激症状。初期角膜上皮层可见灰白色、近乎透明、稍隆起的针尖样小疱，常排列成行或聚集成簇，小疱破溃后即融合成线条状溃疡，并逐渐向两端发展，形成树枝状溃疡。树枝状末端分叉和结节状膨大，周围可见水肿的细胞边界，荧光素染色可见中央部溃疡染成深绿，病灶边缘包绕淡绿色。少数树枝状角膜上皮溃疡治疗后可愈合，若病情进展，则发展为地图状角膜溃疡。

② 神经营养性角膜病变：多发生在单纯疱疹病毒感染的恢复期或静止期，病灶可局限于角膜上皮表面及基质浅层，也可向基质深层发展，溃疡一般呈圆形或椭圆形，多位于睑裂区，边缘光滑、浸润轻微。处理不正确可致角膜穿孔。

③ 基质性角膜炎：本病患者同时或既往患有病毒性角膜上皮炎，依临床表现不同分免疫性和坏死性两种亚型。

a 免疫性基质型角膜炎：表现为角膜中央基质盘状水肿，角膜中央基质盘状水肿，不伴炎症细胞浸润和新生血管，后弹力层可有皱褶；伴发前葡萄膜炎时，在水肿区域角膜内皮面出现沉积物。慢性或复发性单纯疱疹病毒盘状角膜炎后期可发生持续性大泡性角膜病变，炎症的反复发作导致角膜瘢痕形成或变薄、新生血管化以及脂质沉积。

b 坏死性基质型角膜炎：表现为角膜基质内单个或多个黄白色坏死浸润灶、胶原溶解坏死以及上皮广泛性缺损。坏死性角膜基质炎常诱发基质层新生血管化，少数病例可引起角膜迅速变薄穿孔，合并细菌性感染时症状更严重。

④ 内皮性角膜炎：通常表现为角膜中央或旁中央角膜基质水肿，在水肿区的内皮面有沉积物，伴有轻、中度虹膜炎。有时表现为从角膜缘开始的内皮沉积物，伴有周边角膜基质和上皮水肿，引起小梁网炎症时可致眼压升高。角膜内皮的功能通常要在炎症消退数月后方可恢复，严重者则导致角膜内皮功能失代偿，发生大泡性角膜病变。

2. 实验室检查

（1）病灶刮片或组织切片，用普通染色法找到多核细胞及嗜酸性核内包涵体。角膜病灶分离到单纯疱疹病毒，单克隆抗体组织化学染色发现病毒抗原。

（2）PCR 技术可检测角膜、房水、玻璃体及泪液中的病毒 DNA，是印证临床诊断的一项快速而敏感的检测方法。原位 PCR 技术使敏感性和特异性更高。

【鉴别诊断】

1. 带状疱疹病毒性角膜炎 病变不超过中线，面部沿皮区神经分布的疼痛性皮肤疱疹，疼痛可先于皮肤疱疹出现，角膜假树枝为略高起的浸润，病灶细小，分叉或末端无结节样膨大，荧光素着染不显。

2. 棘阿米巴角膜炎 多有软性接触镜佩戴史和眼部外伤史。为棘阿米巴原虫感染引起的角膜感染。主要症状为与体征不相称的眼部剧烈疼痛，表现为环形角膜基质浸润（钱币状）及放射状角膜神经炎（假树枝样改变）。对抗细菌及抗病毒药物治疗无效。角膜刮片行革兰染色、吉姆染色、荧光增白染色等可以观察到棘阿米巴包囊。必要时需做角膜活检以确诊。

【治疗】

1. 治疗原则 西医主要为抑制病毒在角膜内的复制，减轻炎症反应引起的角膜损害。依类型不同治疗有侧重，上皮型角膜炎予有效抗病毒药物；基质型角膜炎应用抗病毒药物同时抗炎治疗；内皮型角膜炎在抗病毒、抗炎的同时采取保护角膜内皮细胞功能的措施。神经营养型角膜病变治疗同神经麻痹型角膜溃疡。中医依据症状、体征及全身情况进行辨证论治，常以散热、滋阴、泻火、除湿为治法。

2. 西医治疗

（1）药物治疗 局部或全身应用抗病毒药物，如更昔洛韦、阿昔洛韦、三氟胸腺嘧啶核苷、安西他汀等。树枝状和地图状角膜溃疡禁用糖皮质激素，否则可导致感染扩散；对于完全由免疫反应引起的盘状角膜基质炎，可在联合抗病毒的同时加用糖皮质激素治疗，但须在医生的严密观察下使用。伴有虹膜睫状体炎时，予充分扩瞳。

（2）手术治疗 角膜穿孔病例可行治疗性穿透性角膜移植术，手术宜在静止期进行。术后局部使用激素同时全身使用抗病毒药物。

（3）减少复发 口服抗病毒药物如阿昔洛韦，持续 1 年，可减少 HSK 复发。控制诱发因素对于降低复发率非常重要。

3. 中医治疗

（1）辨证论治

①风热犯目证

证候：疼痛，畏光流泪，睫状充血，角膜浅层点状浸润，角膜浸润可扩大加深继而溃疡，呈树枝状或地图状；伴发热恶风，鼻塞，口干咽痛；苔薄黄，脉浮数。

治法：疏风散热。

方药：银翘散加减。可加板蓝根、大青叶、菊花、紫草以增清热解毒之功。

②肝火炽盛证

证候：畏光流泪明显，疼痛异物感，结膜混合充血，角膜中央基质混浊严重，口苦咽干，溺黄；舌红苔黄，脉弦数。

治法：清肝泻火。

方药：龙胆泻肝汤加减。

③湿热犯目证

证候：分泌物较多，畏光流泪，睫状充血，角膜混浊呈毛玻璃样外观伴角膜后沉积物；伴有头重胸闷，便溏，口黏；舌红苔黄腻，脉濡数。

治法：清热除湿。

方药：三仁汤加减。若兼见胸闷恶心，咳嗽有痰，加黄芩、川贝，以清热化痰。

④肝肾不足证

证候：畏光较轻，眼内干涩不适，轻度睫状充血，角膜溃疡反复不愈；常伴口干咽燥，舌红少津，脉细或数。

治法：滋补肝肾。

方药：加减地黄丸去枳壳、杏仁。加太子参、麦冬益气生津。

（2）其他治疗

①用秦皮、金银花、黄芩、板蓝根、大青叶、紫草、竹叶、防风等煎水作湿热敷。

②针灸治疗：可选用睛明、丝竹空、合谷、足三里、肝俞等穴，视病情酌用补泻手法。

【预防与调护】

（1）增强体质，避免感冒及过度疲劳。

（2）点状及树枝状角膜炎阶段采取得力措施治疗，预防病变向深层发展，禁用皮质类固醇。

（3）以清淡富有营养食物为宜，少食辛辣刺激性食物。

三、真菌性角膜炎

真菌性角膜炎（fungal keratitis）是一种由真菌引起的致盲性极高的感染性角膜病变。随着抗生素和糖皮质激素的广泛使用其发病率不断升高。本病属中医“湿翳”范畴。

【病因病理】

1. 西医病因病理 植物性角膜外伤是主要诱因。主要致病菌为镰孢菌属、弯孢菌属、曲霉菌属、念珠菌属等。当角膜外伤，如树枝或农作物的擦伤、角膜接触镜擦伤后均可引起以上真菌感染；其次，全身或局部长期大量使用抗生素、皮质类固醇或免疫抑制剂等也可导致继发感染。

2. 中医病因病机 中医认为本病多因湿毒之邪乘伤侵入，湿邪内蕴化热，湿热上乘，熏灼黑睛所致。

【诊断】

1. 临床表现

（1）症状 有植物擦伤角膜史或长期使用糖皮质激素和抗生素病史。起病缓慢，刺激症状轻，伴视力障碍。

（2）体征 混合性充血。角膜浸润灶呈白色或乳白色，表面欠光泽呈牙膏或豆腐渣样。溃疡周围因胶原溶解而出现浅沟，或因抗原抗体反应形成免疫环。有时在角膜感染灶旁可见伪足或卫星样浸润灶。角膜后出现斑块状沉着物，前房积脓。

（3）并发症和后遗症 菌丝进入前房可致真菌性虹膜炎，可继发青光眼。也可致并发性白内障及真菌性眼内炎。

2. 实验室检查 角膜刮片 Gram 染色和 Giemsa 染色等。真菌的培养可使用血琼脂培养基、巧克力培养基等。当角膜刮片及培养均为阴性时，可考虑做角膜活检。角膜共焦显微镜检查角膜病灶，在疾病早期阶段可直接发现真菌病原体。

【鉴别诊断】

细菌性角膜溃疡：详见相关章节。

【治疗】

1. 治疗原则 西医治疗：局部或全身应用抗真菌药物。针对致病菌选择免疫抑制剂治疗。若病情不能控制可考虑手术治疗。中医治疗主要是结合症状、体征及全身情况辨证论治，常以清热祛湿为主。

2. 西医治疗

（1）药物治疗　抗真菌药物局部或全身应用。常用药有多烯类（如0.25%二性霉素B滴眼剂、那他霉素滴眼剂）、咪唑类或嘧啶类等。结膜下注射抗真菌药，如咪康唑或二性霉素B，也可全身使用抗真菌药物如咪康唑或氟康唑。抗真菌药物联合应用可减少药物用量，降低毒副作用，目前较为肯定的联合用药方案有氟胞嘧啶联合二性霉素B或氟康唑、利福平联合二性霉素B。近年研究表明免疫抑制剂环孢素A和FK506可抑制镰孢菌及烟曲霉菌的生长，但对白色念珠菌无效，与氟康唑联合应用可增强抗念珠菌效果。并发虹膜睫状体炎者，可使用1%阿托品滴眼液或眼膏扩瞳，但应禁用糖皮质激素。

（2）手术治疗　药物治疗无效或效果不佳，角膜即将穿孔或已穿孔者，应及时手术治疗。手术方式包括清创术、结膜瓣遮盖术和角膜移植术。

3. 中医治疗

（1）辨证论治

①湿重于热证

证候：患眼畏光流泪，刺激症状较轻，混合充血或睫状充血，角膜表面稍隆起，色灰白如牙膏样；多伴不思饮食，口淡无味；舌苔白腻而厚，脉缓。

治法：祛湿清热。

方药：三仁汤加减。

②热重于湿证

证候：患眼疼痛，畏光流泪，混合充血严重，角膜大片溃疡，表面隆起如豆腐渣状，前房积脓；常伴溺黄便秘；口苦，舌红苔黄腻，脉濡数。

治法：清热化湿。

方药：甘露消毒丹加减。

（2）其他治疗　用苦参、白鲜皮、车前草、金银花、龙胆草、秦皮等煎水，待温度适宜时洗眼或先熏后洗。

【预防与调护】

（1）避免植物性角膜外伤。

（2）不宜局部或全身长期使用抗生素及皮质类固醇。

（3）本病禁用皮质类同醇。

四、蚕蚀性角膜溃疡

蚕蚀性角膜溃疡（rodent ulcer）是一种自发性、慢性、进行性、边缘性、疼痛性角膜溃疡。多见于成年人，常单眼发病，也可双眼先后发病。本病属中医“花翳白陷”范畴。

【病因病理】

1. 西医病因病理　确切病因不清，可能与外伤、手术或感染有关。近年研究表明，该病可能是体液免疫为主、细胞免疫为辅的自身免疫性疾病。一些炎症或感染因素使角膜的抗原性发生改变，从而激发自身免疫反应。补体活化导致胶原酶释放，引起角膜溶解，并使已发生变化的角膜抗原进一步变化和暴露，这一循环不断进行，直到整个角膜被破坏。

2. 中医病因病机

（1）肝经伏火，又感风邪，肺肝风热，上攻于目。

（2）脾失健运，肝失疏泄，木郁生火，火灼津液成痰，痰火上乘，熏蒸目窍。

（3）素体阳虚，寒伤厥阴，循经上侵目窍。

【诊断】

1. 临床表现 剧烈眼痛、畏光、流泪及视力下降。早期周边角膜缘浅基质层出现数个灰白色浸润灶，数周内病变部位出现上皮缺损形成溃疡；溃疡沿角膜缘环行发展，呈典型的穿凿性（蚕蚀性）边缘，最终累及全角膜；溃疡向中央进展时，周边溃疡区上皮逐渐修复，伴新生血管长入，导致角膜瘢痕化、血管化，严重影响视力。溃疡向深层发展，可引起角膜穿孔。

2. 实验室检查 血常规、血沉、类风湿因子、补体结合试验、抗核抗体、抗中性粒细胞胞浆抗体、荧光螺旋抗体吸收试验、胸部 X 线片等检查，以排除其他可引起周边角膜溃疡、角膜溶解性病变的胶原血管性疾病，如类风湿关节炎、Wegener 肉芽肿等疾病。

【鉴别诊断】

1. 周边性角膜溃疡 角膜上皮完整，不伴有疼痛。常在上、下方周边角膜起病。

2. 感染性角膜溃疡 角膜外伤史，起病急，发展快，溃疡面有脓性分泌物，实验室检查可发现病原体。

【治疗】

1. 治疗原则 西医缺乏特效治疗，多采用对症治疗。中医多以疏风散热、清肝泻火、温阳散寒为法辨证论治。

2. 西医治疗

（1）药物治疗 糖皮质激素和抗生素复方制剂或胶原酶抑制剂，如复方硫酸新霉素滴眼液、2% 半胱氨酸滴眼液等；近年来应用免疫抑制剂，如 1% ~2% 环孢霉素 A 制剂或 FK506 滴眼液；也可全身应用免疫抑制剂如环磷酰胺等。

（2）手术治疗 角结膜清创术，对病变角膜、球结膜、结膜下组织及表层巩膜加以切除。板层角膜移植术，对角膜变薄，有穿孔危险或病变累及瞳孔区者，应行治疗性带板层巩膜瓣的板层角膜移植术或部分穿透性角膜移植术。

3. 中医治疗

（1）辨证论治

①肺肝风热证

证候：患眼疼痛难忍、异物感、畏光流泪；球结膜混合充血，角膜边缘出现点状浸润，或已形成条状溃疡；伴口苦咽干；舌红苔黄，脉浮数。

治法：疏风清热。

方药：加味修肝散加减。

②肝火犯目证

证候：患眼视力下降，头眼疼痛，异物感，畏光流泪；结膜混合性充血，角膜溃疡从周边向中央侵犯，迅速侵蚀整个角膜，多伴发热口渴，溲黄便结；舌红苔黄，脉数有力。

治法：清肝泻火。

方药：泻肝散加减。加红花、赤芍、牡丹皮以凉血化瘀止痛。

③阳虚寒凝证

证候：患眼视力下降，头眼疼痛；结膜充血暗红色，角膜溃疡如蚕蚀状，迁延不愈；常兼四肢不温；舌淡无苔或白滑苔，脉沉细。

治法：温阳散寒。

方药：当归四逆汤加减，新生血管多者，加苏木、红花、丹参以活血化瘀。

（2）其他治疗　用金银花、蒲公英、黄连、当归、防风煎水过滤洗眼，亦可水煎后做湿热敷。

【预防与调护】

（1）注意眼压和角膜情况，防止角膜穿孔。

（2）坚持用药，防止细菌或霉菌的继发感染。

五、角膜基质炎

角膜基质炎（interstitial keratitis）是以细胞浸润和血管化为特点的角膜基质深层非化脓性炎症。多发于5～20岁，初期为单侧发病，数周至数月后常累及双眼。女性发病多于男性。本病属中医“混睛障”范畴。

【病因病理】

1. 西医病因病理　先天性梅毒为最常见原因，结核、单纯疱疹、带状疱疹、麻风、腮腺炎等也可致病。血循环中的抗体与抗原在角膜基质内发生剧烈的免疫反应与发病有关。

2. 中医病因病机　多因肝经风热或肝胆热毒蕴结，熏蒸于目，热灼津液，瘀血凝滞引起；或邪毒久伏，耗损阴液，肝肾阴虚，虚火上炎，上犯黑睛所致。

【诊断】

1. 临床表现　畏光流泪，眼痛头痛，严重者视力明显下降。初期可见典型的扇形角膜炎症浸润和KP，随病情进展，角膜基质深层出现新生血管，在角膜板层间呈红色毛刷状；炎症最终累及角膜中央，出现角膜混浊、水肿。炎症消退后多数角膜可恢复透明，少数遗留瘢痕。常合并Hutchinson齿、马鞍鼻、唇角皲裂、马刀胫骨等先天性梅毒体征。

结核性角膜基质炎较少见，常单眼发病。眼部刺激症状较轻，多侵犯部分角膜，在角膜基质的中、深层有灰黄色结节状浸润，伴分支状新生血管侵入。

2. 实验室检查

（1）梅毒血清学检查和特异性梅毒螺旋体抗体试验（FTA－ABS和MHA－TP）有助于诊断。

（2）结核菌素（OT）试验阳性，或胸部X线检查发现肺部结核病灶。

【鉴别诊断】

病毒性角膜炎：详见相关章节。

【治疗】

1. 治疗原则 西医主要以抗梅毒、抗结核、抗病毒治疗。中医认为本病初期多由肝经风热引起，治宜疏风清热；病变发展，肝胆热毒较重，治宜泻肝解毒；湿热内蕴者，治宜清热化湿；病久不愈，阴虚火旺者，治宜滋阴降火。退翳明目法的应用需贯穿始终。

2. 西医治疗 全身给予抗梅毒、抗结核和抗病毒治疗。炎症急性期局部使用糖皮质激素及睫状肌麻痹剂，以减轻角膜基质炎症反应以及防止并发症出现，如虹膜后粘连、继发性青光眼等。对于角膜瘢痕造成视力障碍者可行角膜移植。

3. 中医治疗

（1）辨证论治

①肝经风热证

证候：眼球疼痛，畏光流泪，睫状充血，角膜深层呈灰白色混浊，由周边逐渐向中央蔓延；全身兼见头痛鼻塞；舌红，苔薄黄，脉浮数。

治法：祛风清热。

方药：羌活胜风汤加减。梅毒引起者，加土茯苓以驱梅毒。

②肝胆热毒证

证候：患眼刺痛，畏光流泪，视力下降，睫状充血或混合充血，角膜深层呈圆盘状灰白色混浊肿胀，布满新生血管；可伴全身口苦咽干，便秘溲黄；舌红苔黄，脉弦数。

治法：泻肝解毒。

方药：银花解毒汤加减。角膜肿胀增厚者，可加车前子以利水消肿；若角膜新生血管明显，加当归、赤芍、红花、桃仁以活血化瘀。

③虚火上炎证

证候：病情迁延不愈或反复发作，疼痛不明显，轻度睫状充血，角膜深层混浊渐退；全身可见咽干；舌红少苔，脉细数。

治法：滋阴降火。

方药：百合固金汤加减。

（2）其他治疗 用野菊花、金银花、黄芩、蒲公英、荆芥、防风等祛风清热解毒中药煎汁，熏洗患眼。

【预防与调护】

（1）预防梅毒、结核等原发病。

（2）耐心调养，防止复发。

（3）饮食清淡，少食辛辣煎炸之物。

六、泡性角膜炎

由微生物蛋白质引起的迟发型免疫反应性疾病，常由泡性结膜炎反复发作，病变向角膜中央侵犯，新生血管长入所致。多见于儿童及青少年。本病属中医“风轮赤豆”范畴。

【病因病理】

1. 西医病因病理　常见致病微生物有：结核杆菌、金黄色葡萄球菌、白色念珠菌。一般认为本病是由各种微生物蛋白质所致的非特异性迟发性免疫反应。过敏性体质、维生素缺乏、营养不良、葡萄球菌睑缘炎和急性细菌性结膜炎等均可诱发本病。

2. 中医病因病机　肝经积热，火郁风轮，气血失调，脉络瘀滞；或脾虚气弱，痰停气滞，痰气混结，郁于风轮所致。

【诊断】

临床表现　患眼疼痛、畏光、流泪。角膜浅层圆形灰白色结节样小泡，自角膜边缘向中央发展，有新生血管束状自结膜长入，可破溃形成溃疡，愈后残留带有新生血管的菲薄瘢痕组织。严重者可引起角膜穿孔。

【治疗】

1. 治疗原则　西医以消除诱因，抑制免疫反应，增强体质为治疗原则；中医当辨明虚实，偏于实者以清肝为主，偏于虚者以调理脾胃为要。

2. 西医治疗　治疗诱发此病的诱因。局部糖皮质激素滴眼剂应用。伴有邻近组织的细菌性感染予抗生素治疗。补充各种维生素，增强体质。对于反复发作致严重角膜病变者可行角膜移植术。对于儿童患者须确定是否有结核等病。

3. 中医治疗

辨证论治

①肝经积热证

证候：赤豆突起，赤脉缠布，涩痛羞明；舌红苔黄，脉弦数。

治法：泻肝清热。

方药：新制柴连汤加减。

②脾虚挟痰证

证候：赤豆时隐时现，涩痛时作时止，面色欠华，四肢乏力；舌淡苔薄，脉弱。

治法：补脾益气，化痰散结。

方药：参苓白术散加减。可加陈皮、贝母行气化痰，软坚散结。

【预防与调护】

纠正偏食，补充多种维生素及增强体质。

七、暴露性角膜炎

暴露性角膜炎（exposure keratitis）是由于角膜失去眼睑保护而暴露于空气中，引起角膜上皮脱落甚至继发感染的角膜炎症。任何年龄均可发病，单眼多见。常因继发感染使角膜溃烂，视功能严重受损。属中医“暴露赤眼生翳”。

【病因病理】

1. 西医病因病理 睑裂闭合不全（面神经麻痹、提上睑肌痉挛、睑外翻）、眼睑缺损、深麻醉或昏迷、眼球突出等，使角膜暴露干燥，上皮脱落，继发感染而发病。

2. 中医病因病机 多因风牵出睑、睥翻黏睑，上睑瘢痕等致眼睑不能闭合；或眼球突出致眼睑闭合不良，使白睛黑睛暴露于外，目失所养。

【诊断】

临床表现 异物感，轻度畏光，伴视力下降。病变多位于角膜下方，初期结膜充血，角结膜上皮干燥、粗糙，角膜表面无光泽，呈灰白色混浊及细小点状上皮损害，逐渐融合成大片的上皮缺损，上皮下基质混浊，角膜新生血管形成。继发感染可发生角膜溃疡。

【鉴别诊断】

神经麻痹性角膜炎：详见相关章节。

【治疗】

1. 治疗原则 西医以去除暴露因素，保持眼表湿润为治疗原则；中医常以滋阴润燥、平肝清热为主。

2. 西医治疗

（1）治疗原发病，去除暴露因素。

（2）人工泪液和眼膏（不含防腐剂），保持眼表湿润。抗生素滴眼剂及眼膏预防感染。

（3）羊膜遮盖、戴软性接触镜或患眼包扎，促进角膜缺损区愈合。

（4）局部用上皮生长药物促进上皮愈合。

（5）睑缘缝合术或用肉毒杆菌素 A 造成暂时睑下垂以防止眼表干燥。

3. 中医治疗

辨证论治

①阴津不足证

证候：眼睑闭合不全，眼内干涩，畏光流泪疼痛；轻度睫状充血，角膜干燥混浊；舌红少苔，脉细。

治法：滋阴润燥。

方药：十珍汤加减。

②肝经风热证

证候：患眼疼痛，异物感，畏光流泪，球结膜混合充血、水肿明显，角膜出现溃疡；口苦咽干；舌红苔黄，脉弦数。

治法：平肝清热。

方药：石决明散加减。常加蝉蜕、防风、桑叶、密蒙花、谷精草退翳明目。

【预防与调护】

（1）去除角膜暴露因素。

（2）对不能手术或眼睑闭合不全较重者，可加眼罩，并晚上涂眼膏保护角膜。

八、神经麻痹性角膜炎

神经麻痹性角膜炎（neuroparalytic keratitis）是由于三叉神经遭受外伤、手术、炎症或肿瘤等损伤时，失去神经支配的角膜敏感性下降，对外界有害因素的防御能力减弱，致角膜上皮出现干燥而发病。此外，遗传因素如遗传性感觉神经缺失及家族性自主神经异常也可导致本病。

【诊断】

临床表现 角膜敏感性下降，患者自觉症状轻微。神经营养性角膜病变通常发生在中央或旁中央下方的角膜。最初体征：荧光素染色见浅层点状角膜上皮着染，继而片状上皮缺损，甚至大片无上皮区域出现；如果继发感染则演变为化脓性角膜溃疡，极易穿孔。

【治疗】

积极治疗致三叉神经损害的原发病，同时可使用神经生长药物促进神经功能恢复，其他治疗措施同暴露性角膜炎。

九、丝状角膜炎（filamentary keratitis）

角膜表面出现由变性的上皮及黏液组成的丝状物称丝状角膜炎。本病可由多种原因引起，治疗较困难，容易复发。

【病因病理】

系多种原因引起，常见原因为眼干燥综合征（与自身免疫性疾病如 Sjögren 综合征相关）、角膜上皮反复大量剥脱、神经营养性角膜病变、慢性大泡性角膜病变等。

【诊断】

临床表现 异物感、畏光、流泪。瞬目时症状加重，闭眼后症状减轻。角膜可见卷曲的丝状物，一端附着于角膜上皮层，另一端游离，可被孟加拉红染色。丝状物附着处角膜下方可出现小的灰白色上皮下混浊。通常与角膜黏附较牢固，脱落后可残留角膜上皮缺损区，但在缺损区很快又形成丝状物，丝状物可在不同位置反复出现。

【治疗】

1. 查找病因，积极针对病因治疗。
2. 表面麻醉后，从丝状物基底部用眼科镊和棉棒清除黏丝。
3. 人工泪液、5% 氯化钠滴眼液，乙酰半胱氨酸滴眼液局部应用。
4. 佩戴软性接触镜，以减轻症状。

第二节　角膜变性与营养不良

一、大泡性角膜病变

大泡性角膜病变（bullous keratopathy）是由于各种原因使角膜内皮受损致角膜内皮细胞功能失代偿，而引起角膜基质及上皮下持续性水肿的疾病。

【病因病理】

1. 西医病因病理　多种因素致角膜内皮功能失代偿，引起角膜基质和上皮下持续水肿。见于绝对期青光眼、单纯疱疹病毒或带状疱疹病毒感染损伤内皮，眼前段手术，无晶体眼的玻璃体疝接触内皮，角膜内皮营养不良的晚期阶段等。

2. 中医病因病机　多因肝胆湿热，熏蒸黑睛；或肝经阴血不足，目失濡养；或素体肾阴亏虚，阴虚阳亢所致。

【诊断】

临床表现　异物感、畏光、流泪、刺痛。角膜上皮无光泽，呈弥漫性雾状混浊，有单个或多个混浊的水泡。水泡破裂引起眼球剧痛，常反复发作，经久不愈，最终以血管长入，发生角膜变性、角膜血管翳而告终。

【治疗】

1. 治疗原则　西医无特效治法，以对症治疗为主。中医以清肝利胆化湿、补血养肝、滋阴潜阳为要。

2. 西医治疗

（1）局部应用高渗剂和角膜营养剂，上皮有缺损时加用上皮营养药及用抗生素滴眼液预防感染。

（3）严重影响视功能者酌情考虑做穿透性角膜移植术，或为减轻症状，可行板层角膜移植术。

3. 中医治疗

辨证论治

①肝胆湿热证

证候：患眼胀痛流泪，睫状充血，角膜雾状混浊，血管侵入，表层多个水泡；兼见便秘溺赤，舌红苔黄腻，脉滑数。

治法：清肝利胆化湿。

方药：龙胆泻肝汤加减。若睫状充血色暗红，加赤芍、牡丹皮以凉血散瘀。

②肝血亏虚证

证候：患眼干涩疼痛，畏光流泪，角膜混浊，角膜大泡反复发作；兼见头昏，面色不华；舌质淡，脉细。

治法：补血养肝。

方药：明目地黄丸加减。若舌质偏红，加牡丹皮、玄参以滋阴凉血。

③阴虚阳亢证

证候：眼胀疼痛，轻度睫状充血，角膜雾状混浊，大泡反复发作；伴有烦躁易怒；舌红无苔，脉弦细。

治法：滋阴潜阳。

方药：石决明散加减。

二、角膜软化症

角膜软化症（keratomalacia）是以缺乏维生素 A 为主引起的角膜基质软化和坏死的眼病。也是全身营养不良的局部表现，多见于小儿。本病属中医“疳积上目”范畴。

【病因病理】

1. 西医病因病理　维生素 A 缺乏引起。多伴有麻疹、肺炎、中毒性消化不良等疾病，或在慢性消耗性疾病病程中未能及时补充维生素 A 等。此外，消化道脂类吸收障碍可导致维生素 A 吸收率降低。

2. 中医病因病机

（1）脾胃虚弱，气血生化不足，肝虚血少，目失所养。

（2）脾胃生化乏源，气血不足，目失濡养。

（3）虫积成疳，脾胃虚弱，脾病及肝，肝虚血少，肝热内生，上攻于目。

【诊断】

临床表现　有高度营养缺乏史。早期主要为夜盲，患眼干涩不适，逐渐出现眼痛、畏光、流泪、视力下降。球结膜及角膜表面失去光泽，弹性减退。当眼球转动时，球结膜可折叠成与角膜缘同心的皱纹圈，在睑裂部球结膜上出现典型的基底朝向角膜缘的三角形泡沫状上皮角化斑，称为 Biot 斑。随着病情发展，角膜知觉减退，上皮脱落，基质发生溶解、坏死、变薄，继而形成溃疡。若继发细菌感染，则出现前房积脓，处理不及时角膜可迅速恶化而致穿孔，甚至眼内容物脱出。

【治疗】

1. 治疗原则　西医以改善营养，补充维生素 A，防止严重并发症为治疗原则。中医以滋补肝血、补脾益气、健脾清肝为主。

2. 西医治疗

（1）改善营养、积极治疗原发病。迅速补充维生素 A 及其他维生素，纠正水及电解质失调。滴用抗生素滴眼液或涂用抗生素眼膏，预防感染。若出现角膜溃疡及前房积脓，须及时散瞳。

（2）若角膜已穿孔，可行结膜瓣遮盖术或角膜移植术。如眼内容物已大量脱出，眼球无法保存时，则应行眼球摘除术或眼内容物剜除术。

3. 中医治疗

辨证论治

①肝血不足证

证候：夜盲，干涩，角膜失去光泽，频繁眨眼；舌淡红，苔薄白，脉细。

治法：滋补肝血。

方药：猪肝散加减。若脐周疼痛，加使君子3g研末空腹服以杀虫消积。

②脾气不足证

证候：夜盲，眼内干涩或角膜雾状混浊，食欲不振，大便溏薄；舌淡苔薄，脉弱。

治法：补脾益气。

方药：参苓白术散加减。

③脾虚肝旺证

证候：患眼畏光流泪，结膜、角膜干燥，角膜混浊或有溃疡；可伴有烦躁不安，精神萎靡，舌红，脉细弱。

治法：健脾清肝。

方药：肥儿丸加减。若午后低热，去黄连，加鳖甲、青蒿以滋阴清虚热；若见前房积脓，加金银花、蒲公英、败酱草以清热解毒。

【预防与调护】

（1）婴幼儿、孕妇和哺乳期的妇女，饮食要合理，防止出现营养不良。

（2）当婴幼儿患慢性腹泻等消耗性疾病时，要适当及时补充营养丰富的食品，不能无原则的忌口。

（3）眼部症状严重者，医生检查或用药时，动作应轻柔，并防止患儿用手揉擦眼部，以防穿孔。

扫码“练一练”

（仝警安　赵晓明）

第十一章　巩 膜 病

扫码“学一学”

巩膜是眼球壁外层的后5/6，由致密交错的纤维组成。巩膜疾病中以炎症最为常见，常表现为胶原纤维的坏死变性、慢性炎症细胞浸润，呈现为增殖性肉芽肿改变，形成炎性结节或弥漫性肿胀区。主要临床表现为疼痛、畏光流泪，严重者影响视力。好发于女性，多为单眼发病，也可双眼先后发病，易复发。中医学认为，巩膜疾病多因火邪热毒上攻；或湿热蕴蒸，气血瘀滞；或火热伤阴，虚火上炎所致。白睛为五轮中气轮，内应于肺，肺与大肠相表里，故临床多从肺与大肠辨治。

第一节　表层巩膜炎

表层巩膜炎（episcleritis）常见于睑裂暴露区角膜缘至直肌附着线间的区域内。多见于20～50岁的成年女性，可单眼或双眼发病，病程一般较短，有自限性，但易复发，可在与上次相同或不同的部位反复发作，持续数年之久。本病属于中医“火疳”范畴。

【病因病理】

1. 西医病因病理　病因尚不明确，一般与全身疾病有关，如类风湿关节炎、结节性红斑等结缔组织疾病并发。妇女月经期内分泌失调多为周期性巩膜炎发生的原因。

2. 中医病因病机　中医认为本病多因火热毒邪，郁结于肺经，气血壅塞，结聚于白睛而成；素患痹症，风、湿、热邪郁于肺，肺失宣降；妇女血热壅滞，正值经行之际，血热上逆，壅滞白睛而发。

【诊断】

临床表现

（1）单纯性表层巩膜炎

①症状：患眼视力一般无影响，偶有暂时性视力下降，轻微疼痛和灼热感觉。常表现为发病突然，呈周期性发作。妇女月经期发作多见。

②体征：病变多局限于某一象限，病变部位的浅层巩膜及相应区域球结膜呈局限性或扇形充血及水肿，充血多为火红色。可伴有眼睑神经血管反应性水肿，严重者可伴有周期性偏头痛。病程一般较长。

（2）结节性表层巩膜炎

①症状：患眼视力可不受影响，自觉有眼部疼痛、畏光、流泪等不适症状。但起病更加隐匿，炎症较单纯性表层巩膜炎更重，病程更长。

②体征：眼局部球结膜下可见一个或多个隆起状、暗红色或紫红色结节，呈圆形或椭圆形，结节有触痛，结节周围球结膜可有充血水肿。由于反复发作，可见环绕角膜的巩膜色素环。

【鉴别诊断】

结节性浅层巩膜炎与泡性结膜炎相鉴别（表 11－1）

表 11－1　结节性浅层巩膜炎与泡性结膜炎鉴别

	结节性浅层巩膜炎	泡性结膜炎
病因	尚不明确，可能与结缔组织疾病及风湿、痛风有关	认为与结核有关
年龄	多为成年人	多为儿童、青少年
结节	无溃疡	有溃疡
充血	巩膜紫红色或暗红色充血	结膜鲜红色充血
移动	结节不移动	结节随结膜移动

【治疗】

1. 治疗原则　以糖皮质激素治疗为主，治疗原发病，配合中医辨证论治以期缩短病程。

2. 西医治疗

（1）治疗原发病　治疗全身疾病。

（2）抗炎治疗　重证患者可用糖皮质激素冲击治疗，可配合解热镇痛剂如消炎痛（吲哚美辛）；局部滴用妥布霉素地塞米松眼液，配合非甾体类抗炎药物如双氯酚酸钠滴眼液、普拉洛芬滴眼液。必要时可行球结膜下注射地塞米松或曲胺奈德以抗炎治疗。

3. 中医治疗

（1）辨证论治

① 肺火郁结证

证候：浅层巩膜炎初起，紫红色结节隆起，充血水肿明显，涩痛流泪或咽痛，咳嗽，舌红苔黄，脉数。

治法：清肺泻热，活血散结。

方药：桑白皮汤加减。伴有头痛，加羌活、白芷、川芎以祛风通络止痛；口干喜饮，加生石膏、芦根以清胃降火；口苦加柴胡、龙胆草以清肝泻火；大便干结加大黄以通腑泻热。

② 风湿侵目证

证候：巩膜表现同前，眼球闷胀而痛，触痛明显。全身可见关节酸痛，胸闷纳减，舌苔白厚或腻，脉滑或濡。

治法：祛风除湿。

方药：蠲痹汤加减。风盛加防风以祛风止痛；湿盛者加薏苡仁以健脾渗湿；湿邪郁而化热者，去桂心，加黄芩、忍冬藤以清郁化热；兼胸闷纳差者加苍术、白术以燥湿健脾。

③ 血热壅滞证

证候：妇女行经之际，眼痛、畏光、流泪，巩膜表层和球结膜呈弥漫性充血水肿，或伴神经血管性眼睑水肿；舌红少苔，脉数。

治法：清热凉血，疏肝解郁。

方药：丹栀逍遥散加减。伴咽干口燥或潮热颧红加知母、黄柏以滋阴降火；角膜边缘混浊加桑白皮、石决明以清肺平肝；伴偏头痛加蔓荆子、白芷以疏风止痛。

（2）其他治疗

①针刺治疗：根据全身辨证，可选取列缺、尺泽、合谷、曲池、攒竹、瞳子髎、丝竹空、太阳、肺俞等穴。

②局部湿热敷：可用内服药渣再次煎水作湿热敷。

③中药雾化治疗：采用内服药方煎水过滤，倒入超声雾化器中，行中药雾化熏眼，每次 10～15 分钟，每日 2～3 次。

【预防与调护】

（1）积极治疗风湿、痛风及结节性红斑等结缔组织性疾病。

（2）饮食宜清淡，戒烟酒，忌辛辣。

（3）做好精神调护，避免情绪激动。

（4）注意寒暖适中，加强锻炼，避免潮湿。

（5）需要球结膜下注射激素者，次数不应多，以免引起巩膜穿孔。若长期应用局部激素，应避免激素性青光眼的发生。

第二节　巩膜炎

巩膜炎（scleritis）是巩膜基质的炎症，其病程长，复发率高，并发症多，预后差，故比表层巩膜炎症严重，甚者可致失明。本病多见于中年人，女性明显多于男性，常双眼同时或先后发病。

本病属于中医“火疳”范畴。

一、前巩膜炎

前巩膜炎（anterior scleritis）病变发生在巩膜的前部，位于赤道之前，呈进展性。并发症较多，常见硬化性角膜炎、葡萄膜炎、玻璃体混浊、白内障等眼病，若房角有粘连，还可继发青光眼。临床症状常表现为持续性眼痛、视力下降，且疼痛常在夜间加重，并向周围放射。可分为弥漫性、结节性、坏死性三大类型。

扫码“看一看”

【病因病理】

1. 西医病因病理　病因与表层巩膜炎相似，除少数因感染引起外，多数与全身性疾病有关，如类风湿关节炎、胶原病、红斑狼疮、结节性动脉周围炎、IgA 肾病、强直性脊柱炎、Wegener 肉芽肿病等。也有原因不明者。

2. 中医病因病机　中医认为本病多因肝、心、肺三经火热亢盛所致。①常因肺火亢盛，气机不利，血瘀于白睛而致。②或心肺热毒内炽，郁火上攻白睛。③或病久伤阴，虚火上攻白睛而成。

【诊断】

1. 临床表现

（1）弥漫性前巩膜炎（diffuse anterior scleritis）　弥漫性前巩膜炎是巩膜炎中最良性的

一种，预后较好。巩膜弥漫性充血，组织水肿，病变可累及全周前部巩膜。

（2）结节性前巩膜炎（nodular anterior scleritis） 结节性前巩膜炎多伴有表层巩膜炎，起病缓慢。病变区巩膜呈紫红色充血，结节样，不能推动，有压痛。

（3）坏死性前巩膜炎（necrotizing scleritis） 坏死性前巩膜炎是巩膜炎中最具破坏性的一种，常双眼患病，多伴有严重自身免疫性疾病。发病时眼痛明显，病情发展迅速。常表现为眼痛程度与炎症的体征不一致，早期表现为局限的炎性浸润斑块，边缘炎症比中央明显。

2. 实验室检查 诊断时可行胸片、血沉、尿常规、循环免疫复合物、血清自身抗体（如抗核抗体、抗 DNA 抗体、类风湿因子等）、梅毒血清学、结核菌素皮内试验等实验室检查以明确全身情况。

【治疗】

1. 治疗原则 以糖皮质激素治疗为主，治疗原发病，配合中医辨证论治以缩短病程，同时积极处理并发症。

2. 西医治疗

（1）治疗原发病 治疗全身疾病。

（2）抗炎治疗 全身使用糖皮质激素冲击治疗，可配合解热镇痛剂如消炎痛（吲哚美辛）；顽固巩膜炎可选用免疫抑制剂。局部滴用药参见浅层巩膜炎。

（3）扩瞳治疗 若并发虹膜睫状体炎者，滴用0.5%阿托品滴眼液以充分散瞳，以防止虹膜后粘连。

（4）手术治疗 对坏死及穿孔的巩膜可试行异体巩膜移植术联合用眼球筋膜瓣覆盖加固，术后用免疫抑制剂。

3. 中医治疗

（1）辨证论治

① 肺热亢盛证

证候：局部症状较轻，巩膜深浅层血管均充血，呈紫红色或暗红色，或巩膜有紫红色结节隆起。全身症状可见咽痛，咳嗽，便秘，舌红苔黄，脉数。

治法：泻肺利气，活血散结。

方药：泻白散加减。咳嗽加葶苈子、杏仁以增强泻肺之功；眼红痛甚者加红花、桃仁以活血化瘀、散结消滞。

② 心肺热毒证

证候：发病较急，巩膜结节大而隆起，压痛明显，畏光、流泪，视物不清。口苦咽干，便秘，小便黄，舌红苔黄，脉数有力。

治法：泻火解毒，凉血散结。

方药：还阴救苦汤加减。热甚者，去细辛、藁本、苍术，加生石膏以增强清热泻火之功；大便秘结，加大黄以泻腑热。

③ 阴虚火旺证

证候：病久，巩膜充血、结节隆起不明显，色紫暗，压痛不明显，症状较轻，可有视物不清，伴有咽干口燥，或潮热颧红，便秘，舌红少津，脉细数。

治法：滋阴清肺泻火。

方药：养阴清肺汤加减。伴咽干口燥或潮热颧红去薄荷，加知母、地骨皮以滋阴降火；结节难消去白芍，加赤芍、丹参、郁金、瓦楞子、海浮石以清热消瘀散结。

（2）其他治疗

①针刺治疗：根据全身辨证，可选取列缺、尺泽、合谷、曲池、攒竹、瞳子髎、丝竹空、太阳、肺俞等穴。

②局部湿热敷：可用内服药渣再次煎水作湿热敷。

③中药雾化治疗：采用内服药方煎水过滤，倒入超声雾化器中，行中药雾化熏眼，每次10～15分钟，每日2～3次。

【预防与调护】

（1）积极治疗全身性疾病。

（2）饮食宜清淡，戒烟酒，忌辛辣。

（3）做好精神调护，避免情绪激动。

（4）注意寒暖适中，加强锻炼，避免潮湿。

（5）对巩膜炎应慎用结膜下注射，以防造成巩膜穿孔。

二、后巩膜炎

后巩膜炎（posterior scleritis）病变位于赤道之后。多无明显外部体征，具有一定隐蔽性。

【病因病理】

1. 西医病因病理　详见前部巩膜炎。

2. 中医病因病机　详见前部巩膜炎。

【诊断】

1. 临床表现

①症状：以眼部剧烈疼痛、视物模糊、复视、为主要症状。也可疼痛较轻。

②体征：检查可见眼睑及球结膜水肿，眼球压痛明显，眼球突出，玻璃体混浊，视乳头水肿，黄斑水肿，视网膜渗出性脱离。部分患者眼压升高。

2. 实验室检查　B超、CT或MRI检查可显示后部巩膜增厚。其他实验室检查详见前部巩膜炎。

【鉴别诊断】

1. 眶蜂窝织炎　有感染病史，或有手术、外伤史。以眼睑红肿、眼痛、眼球突出及运动障碍，视力下降，可有发热、寒战等全身症状。血常规、CT、超声检查可见典型眶内炎症性影像，以此可鉴别。

2. 眼眶炎性假瘤　一般认为与自身免疫有关，或因鼻窦炎和上呼吸道感染引起。临床表现与后巩膜炎相似。CT检查有助于诊断。

扫码“练一练”

【治疗】

详见前部巩膜炎。

【预防与调护】

详见前部巩膜炎。

（王　方）

第十二章　晶状体病

晶状体由晶状体囊和晶状体纤维组成。为双凸面、有弹性、无血管的透明组织，由悬韧带与睫状体连接以固定其位置，其营养主要来源于房水。主要病变是其透明度和位置的改变，即白内障和晶状体异位或脱位，均会产生严重的视力障碍。

白内障（Cataract）是指各种原因导致的晶状体混浊。当白内障引起视力下降时才具有临床意义。其发病率高，是我国致盲的首位原因。白内障可根据不同方法进行分类：按病因可分为外伤性、中毒性、代谢性、并发性、发育性、后发性和年龄相关性白内障等；按发病时间可分为先天性和后天性获得性白内障；按晶状体混浊形态可分为点状、冠状和绕核性白内障等；按混浊部位可分为皮质性、核性、囊下性及囊性白内障。

晶状体异位或脱位是指由于各种先天或后天因素，使晶状体悬韧带部分或全部缺损或离断，晶状体离开正常的生理位置。根据悬韧带缺损或离断的程度可分为不全脱位和全脱位；根据病因可分为先天性、自发性和外伤性等。

中医学称晶状体为“晶珠”。一般将年龄相关性白内障称为圆翳内障；将并发性白内障称为金花内障；将外伤性白内障称为惊振内障；将先天性白内障称为胎患内障。

白内障的治疗以手术为主。药物治疗仅限于病变的早期。

第一节　年龄相关性白内障

扫码“学一学”

年龄相关性白内障（age－related cataract）是指中老年（40～45 岁以上）开始发生的晶状体混浊，又称老年性白内障。随年龄增加发病率逐渐增高，同时或先后双眼发病。本病属于中医“圆翳内障”范畴。历代中医眼科文献根据晶状体混浊的部位、形态、程度及颜色等不同，分别命名为如银、滑翳、浮翳、沉翳、冰翳、散翳、白翳黄心、黑水凝翳、枣花翳、偃月翳内障等。

【病因病理】

1. 西医病因病理　较为复杂，为多种因素综合作用的结果。年龄、职业、过多的紫外线照射、过量饮酒、吸烟、心血管疾病、高血压、糖尿病和营养均是可能的危险因素。氧化损伤是白内障形成的最初因素，氧化作用引起晶状体囊膜破坏或使其渗透性增加，失去屏障作用或导致晶状体代谢紊乱，其主要成分晶状体蛋白发生变性而形成混浊。

2. 中医病因病机　多因年老体衰，肝肾亏虚，精血不足，不能上荣于目，晶珠失养；或因饮食不节，脾胃虚衰，脾失健运，五脏六腑之精气不能上归于目，晶珠失养；或因偏食肥甘厚味，脾胃湿热蕴结，熏蒸于目，或湿热郁久化热伤阴，不能濡养于目，晶珠失养所致。

【诊断】

临床表现　患眼无痛性、渐进性视力减退，眼前阴影。晶状体不同形态、部位和程度的混浊。

1. 皮质性白内障（Cortical cataract） 最常见，按其发展过程分为4期。

（1）初发期 前后皮质周边部出现楔形混浊，其基底位于赤道部，尖端向着中心。散瞳后用检眼镜彻照法或裂隙灯下检查，可在眼底红光反射中见轮辐状暗影。因混浊未累及瞳孔区，一般不影响视力。此期混浊发展缓慢，可经数年才到下一期。

（2）膨胀期 又称进展期、未熟期。晶状体混浊逐渐加重，呈不均匀的乳白色混浊。皮质吸收水分肿胀，晶状体厚度增加，体积变大，将虹膜向前推移，前房变浅，容易诱发青光眼急性发作。用集光灯侧照，可见新月状的虹膜阴影落在晶状体上，称虹膜投影。视力明显减退，眼底难以窥入。

（3）成熟期 晶状体全部混浊，虹膜投影消失，晶状体肿胀消退，前房深度恢复正常，眼底不能窥入。视力降至手动或光感。

（4）过熟期 成熟期持续时间过长，晶状体内水分继续丢失，体积缩小，囊膜皱缩，前房加深，虹膜震颤。晶状体纤维分解液化呈乳白色，棕黄色硬核沉于下方，核可随体位变化而移动，称为Morgagnian白内障。晶状体核下沉后可使视力突然提高。晶状体囊膜变性，通透性增加或出现细小裂痕时，液化的皮质渗入前房，可引起晶状体蛋白过敏性葡萄膜炎。晶状体皮质碎片积聚于前房角，阻塞小梁网，可引起晶状体溶解性青光眼。剧烈震动可使晶状体囊膜破裂，晶状体核脱入前房或玻璃体中可引起继发性青光眼。此期晶状体悬韧带常发生退行性改变，容易导致晶状体脱位。

2. 核性白内障（nuclear cataract） 发病较早，进展缓慢。混浊常开始于胚胎核，逐渐发展到成人核而完全混浊。往往与核硬化并存。散瞳后用彻照法检查，在周边部环状红色反光中，中央有一盘状暗影。眼底检查仅从周边部可看清眼底。早期视力不受影响，此后晶状体核密度增加，屈光指数增强，常呈近视状态。由于晶状体中央和周边部的屈光力不同，可产生单眼复视。因晶状体周边部屈光力没有明显改变，散瞳前后的视力会有明显不同。核的混浊初呈淡黄色，后渐加重而呈棕黄色或棕黑色。此时视力极度减退，眼底不能窥清，可同时伴有皮质混浊。

3. 囊膜下白内障（subcapsular cataract） 囊膜下浅皮质出现混浊，呈棕色微细颗粒状或浅杯形囊泡状。后囊下常呈锅巴样外观。由于病变距结点更近，因此即使病变早期或病变范围很小很轻，也会引起明显视力障碍。

【鉴别诊断】

1. 并发性白内障 常为单眼发病，与年龄无关，有原发病的表现。

2. 外伤性白内障 有明确的外伤史，常单眼发病，多伴有眼部其他组织的损伤。

【治疗】

1. 治疗原则 本病的治疗以手术为主。药物治疗仅限于早期。

2. 西医治疗 手术治疗：白内障超声乳化吸出联合人工晶体植入术是首选术式。临床常用的还有小切口白内障摘除、白内障囊外摘除联合人工晶体植入术。特殊情况下可行白内障囊内摘除术。

3. 中医治疗

（1）辨证论治

①肝肾两亏证

证候：视物模糊，晶珠混浊；全身可兼见头晕耳鸣，腰膝酸软；舌质淡，苔薄白，脉沉细。

治法：补益肝肾。

方药：驻景丸加减方加减。肾阴不足者，去紫河车粉、寒水石，加生地黄、玄参以滋肾阴。

②脾胃虚弱证

证候：视物模糊，晶珠混浊；全身可兼见精神倦怠，面色萎黄，食少便溏；舌质淡，苔白，脉沉细。

治法：健脾益气。

方药：参苓白术散加减。食少者，加炒谷芽、炒麦芽以健脾消食；气血不足者，加熟地黄、白芍以养血。

③阴虚湿热证

证候：视物模糊，目涩不适，晶珠混浊；全身可兼见烦热口臭，大便不畅；舌质红，苔黄腻，脉细弦或细数。

治法：养阴清热，宽中利湿。

方药：甘露饮加减。腹胀，苔厚腻者，去熟地黄加薏苡仁、茯苓、佩兰以淡渗利湿，芳香化浊；目干涩不适，可加沙参、玉竹以养阴生津。

（2）中成药　杞菊地黄丸：适用于肝肾两亏者。

（3）其他治疗　针刺治疗：根据全身辨证，可选睛明、球后、攒竹、鱼腰、合谷、足三阴、三阴交等穴。

【预防与调护】

（1）注意老年人的营养补充。

（2）戒烟酒，忌辛辣。

第二节　先天性白内障

扫码“学一学”

先天性白内障（congenital cataract）是儿童常见的眼病，指出生时或出生后第一年内发生的晶状体部分或全部混浊。单眼或双眼发病，多数为静止性，可为家族性或散发性，可伴发其他眼部异常和系统性疾病。本病属于中医“胎患内障”范畴。

【病因病理】

1. 西医病因病理

（1）遗传　约30%～50%患儿与遗传有关，其中常染色体显性遗传最为多见。

（2）非遗传因素　环境因素的影响是导致白内障的重要原因。母亲妊娠期前2～3个月的感染（风疹、麻疹、水痘、单纯疱疹及流感病毒等），可引起胎儿的晶状体混浊。此时期晶状体囊膜尚未发育完全，不能抵御病毒的侵犯，而且晶状体蛋白合成活跃，对病毒的感染敏感。其中以风疹病毒感染最为多见。妊娠期营养不良，盆腔受放射线照射，服用某些药物（糖皮质激素、抗凝剂等），或妊娠期患系统性疾病（甲状腺功能减退、糖尿病、肾炎等）等均可造成胎儿的晶状体混浊。

2. 中医病因病机 多为先天禀赋不足，脾肾两虚，晶珠失养；或因怀孕之时，母失将息，感受风毒或误用某些药物，邪积腹中，内攻胎儿晶珠所致。

【诊断】

1. 临床表现 发现患儿视力不佳或瞳孔区白点。晶状体不同部位、形态和程度的混浊。

（1）前极白内障（anterior cataract） 晶状体前囊膜中央局限性混浊，多为小圆形。若表面突起，称锥形白内障，为前囊下上皮增生所致。多为双侧，静止性。对视力影响不大。

（2）后极白内障（posterior cataract） 晶状体后囊膜中央局限性混浊，边缘不齐，呈盘状、核状或花萼状。多为双眼，静止性。因混浊位于眼屈光系统的结点附近，对视力有一定影响。

（3）冠状白内障（coronary cataract） 晶状体皮质深层周边部有圆形、椭圆形、哑铃状混浊，排列呈花冠状。晶状体中心部和极周边部透明。为双眼、静止性。很少影响视力。

（4）点状白内障（punctate cataract） 晶状体皮质深层灰白色、蓝色或淡色细小点状混浊。为双眼、静止性。不影响视力。

（5）绕核性白内障（perinuclear cataract） 是儿童最常见的白内障。包绕在透明晶状体核之外的乳白色薄层混浊，又称板层白内障。有时在此层混浊之外，又套一层或数层混浊，各层之间仍有透明皮质间隔。最外层常有短弓形混浊骑在核的赤道部周围，称为“骑子”。多为双眼、静止性。视力可明显减退。

（6）核性白内障（nuclear cataract） 胚胎核和胎儿核呈致密的白色混浊，皮质完全透明。多为双眼。瞳孔缩小时视力明显下降，瞳孔散大时视力显著增加。

（7）全白内障（total cataract） 出生时或1岁内晶状体全部混浊。多为双眼，视力损害严重。

（8）膜性白内障（membrance cataract） 全白内障液化吸收后，前后囊膜接触机化，两层囊膜间可夹有残留的晶状体纤维或上皮细胞，使膜性白内障呈厚度不均的混浊。可单眼或双眼发生，视力损害严重。

（9）其他 如缝性白内障、纺锤形白内障、珊瑚状白内障等。

值得注意的是，许多先天性白内障常合并其他眼病或异常，如斜视、眼球震颤、先天性小眼球、视网膜脉络膜病变、虹膜和脉络膜缺损、晶状体脱位或缺损、瞳孔残膜、圆锥角膜等。

2. 实验室检查

（1）先天性白内障合并其他系统的畸形，应行染色体核型分析和分带检查。

（2）糖尿病、新生儿低血糖症应查血糖、尿糖和酮体。

（3）合并肾病应查尿常规和尿氨基酸，以确诊 Lowe 综合征、Alport 综合征。

（4）风疹综合征应测血清抗体滴度，如高于正常4倍，则为阳性。

此外，还可选做血氨基酸水平测定、尿苯丙酮酸测定、同型胱氨酸尿定性检查、半乳糖尿筛查等。

【鉴别诊断】

新生儿瞳孔区出现白色反光，即白瞳症（Leukocoria）。最常见的原因为先天性白内障，但其他眼部先天异常也可表现为白瞳症，其临床表现、处理原则和预后均不相同。

1. 视网膜母细胞瘤　儿童期最常见的眼内肿瘤，瞳孔区出现黄白色反光，俗称“猫眼”。B 超检查可见强回声占位病变。

2. 早产儿视网膜病变　在晶状体后面形成纤维血管组织，并向心性牵引睫状体，可同时发生白内障和视网膜脱离。如晶状体透明，检查眼底可发现视网膜血管扩张迂曲，周边部视网膜新生血管形成，伴视网膜水肿。

【治疗】

1. 治疗原则　本病的治疗目的是恢复视力，防止剥夺性弱视的发生。西医主要采用手术、YAG 激光、屈光矫正和视力训练治疗。中医对白内障发展、且因各种因素不宜手术及术后有弱视者辨证论治。

2. 西医治疗

（1）定期观察　若为静止性且对视力影响不大者，如点状、冠状和点状白内障，一般不需治疗。

（2）手术治疗　明显影响视力的全白内障、绕核性白内障，应行白内障吸出术或白内障超声乳化吸出术。手术愈早获得良好视力的机会愈大，但对因风疹病毒引起者不宜过早手术，这是因为手术可使晶状体内潜伏的病毒释放而引起虹膜睫状体炎，有可能因炎症而引起眼球萎缩。

（3）YAG 激光治疗　针对膜性白内障和白内障吸出术后者。

（4）屈光矫正和视力训练治疗　用于无晶状体眼，以防治弱视，促进融合功能的发育。

①人工晶状体植入：儿童人工晶状体植入已在临床上广泛应用，尤其是单眼白内障人工晶状体植入更具优越性。目前认为，一般最早在 2 岁时进行。

②眼镜矫正：简单易行，且易调整更换。适用于双眼患儿。

③角膜接触镜：适用于单眼患儿，但经常取戴十分麻烦，不易被患儿和家长接受，且容易发生感染及角膜上皮损伤等并发症。

3. 中医治疗

辨证论治

（1）胎毒上攻证

证候：患儿出生后顾盼无神，或不见人物，瞳神内隐隐淡白；舌质红，苔薄黄，指纹风关浅红或紫红。

治法：清热解毒。

方药：护睛丸加减。若热盛者，可加蒲公英、野菊花清热解毒。

（2）禀赋不足证

证候：患儿出生后转睛不快，逊于常人，瞳神内有少许翳障之色；舌质淡，苔薄白，指纹色淡。

治法：补益肝肾。

方药：驻景丸加减方加减。若食少纳呆，便溏，形体羸弱，加茯苓、山药以健脾益气；若遗尿，加益智仁、桑螵蛸以滋补肝肾、益精明目。

【预防与调护】

（1）怀孕期间，孕妇宜少食辛辣炙煿之品，避免感受外邪。生病后正确选择使用药物。

（2）患儿出生后若发现瞳神内变白，视力不佳，及时到医院诊治。

扫码“学一学”

第三节　外伤性白内障

外伤性白内障（traunmatic cataract）是指眼球穿通伤、钝挫伤、爆炸伤和电击伤等引起的晶状体混浊。可发生于任何年龄，常单眼受累。本病属于中医“惊振内障”范畴。

【病因病理】

1. 西医病因病理　眼球穿通伤、钝挫伤致晶状体囊膜破裂，房水进入皮质而变混浊；或由于机械性外力使晶状体上皮功能受到破坏，晶状体纤维水肿、变性而产生混浊；电击伤产生热能，引起晶状体囊膜通透性改变而发生混浊。

2. 中医病因病机　多为钝器震击晶珠，气血失和，脉络郁遏，晶珠失去清纯晶莹之质；或因锐器中伤，晶珠破碎，膏脂外溢，凝结而成所致。

【诊断】

1. 临床表现　有外伤史，视力骤降或逐渐下降，晶状体不同程度的混浊，可合并晶状体脱位、前房积血、前房角后退、球内异物等。常伴有眼前节的炎症或继发性青光眼。

（1）穿通伤所致白内障　若晶状体囊破口小而浅，伤后破口立即闭合，形成局限性混浊。若破口大而深，则晶状体迅速全部混浊。皮质进入前房可继发葡萄膜炎或青光眼。

（2）钝挫伤所致白内障　在晶状体前囊有环状混浊，并有1mm宽的色素，为瞳孔缘部虹膜色素上皮破裂脱落所致，称Vossicus混浊。或有玫瑰花样的放射状混浊。或见点状、板层混浊。严重挫伤可致晶状体囊破裂，完全混浊。

（3）爆炸伤所致白内障　爆炸时气浪可对眼部产生压力，引起类似钝挫伤所致的白内障。爆炸伤本身或掀起的杂物可造成类似于穿通伤所致的白内障。

（4）电击伤所致白内障　触电引起晶状体前囊及前囊下皮质发生混浊。雷电击伤时，晶状体前后囊及囊下皮质均可发生混浊。多数为静止性，也可逐渐发展为全白内障。

2. 实验室检查　B超或CT检查了解球内有无异物。

【鉴别诊断】

并发性白内障：有原发病的表现。

【治疗】

1. 治疗原则　本病的治疗以手术为主，辅以药物。中医在围手术期进行辨证论治。

2. 西医治疗

（1）随诊观察　晶状体局限性混浊，对视力影响不大者一般不需治疗。

（2）手术治疗　晶状体混浊，明显影响视力者，应行白内障摘除联合人工晶体植入术。晶状体破裂，皮质进入前房时，可用药物控制炎症后手术摘除白内障。若经治疗炎症反应不减轻或眼压不能控制，或皮质与角膜内皮相接触者，应尽早手术。晶状体脱位应行白内障囊内摘除术。

（3）药物治疗　眼前节炎症明显者，用糖皮质激素、非甾体抗炎药及散瞳剂。眼压升高者用降眼压药物。

3. 中医治疗

（1）辨证论治

①震击晶珠证

证候：眼胀疼痛，视物模糊或视物不见，胞睑肿胀瘀紫，白睛红赤或混赤，瞳神不圆或偏斜，晶珠呈点片状混浊或破碎，或见血灌瞳神前部；舌质红，苔黄，脉数。

治法：活血行气，清肝明目。

方药：桃红四物汤合石决明散加减。可选加昆布、夏枯草、浙贝、红花散结活血。若伴血灌瞳神前部，加白茅根、藕节、丹参凉血止血活血；若眼底网膜水肿，加车前仁、茯苓、泽泻利水消肿。

②毒邪侵袭证

证候：目珠疼痛难忍，羞明流泪，视物模糊或视物不见，胞睑红肿，白睛混赤，晶珠混浊或破碎，或见黄液上冲；全身可兼见口干口苦，小便黄，大便秘结；舌质红，苔黄，脉数。

治法：清热泻火解毒。

方药：五味消毒饮合黄连解毒汤加减。大便秘结，加草决明、火麻仁润肠通便；邪去热清后仅存晶珠混浊，选用石决明散加昆布、白及、浙贝平肝清热消滞。

（2）中成药　丹红化瘀口服液：适用于震击晶珠，气滞血瘀者。

（3）其他治疗　滴眼液：鱼腥草滴眼液清热解毒。

【预防与调护】

（1）加强宣传眼外伤的危害性。

（2）严禁儿童玩耍刀、剪、铁丝、火炮等尖锐物品及爆炸性物品。

（3）防止工伤事故，相应工作应戴防护眼镜。

（4）受伤后及时就诊，避免挤压伤眼而加重病情。

第四节　并发性白内障

并发性白内障（complicated cataract）是指眼内疾病或内眼手术后引起的晶状体混浊。

以慢性葡萄膜炎并发者较为多见。可单眼或双眼发病。本病属中医“金花内障”范畴。

扫码“学一学”

【病因病理】

1. 西医病因病理 葡萄膜炎、视网膜脱离、视网膜色素变性、青光眼、眼内肿瘤等眼病，引起晶状体囊膜通透性改变，使晶状体的营养或代谢障碍，导致混浊。内眼手术如玻璃体切除术、青光眼滤过手术可能因器械的损伤、晶状体的代谢障碍和术后炎症引起晶状体混浊。

2. 中医病因病机 忧思暴怒，肝郁化火或肝经风热，循经上扰于目，晶体受灼；或久病及肾，肝肾亏虚，精血不足，不能上荣于目，晶珠失养所致。

【诊断】

1. 临床表现 视力下降，常伴有或曾经出现眼红痛、眼胀等原发病的表现。由睫状体炎引起的晶状体混浊，多由前皮质开始，常合并晶状体囊膜增厚或皱褶甚至钙化，瞳孔后粘连，有时在瞳孔区形成纤维血管膜。后部葡萄膜炎、视网膜脱离、青光眼、眼内肿瘤、视网膜色素变性所致的晶状体混浊以后极部囊膜下开始，呈颗粒状和囊泡状灰黄色，可较长时间局限于后极部，逐渐向晶状体核中心部及周边扩展，呈放射状，形成玫瑰花样混浊，继之向前皮质蔓延，使晶状体全混浊。玻璃体切除术导致的晶状体混浊从后囊膜和囊膜下开始，逐渐使晶状体呈乳白色全混浊。

2. 实验室检查 B超检查了解有无视网膜脱离。

【鉴别诊断】

1. 年龄相关性白内障（后囊下） 多为棕黄色盘状混浊，空泡较少，常呈锅巴样的外观。

2. 外伤性白内障 有明确的外伤史，多伴有眼部其他组织的损伤。

【治疗】

1. 治疗原则 治疗原发病。视力下降影响工作和生活者，手术治疗，但需严格把握手术指征。中医对视力下降不明显者进行辨证论治。

2. 西医治疗

（1）治疗原发病。

（2）手术治疗　晶状体混浊明显影响视力者，如光定位准确，红绿色觉正常，行白内障摘除联合人工晶体植入术。值得注意的是，手术必须在眼部炎症控制并稳定3个月以上方能进行，手术前后局部或全身应用糖皮质激素，而且剂量要大一些，时间要长一些。

3. 中医治疗

（1）辨证论治

①肝热上扰证

证候：视物模糊，晶珠混浊，瞳神干缺展缩失灵，或缩小，或散大，或瞳神前有膜状物，黄仁纹理不清，或白睛抱轮红赤；全身可兼见口苦咽干；舌质红，苔薄黄，脉弦数。

治法：清肝明目退翳。

方药：石决明散加减。加夏枯草、昆布、海藻清热软坚散结。晶珠有色素附着，为瘀滞之征，加牡丹皮、丹参以凉血化瘀。

②肝肾亏虚证

证候：视物模糊，眼内干涩，晶珠混浊，瞳神干缺，或见眼底病变；全身可兼见头昏耳鸣，腰膝酸软；舌质淡，苔薄白，脉沉细。

治法：补益肝肾，明目退翳。

方药：驻景丸加减方加减。若眼底视网膜有退变、萎缩者，加桑椹、熟地黄养血滋肝明目；若眼底视网膜有增生者，加丹参、红花等活血化瘀；肝肾阴虚者，改用杞菊地黄丸；阴虚火旺者，选用知柏地黄丸。

（2）中成药　杞菊地黄丸：适用于肝肾阴虚者。

【预防与调护】

及时正确有效治疗原发病，预防本病发生。

第五节　后发性白内障

后发性白内障（after cataract）是指白内障囊外摘除、超声乳化吸出术后或外伤性白内障部分皮质吸收后所形成的晶状体后囊膜混浊。白内障囊外摘除、超声乳化吸出术后后囊膜混浊的发生率可达20% ~50%，先天性白内障术后几乎均会发生。本病属于中医“沉翳内障”范畴。

【病因病理】

1. 西医病因病理　白内障术后持续存在的囊膜下晶状体上皮细胞增殖而形成。残留皮质可加重混浊。

2. 中医病因病机　中医认为增殖是一种有痰、有瘀的表现，故本病的病机关键为痰瘀互结。

【诊断】

临床表现　有白内障囊外摘除、超声乳化吸出术或外伤史，视力下降。晶状体后囊膜有 Elsching 珍珠样小体和厚薄不均的白色机化组织，可伴有虹膜后粘连。

【鉴别诊断】

年龄相关的白内障（后囊下）：多为棕黄色盘状混浊，常呈锅巴样的外观。

【治疗】

1. 治疗原则　切开后囊膜。中医治疗可促进残留皮质及碎屑的吸收。

2. 西医治疗　Nd: YAG 激光后囊膜切开。无条件者可行手术切开后囊膜。

3. 中医治疗

辨证论治

痰瘀互结证

证候：视物模糊，后囊膜混浊；全身无兼证；舌脉正常。

治法：祛痰散结，活血化瘀。

方药：二陈汤合桃红四物汤加减。可加浙贝、夏枯草、鳖甲、焦山楂散结。

【预防与调护】

（1）白内障囊外摘除、超声乳化吸出术中尽量清除残留皮质，注意抛光后囊膜，手术操作轻巧，减少术后炎症反应。

（2）Nd: YAG 激光后囊膜切开后，观测眼压。

第六节　代谢性白内障

代谢性白内障是指代谢障碍引起的晶状体混浊。常见的有糖尿病性白内障、半乳糖性白内障和低血钙性白内障。半乳糖性白内障为常染色体隐性遗传，与半乳糖代谢异常有关，多见于婴幼儿，多为板层白内障。低钙性白内障是由于血清钙过低引起，患者有手足抽搦、骨质软化和白内障三项典型改变。本节主要介绍糖尿病性白内障。

糖尿病性白内障（diabetic cataract）指并发于糖尿病患者的晶状体混浊。临床上分为真性糖尿病性白内障和糖尿病患者的年龄相关性白内障两种类型。一般来说，以中青年糖尿病患者发病最高。而对于中年以后发生的白内障，很难在糖尿病因素和年龄因素之间作出准确鉴别，但糖尿病因素可以使年龄相关性白内障提早出现或加速发展。本病仍属于中医“圆翳内障”范畴。

【病因病理】

1. 西医病因病理　晶状体内糖代谢紊乱是重要的病理基础。血糖增高时，晶状体内葡萄糖增多，己糖激酶作用饱和，葡萄糖转化为 6 - 磷酸葡萄糖受阻，此时醛糖还原酶活化，葡萄糖转化为山梨醇，山梨醇不能通过晶状体囊膜，在晶状体内大量聚积，使晶状体内渗透压增加，吸收水分，纤维肿胀变性而致混浊。

2. 中医病因病机　多因肝肾亏虚，或气阴两虚，或阴阳两虚，精血不足，无以上荣于目，晶珠失养所致。

【诊断】

1. 临床表现

（1）糖尿病患者的年龄相关性白内障较多见，与无糖尿病的年龄相关性白内障表现相似。

（2）真性糖尿病白内障多发生于严重的青少年糖尿病（I 型）患者。开始时，在晶状体前后囊下的皮质区出现无数分散的、灰色或蓝色雪花样或白点状混浊，迅速发展为完全性白内障。常伴有屈光变化，血糖升高时导致明显近视，血糖降低时形成远视。

2. 实验室检查　血糖检查：空腹血糖及餐后 2 小时血糖均高于正常值。

【鉴别诊断】

年龄相关性白内障（膨胀期）：晶状体混浊多开始于赤道部皮质深层，晶状体肿胀，前房变浅。

【治疗】

1. 治疗原则　积极控制血糖。在血糖控制下行白内障摘除联合人工晶体植入术。药物治疗仅限于早期。

2. 西医治疗

（1）控制血糖。

（2）手术治疗　在血糖控制下行白内障摘除联合人工晶体植入术。

3. 中医治疗

（1）辨证论治

①肝肾亏虚证

证候：视物模糊，近视或远视，晶珠混浊；全身可兼见头昏耳鸣，腰膝酸软，肢体麻木；舌质淡，苔薄白，脉沉细。

治法：补益肝肾。

方药：驻景丸加减方加减。可加桑椹滋养肝肾；如眼底有出血加白茅根、生蒲黄凉血止血；如眼底有渗出、水肿可加茯苓、泽泻、浙贝利水渗湿，祛痰散结。

②气阴两虚证

证候：视物模糊，近视或远视，晶珠混浊；全身可兼见神疲乏力，气短懒言，口干咽燥；舌质胖嫩而少苔，脉细无力。

治法：益气养阴。

方药：生脉散加减。可加枸杞子、菟丝子滋养肝肾；眼底有出血加白茅根、藕节、生蒲黄凉血止血。

③阴阳两虚证

证候：视物模糊，近视或远视，晶珠混浊；全身可兼见腰酸肢冷，阳痿早泄，下肢浮肿；舌质淡，苔白，脉沉细。

治法：阴阳双补。

方药：金匮肾气丸加减。可加淫羊藿、巴戟天温补肾阳。

（2）中成药　生脉口服液：适用于气阴两虚者。

【预防与调护】

（1）积极治疗糖尿病。

（2）调节起居、饮食，适当运动。

第七节　晶状体异位或脱位

晶状体悬韧带部分或全部破裂或缺损，可使悬挂力减弱或不对称，导致晶状体的位置异常。若出生时晶状体就不在正常位置，称为晶状体异位。若出生后因先天因素、外伤或一些疾病使晶状体位置改变，称为晶状体脱位。中医对本病无相关记载。

【病因病理】

先天性悬韧带发育不全或松弛无力；外伤引起悬韧带断裂；眼内一些病变，如葡萄肿、牛眼或眼球扩张使悬韧带机械性伸长，眼内炎症使悬韧带变性，导致晶状体脱位或半脱位。

【诊断】

临床表现 外伤性者，有眼部挫伤史和眼部其他损伤体征。先天性晶状体异位或脱位者，多为遗传病如 Marfan 综合征、Marchesani 综合征和同型胱氨酸尿症的一个体征，双眼发病。

1. 晶状体全脱位 悬韧带全部断离，晶状体可脱位至以下位置。

（1）前房 多沉于前房下方，由于赤道的黄光反射圈而呈油滴状，虹膜被挤压向后，影响前房角，房水外流受阻而继发青光眼。

（2）玻璃体腔 可见一透明球状物，早期尚可活动，日久则固定于下方与视网膜粘连，晶状体混浊。可致晶状体过敏性葡萄膜炎和青光眼。

（3）嵌于瞳孔区 晶状体一部分突出于前房内，影响房水循环而致青光眼。

（4）球结膜下 严重外伤，角巩膜缘破裂，晶状体可脱位至球结膜下，甚至眼外。

2. 晶状体半脱位 瞳孔区可见部分晶状体，散瞳后可见部分晶状体赤道部，该区悬韧带断裂。Marfan 综合征常向上移位，同型胱氨酸尿症常向下移位，尤以鼻下方最多见。前房深浅不一致，虹膜震颤。眼底可见到双像，一个像为通过有晶状体区，另一个像较小，为通过无晶状体区所见。可有单眼复视。

【治疗】

1. 治疗原则 手术治疗为主。

2. 西医治疗

（1）晶状体全脱位 脱入前房及嵌于瞳孔区者应立即手术摘除；脱入玻璃体者，如无症状可随诊观察，如引起晶状体过敏性葡萄膜炎、继发性青光眼或视网膜脱离则需手术取出。脱于结膜下者，手术取出并缝合相应的角巩膜伤口，伤口接近或超过角膜缘后 6mm 者，应在其周围做冷凝，以预防视网膜脱离的发生。

（2）晶状体半脱位 如晶状体透明、无明显症状和并发症时可随诊观察，所引起的屈光不正，可用镜片矫正；如半脱位明显，有发生全脱位危险，或所引起的高度屈光不正不能用镜片矫正者，应考虑手术摘除。

扫码“练一练”

【预防与调护】

防止眼外伤的发生。

（王万杰）

第十三章　青光眼

青光眼（glaucoma）是指与眼压升高有关的以视神经萎缩和视野缺损为主要特征的疾病。是临床常见病和主要致盲眼病。青光眼有一定遗传倾向，在患者直系亲属中，10%～15%的个体可能发生青光眼。

眼压是眼球内容物对眼球壁所施加的压力。统计学角度将正常人眼压定义在10～21mmHg，但由于视神经对眼压的耐受力个体差异很大，因此不能机械地将眼压大于21mmHg认为是病理值。临床上，有些人眼压虽已超过统计学的正常上限，但经长期随访观察并未出现视神经和视野损害，称为高眼压症（ocular hypertension），而有些患者眼压在正常范围，却出现了典型的青光眼视神经和视野损害，称为正常眼压性青光眼（normal tension glaucoma，NTG）。但是，这并非意味眼压不重要，眼压升高仍是导致视神经和视野损害的重要因素。眼压越高，视神经损害的危险性越大。因此正确认识正常眼压和病理眼压，对青光眼的诊断与治疗具有重要意义。正常眼压不仅限于眼压的绝对值，还具有双眼对称、昼夜相对稳定等特点。正常人双眼眼压差值不应大于5mmHg，24小时眼压波动不应大于8mmHg。

房水生成量与排出量的动态平衡决定了生理性眼压的稳定性。眼压高低主要取决于房水循环中睫状突生成房水的速率、房水通过小梁网的阻力和巩膜静脉压这三个因素。如果房水的生成量不变，则房水循环途径中任何一环发生障碍，房水流通受阻，眼压即可升高，这就是青光眼的基本病理生理过程。青光眼的治疗也就是采用各种方法，使房水生成与排出重新恢复平衡，以达到降低眼压和保存视功能的目的。

青光眼视神经损害的机制，主要有机械学说和缺血学说两种。机械学说认为是视神经纤维直接受压、轴浆流中断所致；缺血学说认为是视神经供血不足，对眼压的耐受性降低所致。目前一般认为青光眼视神经损害的机制很可能是上述两者的合并作用。因此，治疗青光眼在降低眼压的同时，还要改善视神经血液供应，进行视神经保护性治疗。

青光眼的诊断主要依据于视野、视盘、房角、前房深度和眼压检查。近年来多种眼底图像分析系统，如共焦激光眼底扫描系统、光学相干断层成像仪、视神经分析仪，有助于青光眼的早期诊断。

根据前房角的形态、病因机制及发病年龄三个主要因素，将青光眼分为原发性、继发性和先天性三大类。原发性青光眼又可分为闭角型青光眼和开角型青光眼；先天性青光眼又可分为婴幼儿型青光眼、青少年型青光眼、先天性青光眼合并其他先天异常。

青光眼属中医学五风内障范畴。五风内障是绿风内障、青风内障、黑风内障、乌风内障、黄风内障的总称。一般认为，绿风内障类似于急性闭角型青光眼；青风内障类似于开角型青光眼；黑风内障类似于慢性闭角型青光眼；乌风内障类似于新生血管性青光眼；黄风内障类似于绝对期青光眼。

青光眼的治疗主要是降低眼压和保护视神经。降低眼压主要有药物、激光和手术三种方法。视神经保护药物目前有钙离子通道阻滞剂、神经营养因子、生长因子及中药等。

扫码"学一学"

第一节　原发性青光眼

原发性青光眼（primary glaucoma）根据眼压升高时前房角的状态是关闭还是开放，可分为闭角型青光眼（angle – closure glaucoma，ACG）和开角型青光眼（open angle glaucoma，OAG）。一般为双侧性，先后发病。目前我国 ACG 居多，欧美 OAG 多见。

一、原发性开角型青光眼

原发性开角型青光眼（primary open angle glaucoma，POAG）是一种以眼压升高时房角仍开放，进行性的视神经损害和视野缺损，最终导致失明的眼病。发病隐匿，20～60 岁患者多见，男性略多于女性，双眼发病。本病属于中医"青风内障"范畴。

【病因病理】

1. 西医病因病理　病因尚不完全明了，可能与遗传、种族、心血管系统的异常有关。一般认为房水外流受阻是由于小梁网 – Schlermn 管系统的病理改变所致，包括小梁网胶原纤维和弹性纤维变性，内皮细胞增生水肿，小梁网增厚，网眼变窄或闭塞，Schlemm 管壁内皮细胞的空泡减少等。

2. 中医病因病机

（1）忧郁忿怒，肝郁气滞，郁而化火，上扰清窍，神水郁滞所致。

（2）忧思伤脾，脾不化湿，聚湿生痰，痰湿停滞，神水壅滞所致。

（3）思虑太过，真阴暗耗，阴虚风动，玄府瘀阻，神水积聚所致。

（4）久病体虚，肝肾两亏，气血不和，脉络不利，神水排出受阻所致。

【诊断】

1. 临床表现

（1）症状　多数患者早期无任何症状，少数患者在眼压升高时出现眼胀、视物模糊，经休息后症状消失，常被患者忽视，直到晚期视功能受到严重损害时才发觉。

（2）体征

①眼压：早期表现为波动幅度大，测量 24 小时眼压较易发现眼压高峰及较大的波动值（眼压差大于 8mmHg）。随着病情进展，眼压水平可进一步增高。

②眼前段：前房深度正常，房角开放。在双眼视神经损害程度不一致时，可发现相对性传入性瞳孔阻滞。

③眼底：主要表现为视盘凹陷进行性扩大和加深，杯盘比常大于 0.6；视盘上下方局限性盘沿变窄，或形成切迹；双眼凹陷不对称，杯盘比差值大于 0.2；视盘上或盘周浅表线状出血；视网膜神经纤维层缺损；晚期视盘颜色苍白，盘沿消失，血管呈屈膝爬坡状。

④视野：视野缺损是诊断青光眼和评估病情的重要指标。早期表现为孤立的旁中心暗点和鼻侧阶梯；进展期可出现弓形暗点、环状暗点、鼻侧缺损和向心性缩小；晚期仅残存管状视野和颞侧视岛。

因部分晚期、甚至仅存管状视野的青光眼患者的中心视力仍可保留 1.0 左右，故以往认为青光眼对中心视力影响不大。但今年研究发现，青光眼对黄斑功能也有损害，表现为获得性色觉障碍、视觉对比敏感度下降、图形视网膜电图和视觉诱发电位的异常等。

2. 实验室检查

（1）色觉　蓝黄色觉障碍较早较重，红绿色觉障碍较晚较轻。

（2）视觉对比敏感度　空间和时间对比敏感度下降。

（3）眼电生理　图形视觉诱发电位峰潜伏期延长，图形视网膜电图振幅下降。

（4）光学相干断层扫描（optical coherence tomography，OCT）　视网膜神经纤维厚度变薄和视盘表面结构参数异常。

【鉴别诊断】

1. 高眼压症　眼压高于统计学正常上限，但无视盘和视野损害。

2. 慢性闭角型青光眼　常有小发作史，视盘凹陷较浅，房角多为窄角并有粘连。

【治疗】

1. 治疗原则　早期治疗十分重要。药物治疗控制眼压。当药物治疗无效或不能耐受长期用药者，宜手术或激光治疗。中医辨证论治，以保护视功能。

2. 西医治疗

（1）药物治疗　根据眼压控制情况单一或联合用药。前列腺素衍生物为首选，如0.005%拉坦前列腺素滴眼液；碳酸酐酶抑制剂如1%布林佐胺滴眼液，其不良反应较少，临床应用广泛；β受体阻滞剂如0.25%～0.5%噻吗心胺滴眼液，对无禁忌证患者可使用；缩瞳剂如1%～2%毛果芸香碱滴眼液可针对病因治疗。

（2）手术治疗　小梁切除术是最常用的术式。近年来有人主张一旦诊断明确，并有明显视盘、视野损害时，小梁切除术可作为首选治疗手段。氩激光小梁成形术用于治疗药物控制眼压不理想的早期开角型青光眼。

3. 中医治疗

（1）辨证论治

①肝郁化火证

主证：情志不舒，情绪波动后感眼胀不适，目珠稍硬，视物昏花；全身可兼见胸胁满闷，心烦口苦，食少神疲；舌质红，苔薄黄，脉弦或弦数。

治法：疏肝清热。

方药：丹栀逍遥散加减。若肝郁而阴血亏虚者，可选加女贞子、桑椹滋阴养血；若肝郁而化火生风者，去薄荷、生姜，加夏枯草、钩藤、石决明、菊花平肝清热熄风；胸胁满闷，胃脘作痛者，可加青皮、香附、木香疏肝理气止痛。

②痰湿内停证

主证：头痛目眩，眼胀时作；全身可兼见胸闷恶心，食少痰多；舌质淡红，苔白腻，脉弦滑。

治法：燥湿祛痰，行气开郁。

方药：导痰汤加减。头痛目眩而胀者，加石决明、珍珠母、僵蚕、钩藤以平肝熄风；胸闷痞满者，加瓜蒌皮、薤白宽胸理气。

③阴虚风动证

主证：劳倦或过用目力后眼胀头晕加重，视物昏朦，瞳神略散大；全身可兼见失眠耳鸣，五心烦热，口燥咽干。舌质绛，少苔，脉细数。

治法：滋阴养血，柔肝熄风。

方药：沈氏熄风汤加减。失眠者，加首乌藤、龙骨、牡蛎安神；五心烦热者，加知母、黄柏滋阴降火；口燥咽干者，可加北沙参、麦冬、玉竹养阴润燥。

④肝肾两亏证

主证：病至后期，眼珠胀硬，视界缩窄，视物不清，眼底视盘色泽苍白，凹陷扩大加深；全身可兼见头晕耳鸣，腰膝酸软。舌质淡，苔薄白，脉细。

治法：补益肝肾。

方药：杞菊地黄丸加减。常加当归、白芍、桑椹、楮实子、菟丝子养血明目；眼胀痛者，加石决明、珍珠母平肝清热。

（2）其他治疗　针灸治疗：常选瞳子髎、攒竹、阳白、肝俞、肾俞、内关、太溪、涌泉等穴。

【预防与调护】

（1）早期发现和早期治疗，避免致盲的严重后果。

（2）做好精神调护，避免情志刺激。

（3）劳逸结合，避免过度劳累和过用目力。

（4）长期监测眼压和视野。

二、原发性闭角型青光眼

原发性闭角型青光眼（primary angle ciosure glaucoma，PACG）是由于房角突然或进行性关闭，周边虹膜阻塞小梁网或与小梁网产生永久粘连，使房水排除受阻，眼压升高的一类青光眼。根据其起病的急缓程度和临床经过，可分为急性闭角型青光眼和慢性闭角型青光眼。急性闭角型青光眼（acute angle - closure glaucoma）是以眼压急剧升高并伴有相应症状和眼前段组织病理改变为特征的一种眼病，多见于50岁以上老年人，女性常见，男女之比约为1∶4，双眼先后或同时发病。慢性闭角型青光眼（chronic angle - closure glaucoma）是以眼压升高和房角粘连逐渐进展为特征的一种眼病，发病年龄较急性闭角型青光眼早，多为双眼发病，男女性别无明显差异。急性闭角型青光眼属于中医“绿风内障”范畴，慢性闭角型青光眼属于中医“黑风内障”范畴。

【病因病理】

1. 西医病因病理　病因尚未完全阐明。急性闭角型青光眼的主要发病因素为具有遗传倾向的眼局部解剖结构变异，包括眼轴较短、角膜较小、前房浅、房角窄，而且晶状体较厚、位置相对靠前。瞳孔阻滞是其发生的主要机制，即虹膜与晶状体接触紧密，房水越过瞳孔时的阻力增加，后房压力相对高于前房，虹膜被推挤向前膨隆，周边虹膜与小梁网相贴，房角关闭，房水排出受阻，引起眼压急剧升高而急性发作。神经体液调节失常与本病的发生也有密切关系。情绪激动、长时间暗室停留及近距离阅读、气候变化季节更替、局部或全身应用抗胆碱药物，均可诱发本病。

慢性闭角型青光眼患者的眼球解剖变异程度较急性闭角型青光眼为轻。除瞳孔阻滞机制外，还有非瞳孔阻滞因素如周边虹膜堆积、睫状体前移等。眼压升高是由于周边虹膜与小梁网发生粘连，小梁功能受损所致。房角粘连由点到面逐渐发展，小梁网的损害是渐进性的，眼压水平也随着房角粘连范围的缓慢扩展而逐步上升。

2. 中医病因病机

（1）七情内伤，情志不舒，肝郁气滞，气郁化火，气火上扰于目所致。

（2）肝胆火炽，热盛动风，风火相煽，上攻于目所致

（3）脾湿生痰，痰郁化热生风，痰热风火上攻于目所致。

（4）肝胃虚寒，浊气不化，饮邪上犯，目窍阻遏，神水积滞所致。

（5）竭思劳神，过用目力，真阴暗耗，水不制火，虚火上炎，脉络瘀滞，清窍不利，玄府闭塞，神水瘀滞所致。

【诊断】

1. 临床表现

（1）急性闭角型青光眼　有几个不同的临床阶段，不同的病期各有其一定特点。

①临床前期：当一眼急性发作被确诊后，另一眼虽无任何症状也应诊断为急性闭角型青光眼临床前期。在急性发作前，没有自觉症状，但具有前房浅、房角窄、虹膜膨隆等表现，暗室试验阳性，也可诊断为临床前期。

②先兆期：表现为一过性或反复多次的小发作。发作时突感眼胀、雾视、虹视，可伴患侧额部疼痛或同侧鼻根部酸胀。这些症状经休息后自行缓解或消失。若即刻检查可发现眼压轻度升高，眼局部轻度充血或不充血，角膜轻度雾状水肿，瞳孔稍扩大，对光反射迟钝。

③急性发作期：患眼剧烈胀痛、畏光、流泪、虹视、视力急剧下降，严重者仅存眼前数指或光感，伴同侧头痛，可有恶心、呕吐等全身症状。检查可见眼睑水肿，混合性充血，角膜雾状水肿，角膜后色素沉着，前房极浅，周边部前房几乎完全消失，房水可有混浊，甚至出现絮状渗出物，瞳孔中度散大，常呈竖椭圆形，对光反射消失，眼底可见视网膜中央动脉搏动、视盘水肿或视网膜出血。眼压一般在 50mmHg 以上。高眼压缓解后，眼前段常留下永久性组织损伤，如角膜后色素沉着、虹膜扇形萎缩、虹膜后粘连、房角广泛性后粘连等。瞳孔区晶状体前囊下有时可见半透明瓷白色或乳白色混浊斑点，称为青光眼斑。临床上见到上述改变，说明患者曾有过急性闭角型青光眼大发作。

④间歇期：小发作后自行缓解或急性大发作经治疗后，房角重新开放或大部分开放，小梁网尚未受到严重损害，不用药或仅用少量缩瞳剂眼压稳定在正常水平，称为间歇期。此期是暂时的，有随时急性发作的可能。

⑤慢性期：急性大发作或反复小发作后，房角发生广泛粘连，小梁网功能已受到严重损害，眼压中度升高。病情呈慢性进展，晚期可见视盘青光眼性视盘凹陷和视野缺损。

⑥绝对期：视力完全丧失。有时因眼压过高而出现剧烈疼痛。可合并角膜钙化、虹膜新生血管。

（2）慢性闭角型青光眼　早期症状不明显，时有小发作，发作时表现为眼部不适、视物模糊和虹视，可兼有头昏或头痛，眼压中度升高，周边前房浅，房角大部分或全部关闭，经休息和睡眠后，房角可再开放，症状消失，眼压下降。随病情发展，反复发作，房角发生粘连，眼压持续升高，晚期眼底可见青光眼性视盘凹陷萎缩，视野缺损。

2. 实验室检查

（1）超声生物显微镜（ultrasoundbiomicroscope，UBM） 计算房角开放的程度，了解眼局部组织结构的变异。

（2）光学相干断层扫描（optical coherence tomography，OCT）或海德堡视网膜地形图（Heidelberg retinal topography，HRT） 视网膜神经纤维厚度变薄和视盘表面结构参数异常。

【鉴别诊断】

（1）急性闭角型青光眼与急性虹膜睫状体炎和急性结膜炎相鉴别（表12－1）

表12－1 急性闭角型青光眼与急性虹膜睫状体炎和急性结膜炎相鉴别

	急性闭角型青光眼	急性虹膜睫状体炎	急性结膜炎
眼痛	剧烈胀痛难忍	眼痛，夜间甚	无
视力	急剧下降	明显下降	正常
分泌物	无	无	黏液或脓性
虹视	有	无	无
充血	混合充血	睫状充血或混合充血	结膜充血
角膜	雾状水肿	透明，角膜后沉着物	透明
前房深度	浅	正常	无
瞳孔	散大	缩小	正常
眼压	升高	正常或轻度升高	正常

另外，本病急性发作期常伴恶心呕吐、剧烈头痛等症状，临床上应注意与急性胃肠炎、偏头痛或颅脑疾患鉴别，以免误诊而贻误治疗。

（2）慢性闭角型青光眼与开角型青光眼鉴别 主要依靠房角镜检查，开角型青光眼前房不浅，在眼压升高时房角也是开放的。

【治疗】

1. 治疗原则 手术治疗。急性闭角型青光眼术前应积极采用药物控制眼压，减轻炎症反应，若眼压不能控制，及时手术。中医在围手术期进行辨证论治，以减轻术后反应，保护视功能。

2. 西医治疗

（1）手术治疗 急性闭角型青光眼临床前期宜行激光虹膜切开术或周边虹膜切除术。急性发作期当药物不能控制眼压可行前房穿刺术；若药物控制眼压后房角仍然开放或粘连小于1/3周，可行激光虹膜切开术或周边虹膜切除术；若房角已广泛粘连，大于1/2周，应行小梁切除术。慢性闭角型青光眼早期存在瞳孔阻滞、房角粘连范围不大者可行周边虹膜切除术；若房角已有广泛粘连或有明显视盘、视野损害时应行小梁切除术。

（2）药物治疗 急性闭角型青光眼急性大发作时首先是缩瞳，如1%～2%毛果芸香碱滴眼液；联合应用碳酸酐酶抑制剂，如1%布林佐胺滴眼液，或乙酰唑胺口服；β受体阻滞剂，如0.25%～0.5%噻吗心胺滴眼液；高渗剂，如20%甘露醇静脉快速滴注，或50%甘油口服；辅助应用糖皮质激素滴眼液及止吐、镇静、安眠药物。慢性闭角型青光眼不宜长期应用降眼压药物，尤其是缩瞳剂。

3. 中医治疗

（1）辨证论治

①肝郁气滞，气火上逆证

主证：常因情志刺激后，突发眼胀，头额痛甚，视力骤降，视灯光见彩色晕轮；眼珠变硬，白睛抱轮红赤，黑睛混浊呈呵气状，瞳神散大；全身可兼见胸闷胁胀，食少纳呆，呕吐泛恶，口苦；舌质红，苔黄，脉弦数。

治法：清热疏肝，和胃降逆。

方药：丹栀逍遥散合左金丸加减。眼胀甚者，加石决明平肝清热；目赤甚者，加赤芍、红花凉血退赤；大便秘结者，加大黄、草决明泻热通便。

②肝胆火炽，风火攻目证

主证：发病急剧，眼胀如裂，头痛如劈，视力骤降；眼珠坚硬如石，白睛混赤，黑睛雾状混浊，瞳神散大；全身可兼见恶心呕吐，溲赤便秘；舌质红，苔黄，脉弦数。

治法：清热泻火，平肝熄风。

方药：绿风羚羊饮加减。羚羊角用水牛角 30～60g 代替；常加龙胆草清肝；加白芷、蔓荆子散邪止痛；呕吐者，加竹茹、法半夏降逆止呕。

③痰火动风，上阻清窍证

主证：发病急剧，眼胀如裂，头痛如劈，视力骤降；眼珠坚硬如石，白睛混赤，黑睛雾状混浊，瞳神散大；全身可兼见身热面赤，动则眩晕，恶心呕吐，咳喘痰多，溲赤便结。舌质红，苔黄腻，脉弦滑。

治法：降火逐痰，平肝熄风。

方药：将军定痛丸加减。加石决明、夏枯草平肝清热。呕吐甚者，加竹茹、法夏降逆止呕。

④肝胃虚寒，饮邪上犯证

主证：眼胀头痛，视物模糊；眼珠稍硬，瞳神散大；全身可兼见呕吐痰涎，食少神疲，四肢不温。舌质淡，苔白，脉弦滑。

治法：温肝暖胃，降逆止痛。

方药：吴茱萸汤加减。眼胀痛甚者，加石决明平肝清热；巅顶痛者，加藁本、细辛散寒止痛。

⑤阴虚火旺证

主证：眼胀头痛时轻时重，视物昏朦，视界缩窄；眼珠变硬，白睛抱轮微红，黑睛昏雾，眼底视盘色淡或苍白，中央凹陷扩大加深；全身可兼见五心烦热，口燥咽干；舌质红，少苔，脉细数。

治法：滋阴降火。

方药：知柏地黄丸加减。加枸杞子、桑椹滋肾明目；口燥咽干者，加北沙参、麦冬、玉竹养阴生津。

（2）其他治疗　针灸治疗：常选睛明、瞳子髎、攒竹、阳白、四白、太阳、风池、合谷、外关等穴。

【预防与调护】

（1）做好精神调护，避免情志刺激。

（2）具有青光眼家族史的可疑患者，需定期检查。

（3）可疑患者，避免长时间暗室工作和过用目力。

（4）一眼已确诊，另眼需采取必要的预防性措施。

（5）长期监测眼压和视野。

第二节　继发性青光眼

扫码“学一学”

继发性青光眼（secondary glaucoma）是因某些眼病或全身疾病，干扰或破坏了房水的正常循环，使房水排出受阻，眼压升高的一组青光眼。多单眼发病。因原发病不同，临床表现各异，其诊断与治疗常较原发性青光眼更为复杂，预后也较差。

一、睫状环阻滞性青光眼

睫状环阻滞性青光眼（ciliary－block glaucoma）是以前房极浅或消失，眼压升高，用常规青光眼治疗无效的一种继发性闭角型青光眼。如处理不当，常可致失明，故又称恶性青光眼。多见于内眼手术，特别是抗青光眼滤过性手术后。可发生于任何年龄，女性多见，男女之比约为1∶2。单眼或双眼发病。中医对本病无明确记载。

【病因病理】

1. 西医病因病理　病因及发病机制尚未完全阐明。局部解剖的异常如眼球小、睫状环小、眼轴短、晶状体过大是主要因素。在内眼手术如抗青光眼手术、葡萄膜炎、外伤、滴缩瞳剂等诱发因素下，睫状体水肿或睫状肌收缩，晶状体悬韧带松弛，使睫状体与晶状体赤道部相贴而发生睫状环阻滞，后房的房水不能进入前房，而向后倒流并积聚在玻璃体腔内，晶状体－虹膜隔前移，前房变浅，房角关闭，导致眼压升高。

2. 中医病因病机　手术创伤，脉络受损，血瘀气滞，眼孔不通，玄府闭塞，神水瘀滞所致。

【诊断】

1. 临床表现　眼胀痛，视力下降，可伴头痛、恶心、呕吐。眼压升高，使用缩瞳剂不能降压，反而加重眼压升高。检查可见混合充血，角膜雾状水肿，前房变浅或消失，虹膜高度膨隆。

2. 实验室检查　超声生物显微镜：晶状体－虹膜隔前移，睫状突肿胀与晶状体相贴。

【鉴别诊断】

急性闭角型青光眼：前房周边部变浅而中央轴部仅中度变浅，双眼前房深度基本相同，使用缩瞳剂可使眼压下降。

【治疗】

1. 治疗原则 药物散瞳、降眼压、抗炎。药物治疗无效时，手术治疗。中医辨证论治有助于改善症状。

2. 西医治疗

（1）药物治疗 睫状肌麻痹剂如1%～2%阿托品滴眼液散瞳；高渗剂如20%甘露醇静脉滴注，减少玻璃体容积，使晶状体－虹膜隔后退；碳酸酐酶抑制剂如乙酰唑胺口服降眼压；皮质类固醇全身或局部应用抗炎。

（2）手术治疗 睫状体扁平部抽吸玻璃体内积液和前房重建术。必要时可行晶状体摘除术及前段玻璃体切割术。

3. 中医治疗

辨证论治

血瘀水停证

主证：抗青光眼术后或滴缩瞳剂后，眼胀剧烈，头痛，视力下降；眼珠坚硬如石，白睛混赤，黑睛雾状混浊，前房极浅或消失；全身可兼见恶心呕吐，溲赤便结。舌质红，苔黄，脉弦数。

治法：活血利水。

方药：桃红四物汤合五苓散加减。去桂枝加车前仁利水；呕吐甚者，加竹茹、法半夏降逆止呕。

【预防与调护】

（1）对眼球小、睫状环小、眼轴短的患者，慎行抗青光眼手术。

（2）对一眼已发生睫状环阻滞性青光眼，另一眼慎行抗青光眼手术。

（3）已确诊为睫状环阻滞性青光眼，禁用缩瞳剂。

（4）保持大便通畅。

二、新生血管性青光眼

新生血管性青光眼（neovascular glaucolna）是以虹膜和房角新生血管及眼压升高为特征的一种难治性青光眼。多为单眼发病，男女性别无明显差异。其病情顽固，预后不良，常导致失明。本病属于中医的“乌风内障”范畴。

【病因病理】

1. 西医病因病理 病因较为复杂，常继发于视网膜中央静脉阻塞、糖尿病性视网膜病变、视网膜静脉周围炎、Coats病等血管性疾病。广泛性眼后节和眼前节缺血、缺氧，产生血管形成因子，导致虹膜和房角新生血管形成，纤维血管膜封闭了小梁网，而后期纤维血管膜收缩引起房角粘连，使房水排出受阻，眼压升高。

2. 中医病因病机

（1）眼内出血久不消散，血瘀气滞，脉络瘀阻，玄府闭塞，神水瘀滞所致。

（2）久病及肾，肝肾阴虚，虚火上炎，脉络壅滞，玄府闭塞，神水积滞所致。

【诊断】

1. 临床表现 早期症状较轻，检查仅见瞳孔缘虹膜有细小新生血管，眼压正常。随病情发展，表现为视力下降至指数或手动，眼剧烈疼痛，畏光，可伴头痛，检查见眼压升高，常在60mmHg以上，中到重度睫状充血，角膜水肿，虹膜上新生血管和瞳孔缘色素上皮层外翻，瞳孔散大，有时伴前房出血，眼底可见视网膜不同程度的出血或有新生血管、增殖性病变等。

2. 实验室检查 房角镜检查：可见新生血管，虹膜周边前粘连，甚至房角完全关闭。

【鉴别诊断】

血影细胞性青光眼：多在外伤性前房出血或玻璃体积血1～3个月后发生。角膜内皮面、前房或玻璃体内有黄褐色细胞。房角开放，但在小梁网上有较多的黄褐色细胞沉着。抽吸房水行细胞学检查可以帮助诊断。

【治疗】

1. 治疗原则 治疗棘手。预防性治疗是关键。药物及手术治疗降眼压。中医辨证论治有助于改善眼痛等症状。

2. 西医治疗

（1）全视网膜光凝 及早行全视网膜光凝是预防虹膜新生血管和新生血管性青光眼发生最有效的方法。对于虹膜新生血管和新生血管性青光眼，如屈光间质清，均应行全视网膜光凝。

（2）药物治疗 β受体阻滞剂如0.5%噻吗心胺滴眼液，碳酸酐酶抑制剂如1%布林佐胺滴眼液或乙酰唑胺口服，高渗剂如20%甘露醇静脉快速滴注降眼压。扩瞳和糖皮质激素滴眼液可减轻疼痛。不宜用缩瞳剂。

（3）手术治疗 房水引流装置植入术，睫状体冷凝、热凝或光凝术，视网膜冷凝术。对于视功能已丧失，睫状体破坏性手术后疼痛仍不能缓解者，可球后注射无水酒精或行眼球摘除术。

3. 中医治疗

（1）辨证论治

①血瘀气滞证

主证：眼胀头痛，视物昏朦或视物不见；眼珠胀硬，黄仁上可见新生脉络，瞳神散大或不大，眼底出血；全身可无兼证，舌质紫暗，苔薄黄，脉弦。

治法：活血化瘀，行气止痛。

方药：血府逐瘀汤加减。可加三棱、莪术破血化瘀；眼胀痛甚者，加石决明、珍珠母平肝清热。

②阴虚火旺证

主证：眼胀头痛，视物昏朦或视物不见；眼珠胀硬，抱轮微红，黄仁上赤脉丛生，瞳神散大或干缺不圆；全身可兼见口干舌燥，大便干结；舌质红，苔少，脉细数。

治法：滋阴降火。

方药：知柏地黄丸加减。黄仁上脉络粗大者，加赤芍、牡丹皮、紫草凉血活血；眼胀痛甚者，加石决明、珍珠母平肝清热；大便干结者，加火麻仁润肠通便。

（2）其他治疗　针灸治疗：常选太阳、阳白、睛明、内关、合谷等穴止痛。

【预防与护理】

（1）对可能引起视网膜缺血病变的血管性疾病，行全视网膜光凝术，预防本病发生。

（2）做好精神调护。

三、青光眼睫状体炎综合征

青光眼睫状体炎综合征（glaucomatocyclitic crisis）是指反复发作眼压升高，房角开放，同时有睫状体炎的一种继发性青光眼。又称 Posner－Schlossman 综合征。好发于20～50 岁的青壮年，多为单眼发病，偶见双眼，男性多于女性。中医对本病无相关记载。

【病因病理】

1. 西医病因病理　病因与发病机制尚不明确。近年来发现，发作期内房水中的前列腺素 E 浓度明显增加，导致葡萄膜血管扩张，血－房水屏障通透性增加，房水生成增加；同时对去甲肾上腺素起抑制效应，小梁网失去正常调节，房水排出受阻，造成眼压升高。

2. 中医病因病机

（1）七情内伤，肝气郁结，气机不畅，气血失和，脉络不利，玄府闭塞，神水积滞所致。

（2）肝木犯脾，脾失健运，痰湿积聚，上犯于目，玄府闭塞，神水积滞所致。

【诊断】

1. 临床表现　反复发作，一般 1～14 天自行恢复。发作时有轻度眼胀不适和视物模糊，眼压升高，可达 50mmHg 以上。检查可见结膜不充血或轻度充血，角膜后壁灰白色、大小不一、数目不多的羊脂状沉着物（KP），房水无明显混浊，前房深度正常，瞳孔正常或轻度散大且不发生后粘连。

2. 实验室检查　房角镜检查：房角开放。

【鉴别诊断】

1. 急性虹膜睫状体炎　瞳孔缩小或有后粘连，前房有大量浮游细胞，严重者可见渗出物。

2. 急性闭角型青光眼　前房浅、房角窄，使用缩瞳剂可使眼压下降。

【治疗】

1. 治疗原则　药物降眼压、抗炎。中医辨证论治有助于控制炎症和防止复发。

2. 西医治疗

（1）药物治疗　吲哚美辛口服抑制前列腺素的生物合成。β 受体阻滞剂如 0.5% 噻吗心胺滴眼液，碳酸酐酶抑制剂如乙酰唑胺口服降眼压。糖皮质激素滴眼液抗炎。

（2）手术治疗　不宜手术。若并存原发性开角型青光眼，发生视功能损害，可行小梁切除术。

3. 中医治疗

辨证论治

①肝郁气滞证

主证：眼胀不适，视物不清；眼珠胀硬，黑睛后壁可见羊脂状沉着物，瞳神如常；全身可兼见情志不舒或急躁易怒，胸胁胀闷；舌质红，苔薄黄，脉弦。

治法：疏肝理气

方药：逍遥散加减。加茯苓、猪苓、车前仁利水；眼胀甚者，加石决明、菊花平肝清热。

②痰湿上泛证

主证：眼胀头重；视物模糊；眼珠胀硬，黑睛后壁可见羊脂状沉着物，瞳神如常；全身可兼见胸闷，食少纳差；舌质淡红，苔白厚腻，脉滑。

治法：祛痰化湿。

方药：温胆汤加减。眼胀甚者，加石决明、珍珠母、菊花以平肝清热；胸闷者，加瓜蒌皮、薤白宽胸理气。

【预防与护理】

（1）劳逸结合，避免过度劳累。

（2）饮食清淡，少食辛辣肥甘厚味。

（3）不宜用缩瞳剂。

第三节　正常眼压性青光眼

正常眼压性青光眼（normal tension glaucoma，NTG）是指眼压在统计学正常值范围，但具有青光眼视盘损害和视野缺损的一种开角型青光眼。老年人患病较多，国外女性患病率高于男性，国内男性患病率高于女性，多为双眼发病。中医对本病无相关记载。

【病因病理】

1. 西医病因病机　病因与发病机制尚不明确。目前主要有血管因素和局部解剖因素两种学说。

血管因素学说认为是局部或全身小血管病变使视盘的小血管梗死、血压和眼压动态失衡使眼灌注压降低或血液流变学异常，导致视盘血灌注不良，引起视盘缺血，继而发生神经纤维萎缩并出现视野损害。局部解剖因素学说认为是由于视盘局部组织结构如筛板的缺陷，对眼压的耐受性降低，即使在正常眼压下也不能抵抗眼压的作用，发生筛板塌陷后凹，使神经纤维受压而萎缩。

2. 中医病因病机

（1）郁怒伤肝，肝气郁结，气机不畅，脉络不利，玄府郁闭，神光受阻所致。

（2）年老体衰，肝肾亏虚，精血不能上荣于目，目窍萎闭所致。

【诊断】

1. 临床表现

（1）症状　发病隐匿，早期无明显症状，中晚期可有视力下降。

（2）体征　眼压在统计学正常范围内。测量 24 小时眼压的波动较大。前房深度正常，房角开放。眼底视盘凹陷扩大、盘沿变窄、下方或颞下方切迹、出血。视网膜神经纤维层缺损。视野局限性缺损和上方缺损较多，且缺损较深，坡度更陡峭。

2. 实验室检查

眼底荧光血管造影（FFA）：视盘的充盈缺损，多发生在视盘下方，多呈节段性低荧光。

【鉴别诊断】

原发性开角型青光眼：眼压是二者鉴别的要点。

【治疗】

1. 治疗原则　降眼压和改善视盘的血液供应。中医辨证论治，以保护视功能。

2. 西医治疗

（1）药物治疗　前列腺素衍生物、碳酸酐酶抑制剂、β 受体阻滞剂降眼压，一般认为以降低初始眼压的 1/3 为好。钙离子通道阻滞剂和 5 – 羟色胺拮抗剂改善视盘的血液供应。

（2）手术治疗　对需要获得较低眼压水平的患者，可行小梁切除术。

3. 中医治疗

（1）辨证论治

①肝郁气滞证

主证：视界缩窄；全身可兼见情志不舒或急躁易怒，胸胁胀闷；舌质红，苔薄黄，脉弦。

治法：疏肝理气。

方药：逍遥散加减。加丹参、郁金、川芎行气活血；胸胁胀闷者，可加香附、木香疏肝理气。

②肝肾两亏证

主证：视物模糊，视界缩窄，眼底视盘凹陷扩大；全身可兼见头晕耳鸣，腰膝酸软。舌质淡红，苔薄白，脉细。

治法：补益肝肾。

方药：杞菊地黄丸加减。常加益母草活血利水；加鸡血藤、桑椹、楮实子、菟丝子养血明目。

（2）其他治疗　针灸治疗：常选睛明、瞳子髎、攒竹、肝俞、肾俞、三阴交、光明等穴。

【预防与护理】

（1）早期发现，及时治疗。

（2）做好精神调护，避免情志刺激。

第四节　先天性青光眼

先天性青光眼（congenital glaucoma）是由于胎儿发育过程中，房角组织发育异常而致房水排出障碍，眼压升高的一类青光眼。常分为婴幼儿型青光眼（infantile glaucoma）和青少年型青光眼（juvenile glaucoma）。部分患者有家族遗传史，多为双眼发病，男女之比为2:1。中医对本病无相关记载。

【病因病理】

病因尚未充分阐明。Barkan 认为是小梁网上覆盖一层无渗透性的薄膜，阻碍房水流出，但缺乏组织学证明。虹膜根部附着点靠前、过多的虹膜突覆盖在小梁网的表面、葡萄膜小梁网致密缺乏通透性等病理组织学改变，都提示房角结构发育不完全。由于前房角发育异常，导致房水排出受阻所致眼压升高。晚期病例见到 Schlemm 管闭塞，可能是长期眼压升高的结果而非发病之原因。

【诊断】

1. 临床表现　畏光、流泪、眼睑痉挛是婴幼儿型青光眼三大特征性症状，检查可见角膜横径超过 12mm，角膜上皮水肿，外观呈毛玻璃样混浊，可伴有后弹力层膜破裂和 haab 条纹状基质混浊，前房加深，房角异常，青光眼性视盘凹陷，眼轴长度增加，眼压升高。青少年型青光眼除眼压有较大的波动外，其临床表现与开角型青光眼基本一致。

2. 实验室检查　超声波：精确测量前房、后房的扩大和眼轴长度。

【鉴别诊断】

1. 大角膜　角膜扩大，直径常为 14～16mm。可伴有虹膜震颤，但无眼压升高、后弹力层膜破裂及青光眼性视神经乳头凹陷等。

2. 泪道阻塞　流泪，压迫泪囊区常有脓性分泌物反流。无畏光，眼压正常。

【治疗】

1. 治疗原则　手术治疗为主。

2. 西医治疗

（1）手术治疗　婴幼儿型青光眼一旦确诊，应行房角切开术或小梁切开术。晚期病例，可行小梁切除术。青少年型青光眼可行小梁切除术。

（2）药物治疗　由于药物的毒副作用，长期药物治疗婴幼儿型青光眼的作用有限。青少年型青光眼的药物治疗同开角型青光眼。

扫码“练一练”

【预防与调护】

患儿出生后若出现畏光、流泪、眼睑痉挛，及时到医院诊治。

（王万杰）

第十四章　葡萄膜病

葡萄膜（uvea）由虹膜、睫状体、脉络膜相互衔接的三部分组成，富含色素和血管，具有多种致葡萄膜炎抗原，容易受到各种原因所致的感染（包括外源性和血源性）、免疫等因素影响而发生疾病。在葡萄膜病中最常见的是炎症，还有肿瘤和先天异常。本章主要介绍葡萄膜的炎症。葡萄膜病归属于中医瞳神疾病。

第一节　葡萄膜炎

扫码“学一学”

葡萄膜炎是眼内炎症的总称，是指发生于葡萄膜、视网膜、视网膜血管及玻璃体等的炎症。葡萄膜炎病因复杂，种类繁多，常累及双眼，反复发作，可发生并发性白内障、继发青光眼、玻璃体混浊和瞳孔膜闭等严重的并发症，是导致视力低下或盲的常见眼病。葡萄膜炎最常累及中青年人，20～60 岁发病者约占 70%～90%。我国特发性葡萄膜炎、Vogt－小柳原田病、Behcet 病是最常见的葡萄膜炎类型，就解剖位置而言，前葡萄膜炎最为常见，其次为全葡萄膜炎。

葡萄膜炎的病因和发病机制有感染因素、自身免疫因素、创伤及理化损伤、免疫遗传机制。①感染因素：细菌、真菌、病毒、寄生虫、立克次体等可通过直接侵犯葡萄膜、视网膜、视网膜血管或眼内容物引起炎症，也可通过诱发抗原抗体及补体复合物反应而引起葡萄膜炎。感染可分为内源性和外源性（外伤或手术）。②自身免疫因素：正常眼组织中含有多种致葡萄膜炎的抗原，如视网膜 S 抗原、光感受器间维生素 A 类结合蛋白、黑素相关抗原等，在机体免疫功能紊乱时，可出现对这些抗原的免疫应答，从而引起葡萄膜炎。③创伤及理化损伤：创伤和理化伤主要通过激活花生四烯酸代谢产物而引起葡萄膜炎，花生四烯酸在环氧酶作用下形成前列腺素和血栓烷 A2，在脂氧酶作用下形成白三烯等炎症介质，又可通过导致抗原暴露从而引起自身免疫反应性炎症。④免疫遗传机制：已发现多种类型的葡萄膜炎与特定的 HLA 抗原相关，有遗传因素参与。

葡萄膜炎按发病部位可分为前葡萄膜炎、中间葡萄膜炎、后葡萄膜炎、全葡萄膜炎；按病因可分为感染性葡萄膜炎、非感染性葡萄膜炎；按临床病理可分为肉芽肿性葡萄膜炎、非肉芽肿性葡萄膜炎。

葡萄膜炎按其发病的部位及证候特点，分别归属于中医“瞳神紧小”“瞳神干缺”“云雾移睛”“视瞻昏渺”“狐惑病”“暴盲”等范畴。

一、前葡萄膜炎

前葡萄膜炎是一组累及虹膜和（或）前部睫状体的炎症性疾病，包括虹膜炎、虹膜睫状体炎和前部睫状体炎三种类型，是葡萄膜炎中最常见类型，占葡萄膜炎总数的一半或一半以上。根据病程长短，又分急性前葡萄膜炎和慢性前葡萄膜炎。按疾病的证候表现急性前葡萄膜炎和慢性前葡萄膜炎分别归属于中医“瞳神紧小”和“瞳神干缺”范畴。

【病因病理】

1. 西医病因病理 前葡萄膜炎的病因和发病机制有感染因素、自身免疫因素、创伤及理化损伤免疫遗传机制（见葡萄膜炎概述）。

2. 中医病因病机 风热之邪外袭，循经上犯肝胆，黄仁受灼，瞳神展缩不灵，瞳神紧小；或情志不遂，郁而化火，或火热之邪伤肝，肝火上炎，煎灼黄仁，瞳神紧小；或外感风湿之邪，郁而化热，风湿热邪相搏，熏蒸黄仁；或久病肝肾阴亏，精血不足，黄仁失养，导致瞳神紧小或干缺。

【诊断】

1. 临床表现

（1）急性前葡萄膜炎　患眼表现眼痛、眼红、畏光、流泪，视物模糊，前房出现大量纤维蛋白渗出，或有反应性黄斑水肿时，视力明显下降。发生并发性白内障和青光眼时，视力可严重下降。

检查可见：①睫状充血或混合充血。②角膜后壁沉着物（keratic precipitates，KP）：由于炎症细胞或色素沉积于角膜后表面所致。根据 KP 的形状，可将其分为三种类型，即尘状、中等大小和羊脂状。尘状 KP 主要见于非肉芽肿性前葡萄膜炎，也可见于肉芽肿性葡萄膜炎的某一个时期；中等大小 KP 主要见于 Fuchs 综合征和单纯疱疹病毒性角膜炎伴发的前葡萄膜炎；羊脂状 KP 主要见于肉芽肿性前葡萄膜炎。KP 有三种分布类型，角膜下方的三角形分布，是最常见的一种分布形式，见于多种类型的葡萄膜炎；角膜瞳孔区分布，主要见于 Fuchs 综合征、青光眼睫状体炎综合征和单纯疱疹病毒性角膜炎伴发的前葡萄膜炎；角膜后弥漫性分布，主要见于 Fuchs 综合征和单纯疱疹病毒性角膜炎伴发的前葡萄膜炎。③前房细胞（anterior chamber cell）：葡萄膜炎时主要为炎症细胞，裂隙灯检查可见到大小一致的灰白色尘状颗粒。当房水中大量炎症细胞沉积于下方房角内，可见到液平面，称为前房积脓（hypopyon）。④房水闪辉（aqueous fare）：炎症时由于血－房水屏障功能破坏，大量蛋白渗出至房水中，裂隙灯下表现为白色的光束，如阳光透过灰尘空气之状，称为 Tyndal 现象，又称房水闪辉。⑤虹膜改变：虹膜纹理不清，炎性细胞、纤维蛋白渗出物机化可使虹膜与晶状体黏附在一起，称为虹膜后粘连（posterior synechia of the iris）；虹膜与角膜后表面的黏附则称为虹膜前粘连（anterior synechia of the iris），此种粘连发生于房角处，则称为房角粘连（goniosynechia）。⑥瞳孔缩小变形：因炎症刺激，睫状肌痉挛和瞳孔括约肌的持续性收缩，故瞳孔缩小。散瞳后，虹膜后粘连不能完全拉开，瞳孔常出现梅花状、梨状、不规则等多种外观；如瞳孔周围与晶状体呈环状后粘连，则称为瞳孔闭锁（secusion of pupil）；如渗出物形成的机化膜覆盖整个瞳孔，则称为瞳孔膜闭（occusion of pupil）。⑦晶状体改变：晶状体前囊可有色素沉着。虹膜后粘连被拉开时，晶状体前囊可有色素环。

（2）慢性前葡萄膜炎　患者常无睫状充血或有轻微睫状充血，KP 可为尘状、中等大小或羊脂状，前房炎症细胞一般较少，但前房闪辉比较明显。可出现 Koeppe 结节或 Busacca 结节、虹膜肿胀、脱色素、萎缩和后粘连，瞳孔改变等。

前葡萄膜炎的并发症有继发性青光眼、并发性白内障、低眼压和眼球萎缩等。

2. 实验室检查 血常规、血沉、C－反应蛋白、类风湿因子、HLA－B27 抗原、胸部或骶髂关节 X 线摄片等，有助于寻找病因。

【鉴别诊断】

1. 急性结膜炎　发病急，有异物感、烧灼感，分泌物多，检查见眼睑肿胀，结膜充血。急性前葡萄膜炎可见畏光、流泪、视物模糊、睫状充血、前房炎症细胞、房水闪辉等。

2. 急性闭角型青光眼　发病急，眼剧烈胀痛，视力突然下降，剧烈头痛、恶心呕吐、角膜上皮水肿呈雾状混浊、前房浅、前房闪辉等，但无前房炎症细胞，瞳孔散大呈竖椭圆形，眼压增高，急性前葡萄膜炎眼痛夜间加重，角膜后 KP、前房深度正常、房水大量炎症细胞、瞳孔缩小、眼压正常或偏低。

【治疗】

1. 治疗原则　早期迅速散瞳，配合激素、非甾体消炎药，顽固病例或合并有全身性疾病的患者使用免疫抑制剂。中医以辨证论治为主，分清虚实，辨病与辨证相结合。

2. 西医治疗

（1）睫状肌麻痹剂　常用的睫状肌麻痹剂有以下几种：①1% 阿托品滴眼液或眼膏，用于严重的前葡萄膜炎，每日 1 次，滴药后必须压迫泪囊部，以免滴眼液进入鼻腔吸收引起全身副作用。②2% 后马托品眼膏，是轻中度前葡萄膜炎首选的睫状肌麻痹剂，或严重的前葡萄膜炎得到控制后应改为 2% 后马托品眼膏散瞳，每日 1 次或 2～3 次。③托吡卡胺滴眼液，治疗轻中度或恢复期前葡萄膜炎，每日 1～2 次。④若瞳孔因虹膜后粘连不能散开，可结膜下注射散瞳合剂（1% 阿托品、1% 可卡因、0.1% 肾上腺素等量混合液）0.1～0.2ml。

（2）糖皮质激素

①糖皮质激素滴眼剂：常用的有醋酸氢化可的松、醋酸氟美松龙、醋酸泼尼松龙和地塞米松磷酸盐悬液或溶液。对严重的急性前葡萄膜炎，可开始给予 0.1% 地塞米松磷酸盐溶液每 15 分钟点眼 1 次，以后根据炎症消退情况逐渐减少点眼次数，并应改为作用缓和的糖皮质激素滴眼剂。

②糖皮质激素眼周和全身治疗：对于出现反应性视乳头水肿或黄斑囊样水肿的患者，可给予地塞米松 2.5mg 后 Tenon 囊下注射。对于不宜后 Tenon 囊下注射或双侧急性前葡萄膜炎出现反应性黄斑水肿、视盘水肿者，可短期给予中等剂量糖皮质激素口服治疗。

（3）非甾体消炎药　可给予普拉洛芬、双氯芬酸钠等滴眼液点眼治疗。一般不需用口服治疗。

（4）免疫抑制剂　对于顽固病例或合并有全身性疾病的患者，除了局部用药外，尚需全身使用免疫抑制剂。

（5）并发症治疗　对继发性青光眼和并发性白内障者，给予相应的治疗。

3. 中医治疗

（1）辨证论治

①肝经风热证

证候：患眼疼痛，畏光流泪，视物模糊；睫状充血，角膜后壁尘状或点状沉着物，虹膜肿胀纹理不清，房水混浊，瞳孔缩小；口干，咽痛；舌红苔薄黄，脉浮数。

治法：祛风清热。

方药：新制柴连汤加减。若目赤疼痛较甚，可酌加牡丹皮、生地黄、丹参、茺蔚子凉血散瘀，退赤止痛。

②肝火上炎证

证候：患眼疼痛较剧，痛连眉棱、颞颥，睫状充血或混合充血，瞳孔甚小，房水混浊，前房积脓，或有前房出血。全身多伴有头晕目眩，口苦咽干，胁肋胀满，小便黄赤，大便干结；舌红苔黄，脉弦数。

治法：清肝泻火。

方药：龙胆泻肝汤加减。若大便秘结者，加大黄、草决明通腑泻热；兼前房积脓者，加知母、生石膏清热泻火。

③风湿夹热证

证候：发病或急或缓，病情缠绵，反复发作，患眼坠痛，眉棱、颞颥闷痛，睫状充血或混合充血，房水混浊，瞳孔缩小或变形；伴头重胸闷，肢节酸楚疼痛；舌红苔黄腻，脉濡数或弦数。

治法：祛风除湿清热。

方药：抑阳酒连散加减。若寒湿重者，可去生地黄、知母、寒水石等寒凉泻火药物；肢节疼痛较重，加秦艽、桂枝、乳香、没药等通络止痛。

④肝肾亏虚证

证候：病势较缓，或日久不愈，目赤痛时轻时重，双目干涩，视物昏朦，虹膜粘连，房水轻度混浊，或晶状体混浊。伴有头晕目眩，腰膝酸软；舌红少苔，脉细数。

治法：滋养肝肾。

方药：杞菊地黄丸加减。头晕目眩者，加龟甲、鳖甲、旱莲草滋阴潜阳；双目干涩，酌加女贞子、枸杞子益精明目。

（2）中成药

①龙胆泻肝丸：适用于本病肝胆火炽证。

②知柏地黄丸：适用于本病阴虚火旺证。

（3）其他治疗

①针灸治疗：针刺睛明、攒竹、瞳子髎、丝竹空、肝俞、足三里、合谷。耳针可取耳尖、神门、眼等穴。

②直流电离子导入：复方丹参注射液电离子导入。

【预防与调护】

（1）局部湿热敷，增加血液循环，促进炎症吸收。

（2）长期使用糖皮质激素滴眼剂的患者，定期检测眼压；全身应用糖皮质激素当注意避免其副作用。

（3）少食辛辣炙煿，肥甘厚味之品，保持大便通畅。

二、中间葡萄膜炎

是一组累及睫状体平坦部、玻璃体基底部、周边视网膜和脉络膜的炎症性和增殖性疾病。多发于40岁以下的青、壮年，发病隐匿，常累及双眼，先后发病，通常表现为慢性炎症的过程。

【病因病理】

1. 西医病因病理　病因及发病机制不清，发病和一些感染因素（如莱姆病、结核病、梅毒性视网膜炎、弓蛔虫病、猫抓病、Epstein－Barr病毒感染或人类免疫缺陷病毒感染等）和全身疾病（如多发性硬化、类肉瘤病、炎症性肠病、特发性视神经炎或甲状腺疾病）有关。发病机制有：①感染学说，认为是一些低毒力的非常见的细菌感染所致；②过敏学说，可由感染因素或异体过敏原引起；③自身免疫学说，对视网膜S抗原、光感受器间维生素A类结合蛋白、II型胶原的自身免疫应答；④血管学说，一些血管的异常可引起此病。

2. 中医病因病机　肝胆火盛，上犯清窍，灼津炼液，痰火壅盛，阻于目络；或脾虚湿困，聚湿生痰，上淫目系，碍及神光；或痰瘀互结，合而为病，阻滞气机，积于目窍，神光被阻。

【诊断】

1. 临床表现

（1）症状　轻者可无症状，重者出现眼前黑影，眼睛酸胀，视物模糊，或视物变形。若出现黄斑囊样水肿，并发性白内障时，视力可明显下降。少数患者发病初期有眼红、眼痛等症状。

（2）体征

①眼前段炎症：KP，前房闪辉，前房细胞，虹膜后粘连，房角粘连。

②玻璃体及睫状体平坦部病变：玻璃体雪球样混浊，多见于下方玻璃体基底部，呈致密的白色混浊小团。雪堤样改变是发生于睫状体平坦部的增殖病变，呈白色或黄白色伸向玻璃体腔，是中间葡萄膜炎特征性改变。

③视网膜脉络膜损害：易发生下方周边部视网膜炎、视网膜血管炎和周边部视网膜脉络膜炎。可引起黄斑囊样水肿、并发性白内障、视网膜新生血管、视网膜脱离或脉络膜脱离、玻璃体积血等并发症。

2. 实验室检查

（1）辅助检查　眼B超可显示玻璃体混浊程度；UBM可提示睫状体水肿渗出、玻璃体基底部点状、团块状或膜样病变、睫状体脱离等；FFA发现荧光素迅速进入玻璃体，并可观察到视乳头炎、黄斑水肿、视网膜周边部血管炎等改变；OCT可了解黄斑水肿的程度及黄斑前膜等病情。

（2）实验室检查　胸透可排除肺结核、结节病等，血常规可排除感染，血沉、C－反应蛋白可排除可能伴有全身病，抗核抗体可排除全身自身免疫性疾病。

【鉴别诊断】

Fuchs综合征：可引起中间葡萄膜炎，但患眼有典型的眼前段改变，出现角膜弥漫或中央分布的星形KP、虹膜色素脱失、Koeppe结节、并发白内障等，无黄斑囊样水肿、后极部视网膜血管炎和血管周围炎。

【治疗】

1. 治疗原则 西医对初发病例用糖皮质激素冲击疗法，对激素疗效不好或反复发作的顽固病例用免疫抑制剂。

中医认为湿热痰浊上扰目窍是本病的基本病机，水肿、渗出是其基本病理改变，论治应利水、化痰，酌加祛瘀、理气之品，使水肿、痰浊消散，脉络通畅。

2. 西医治疗

（1）糖皮质激素 局部或全身应用糖皮质激素，是治疗中间葡萄膜炎的常用药物，尤其适合于初发病例和伴有黄斑水肿者。局部滴用0.5%醋酸可的松或地塞米松滴眼液，筋膜囊下注射地塞米松或醋酸泼尼松龙0.5 mg，每隔5～7日1次；口服泼尼松，初始量为每日每千克体重1～1.2mg，随病情好转逐渐减量。

（2）免疫抑制剂 在炎症难以控制时，宜选用免疫抑制剂，如环磷酰胺、硫唑嘌呤、环孢霉素A、甲胺蝶呤等。

（3）药物治疗无效者，可行睫状体扁平部冷凝、激光光凝；出现视网膜新生血管，可行激光光凝治疗；出现严重的玻璃体混浊和积血时做玻璃体切除术。

（4）眼前段受累者，应点用睫状肌麻痹剂。

3. 中医治疗

（1）辨证论治

①肝胆火盛证

证候：起病急剧，视力下降，可见眼前段病变，玻璃体呈雪球样混浊，视乳头充血，边界不清，黄斑水肿，视网膜静脉扩张及小片状出血。伴头晕目眩，烦躁易怒，口苦咽干，小便短赤；舌红，脉弦。

治法：清肝泻胆，祛瘀化痰。

方药：龙胆泻肝汤加减。眼底出血多加牡丹皮、桃仁、丹参等化瘀止血。

②脾虚湿困证

证候：眼前黑影飘浮，视物昏朦，玻璃体呈雪球样混浊，睫状体平坦部呈雪堤样改变，视网膜水肿。全身或兼有头晕胸闷，纳呆；舌苔白腻，脉濡缓。

治法：健脾燥湿，化痰散结。

方药：平胃散加茯苓、白术、薏苡仁健脾化湿，加半夏、瓜蒌化痰散结。视网膜水肿，加车前子、泽泻、茯苓利水渗湿。

③痰瘀互结证

证候：病情反复，迁延不愈，玻璃体混浊，黄斑囊样水肿，视网膜渗出、出血、新生血管。眼胀头痛，头重胸闷；舌紫暗，苔厚腻，脉沉涩。

治法：祛瘀化痰，活血散结。

方药：桃红四物汤合温胆汤加减。脉络膜脱离加南沙参、五味子、麦冬、茺蔚子养阴固涩；视力下降加枸杞子、楮实子益肾明目。

（2）中成药 香砂养胃丸：用于本病脾虚湿困，症见面色萎黄、不思饮食、大便溏泄等。

（3）其他治疗

①针刺治疗：针刺睛明、攒竹、瞳子髎、四白、合谷、风池、百合、三阴交等穴。

②电离子导入：清开灵注射液电离子导入。

【预防与调护】

（1）对出现不明原因的飞蚊症并有加重倾向者，应散瞳作三面镜、双目间接检眼镜检查。

（2）对反复发作或迁延不愈者，应定期观察。

（3）情志调畅，饮食清淡，忌烟酒。

三、后葡萄膜炎

是一组累及脉络膜、视网膜、视网膜血管和玻璃体的炎症性疾病，包括脉络膜炎、视网膜炎、脉络膜视网膜炎、视网膜脉络膜炎和视网膜血管炎等。根据其发病特点，属于中医之“云雾移睛”“视瞻昏渺”“暴盲”等范畴。

【病因病理】

1. 西医病因病理　后葡萄膜炎病因可分感染性和非感染性。前者包括病毒感染、寄生虫感染、细菌和螺旋体感染、真菌感染等；后者包括原发性眼部疾病（如交感性眼炎、鸟枪弹样视网膜脉络膜病变等）、伪装综合征、全身疾病伴发的葡萄膜炎。

2. 中医病因病机　饮食不节，嗜食肥甘炙煿，湿热内蕴，熏蒸目窍；或情志不舒，肝气郁结，气滞血瘀；或久病伤阴，肝肾阴虚，水不制火，虚火上炎，上扰清窍。

【诊断】

1. 临床表现

（1）症状　患眼出现眼前黑影，视物变形，视物模糊或视力下降，合并全身性疾病者有相应的全身表现。

（2）体征　眼底检查：①玻璃体炎症细胞或混浊；②视网膜水肿、渗出，黄斑囊样水肿，严重者出现视网膜坏死。③局灶性脉络膜视网膜白色或黄白色浸润病灶，大小不一，晚期形成瘢痕病灶；④视网膜血管炎，出现血管鞘、血管闭塞、出血、棉绒斑等；⑤渗出性视网膜脱离、增生性玻璃体视网膜病变、视网膜新生血管、视网膜下新生血管或玻璃体积血等。

2. 实验室检查　眼底荧光血管造影，不同类型的后葡萄膜炎表现不同。如视网膜炎可见早期荧光遮蔽，后期荧光渗漏；视网膜血管炎早期视网膜血管扩张，后期管壁染色或渗漏；脉络膜色素上皮病变早期多发性强荧光逐渐融合成片状。

【治疗】

1. 治疗原则　局部和全身应用糖皮质激素，或联合免疫抑制剂，感染所致者，应用抗感染治疗。中医结合局部与全身症状辨证论治。在治疗疾病的同时，提高机体抵抗力，减轻激素及免疫抑制剂的不良反应。

2. 西医治疗

（1）感染因素所致者，应给予相应的抗感染治疗。

（2）全身应用糖皮质激素。

（3）免疫抑制剂　在糖皮质激素治疗无效或不宜使用时，选用免疫抑制剂。

3. 中医治疗

（1）辨证论治

①湿热内蕴证

证候：眼前黑影，视物模糊或变形，玻璃体混浊，眼底有黄白色渗出物，视网膜水肿或黄斑水肿；伴头重胸闷，倦怠乏力，口干不欲饮，溲赤便溏；舌苔黄腻，脉濡数。

治法：清利湿热，理气行滞。

方药：三仁汤加减。视网膜渗出久不吸收加石菖蒲、郁金行气散结；湿热重者加栀子、黄芩清热利湿。

②气滞血瘀证

证候：视物模糊或变形，视力下降，玻璃体混浊，视网膜血管鞘、血管闭塞、出血、棉绒斑；伴胸胁胀满，烦躁易怒；舌质紫暗，脉弦涩。

治法：疏肝理气，活血化瘀。

方药：逍遥散合血府逐瘀汤。气郁化火者加牡丹皮、郁金、茺蔚子凉血散瘀。

③虚火上炎证

证候：眼症同前，病情迁延，反复发作，但见眼内干涩，玻璃体混浊，视网膜新生血管，视网膜色素紊乱或脱失，或视网膜脱离；伴头晕耳鸣，腰膝酸软，五心烦热，口干咽燥，舌红苔少，脉弦细。

治法：滋阴降火。

方药：知柏地黄汤加女贞子、麦冬。虚火重者加知母、地骨皮加强滋阴降火之功。

（2）中成药

①血府逐瘀口服液：应用于本病气滞血瘀证。

②抗病毒颗粒：用于病毒感染引起的后葡萄膜炎。

③双黄连口服液：用于病毒或细菌感染引起的后葡萄膜炎。

（3）其他治疗

①针刺治疗：根据全身辨证，可选取睛明、攒竹、瞳子髎、承泣、合谷、足三里、三阴交等穴。

②电离子导入：清开灵注射液或复方丹参注射液电离子导入。

【预防与调护】

长期使用激素或免疫抑制剂，应定期检查血常规、肝肾功能等。

第二节　特殊葡萄膜炎

一、Vogt－小柳原田综合征

Vogt－小柳原田综合征（Vogt－Koyanagi－Haradasyndrome，VKH 综合征）是以双侧肉芽肿性全葡萄膜炎为特征的疾病，常伴有脑膜刺激征、听力障碍、白癜风、毛发变白或脱落。是国内常见的葡萄膜炎类型之一，可见于任何年龄，但常见于20~50岁，尤以20~40岁发病最多。若以前葡萄膜炎为主者，属于中医“瞳神紧小”、“瞳神干缺”范畴；若以后葡萄膜炎为主者，属于中医“视瞻昏渺”范畴。

【病因病理】

1. 西医病因病理　病因和发病机制不清，可能与感染和自身免疫反应有关，还与HLA-DR4，HLA-DRW53相关。

2. 中医病因病机　外感湿邪，留滞眼内，郁而化热，或素体阳盛，复感湿邪，湿热搏结，阻遏目络；或肝郁化火，上攻于目；或劳瞻竭视，真阴暗耗，肝肾亏虚，虚火上炎，上扰清窍所致。

【诊断】

1. 临床表现

（1）眼部表现

①前驱期：患者可有头痛、耳鸣、听力下降、颈项强直和头皮过敏等改变。

②后葡萄膜炎期：出现弥漫性脉络膜炎、脉络膜视网膜炎、视乳头炎、视网膜神经上皮脱离、渗出性视网膜脱离等。

③前葡萄膜受累期：除后葡萄膜炎期的表现外，出现非肉芽肿性前葡萄膜炎。

④前葡萄膜炎反复发作期：反复发作肉芽肿性前葡萄膜炎，晚霞状眼底改变、Dalen-Fuchs结节和并发白内障、继发青光眼等并发症。

（2）全身表现　脑膜刺激征、听力障碍、白癜风、毛发变白等。

2. 实验室检查　FFA表现早期视盘着染，静脉主干管壁大部分着染伴荧光渗漏可见视网膜下多囊状（或多湖状）荧光积存。腰椎穿刺早期脑脊液检查淋巴细胞升高。HLA-DR4抗原、HLA-DRW53抗原阳性。

【鉴别诊断】

1. 交感性眼炎　Vogt-小柳原田综合征和交感性眼炎临床表现有许多相似之处，须加以鉴别（表14-1）。

表14-1　Vogt-小柳原田综合征与交感性眼炎鉴别

	Vogt-小柳原田综合征	交感性眼炎
发病年龄	20~50岁	各年龄段
性别	男女无差异	男性多于女性
葡萄膜炎类型	肉芽肿性，在某一阶段为非肉芽肿性	肉芽肿性，偶尔为非肉芽肿性
葡萄膜炎发作	双眼同时发病或间隔10天内	双眼发病不同时
葡萄膜炎进展规律	从眼后段向眼前段、由非肉芽肿性向肉芽肿性炎症进展	无明显进展规律
相关HLA抗原	DR4、DR$_{W}$53	A11、B22
预后	初发者规范治疗预后好，复发者取决于是否正确治疗和有无严重并发症	诱发眼预后差，交感眼经治疗预后一般较好

2. 眼内淋巴瘤 可引起类似葡萄膜炎的改变。眼底表现为多灶性视网膜下和视网膜色素上皮下黄白色奶油状隆起病灶，脉络膜增厚，可出现肉芽肿性和非肉芽肿性前葡萄膜炎。但眼内淋巴瘤通常有神经系统的表现，如头痛、意识模糊、癫痫、脑神经麻痹等。

【治疗】

1. 治疗原则 西医在发病早期给予准确的治疗，应用足量的、足够时间的糖皮质激素，避免疾病的发展和复发。中医辨证论治，清热利湿、清泻肝胆、滋阴降火为主。

2. 西医治疗 根据疾病不同时期选用局部和全身应用糖皮质激素、免疫抑制剂。糖皮质激素初始剂量为1～1.5mg/（kg·d），10～14天开始减量。维持剂量为每日20mg，治疗一般持续1年，对复发病例应用免疫抑制剂治疗，苯丁酸氮芥、环孢素、环磷酰胺、甲氨蝶呤等。

3. 中医治疗

（1）辨证论治

①湿热蕴蒸证

证候：患眼疼痛，视力下降，前后房眼炎性渗出，眼底视盘水肿或伴附近视网膜及黄斑区水肿，可见黄白色渗出；伴头痛胸闷，眩晕耳鸣；舌红苔腻，脉濡数或滑数。

治法：疏风清热除湿。

方药：三仁汤加茺蔚子、郁金祛瘀消滞。若湿热俱重可加连翘、黄芩等以清热解毒。玻璃体混浊较重，加冬瓜子、薏苡仁清热利水。

②肝胆火炽证

证候：视力急剧下降，或视物变形，睫状充血，角膜后壁沉着物，房水混浊，瞳孔缩小，玻璃体混浊，眼底视盘充血水肿，视网膜水肿、渗出。全身兼有头痛耳鸣，胸胁胀痛，夜寐不安，烦躁易怒；舌红苔黄，脉弦数。

治法：清泻肝胆。

方药：龙胆泻肝汤加减。玻璃体混浊较重，去当归加金银花、蒲公英清热泻火；头痛耳鸣较甚，加石决明、夏枯草清肝泻火。

③肝肾阴虚证

证候：病情反复发作，眼干涩不适，视力下降或视物变形，眼底呈晚霞样改变，或出现Dalen－Fuchs结节，毛发变白或脱发，四肢躯干或面部皮肤散在性白斑。兼有心烦失眠，头晕耳鸣，腰膝酸软，听力障碍；舌红少苔，脉弦细数。

治法：滋阴降火。

方药：左归丸加减。视力下降加枸杞子、菊花补益肝肾。

（2）中成药　六味地黄丸或左归丸：适用于本病肝肾阴虚证。

（3）其他治疗　针刺治疗：针刺攒竹、阳白、丝竹空、合谷、三阴交、肝俞、肾俞、太溪等穴。

【预防与调护】

（1）饮食宜清谈，少食辛辣炙煿之品。

（2）心情舒畅，避免烦躁、沮丧。

（3）及时就诊治疗，防止病情加重或复发。

二、Behcet 病

Behcet 病（Behcet disease）是一种以葡萄膜炎、口腔溃疡、皮肤损害和生殖器溃疡为特征的多系统受累的疾病。多发于 20～45 岁的青壮年。Behcet 病患者中 70%～85% 发生葡萄膜炎，双眼先后发病，反复发作，治疗困难，致盲率高，也是我国葡萄膜炎常见类型之一。归属于中医“狐惑病”范畴。

【病因病理】

1. 西医病因病理　与细菌、单纯疱疹病毒感染有关，主要通过诱发自身免疫反应所致；也与 HLA－B5、HLA－B51 抗原密切相关。

2. 中医病因病机　火热毒邪滞留，延及经络，上下熏蒸；或气血失和，阴虚有热，湿热邪毒乘虚而入，内外合邪，阻遏中焦，脾胃受困，湿热久郁；或脾失健运，寒湿困脾，中阳受阻，伤及黄仁、口咽及下阴部；或病程迁延反复，久病及肾，热毒伤阴，虚火上炎所致。

【诊断】

1. 临床表现

（1）眼部损害　表现为反复发作的全葡萄膜炎，呈非肉芽肿性，部分患者出现前房积脓。典型的眼底改变为视网膜炎、脉络膜视网膜血管炎，后期导致视网膜萎缩、视网膜血管闭塞呈白线状（幻影血管）。常见并发症为并发性白内障、继发性青光眼、增生性玻璃体视网膜病变、视神经萎缩等。

（2）全身表现　①反复发作的口腔溃疡；②多形性皮肤损害，主要表现为结节性红斑、痤疮样皮疹、溃疡性皮炎、脓肿等。针刺处出现结节或脓疱（皮肤过敏反应阳性）是此病的特征性改变；③生殖器溃疡；④多关节炎，多见于膝关节，关节红肿，非对称性。其他可出现血栓性静脉炎、神经系统损害、消化道溃疡、附睾炎等。

2. 实验室检查　皮肤过敏试验、HLA－B5 或 HLA－B51 抗原阳性。FFA 表现为弥漫的视网膜毛细血管、受累大血管、视盘血管渗漏，后期视网膜血管壁染色。黄斑部荧光渗漏，在晚期呈花瓣样荧光积存，整个眼底皆有深层平面斑片状荧光渗漏。

【鉴别诊断】

1. 强直性脊椎炎伴发的葡萄膜炎　鉴别见表 14－2

表 14－2　Behcet 病与强直性脊椎炎伴发的葡萄膜炎鉴别

	Behcet 病	强直性脊椎炎
葡萄膜炎表现	非肉芽肿性全葡萄膜炎	急性前葡萄膜炎，一般不累及眼后段
炎症消退	前葡萄膜炎消退快，1 周明显消退	前葡萄膜炎消退慢，4～6 周
葡萄膜炎复发	短期内复发	复发间隔时间长
相关 HLA 抗原	B5、B51	B27
全身表现	口腔、生殖器溃疡、关节炎、皮肤损害	腰痛、晨僵、骶髂关节疼痛、腰椎活动受限

2. 系统性红斑狼疮伴发的葡萄膜炎 主要引起视网膜动脉闭塞，视网膜静脉一般不受影响，特征病变是视网膜大片状、棉絮状梗死和视神经梗死，不出现严重的前葡萄膜炎。

【治疗】

1. 治疗原则 本病病程迁延，反复发作，需中西医结合治疗，西医用免疫抑制剂和糖皮质激素治疗。中医辨证论治，局部辨证和全身辨证结合。

2. 西医治疗

（1）免疫抑制剂 苯丁酸氮芥0.1mg/（kg·d），或环孢素A 3～5mg/（kg·d），维持量2 mg/d，一般治疗时间在一年以上。此外尚可选用秋水仙碱（0.5mg，Bid）、硫唑嘌呤1～2mg/（kg·d）。对于顽固性Behcet病可尝试应用生物制剂治疗，如抗肿瘤坏死因子的单克隆抗体或可溶性受体等，但有关这些制剂的适应证、治疗时间及注意事项等尚需更多的研究始能确定。

（2）糖皮质激素 出现以下情况可考虑使用：①眼前段受累，特别是出现前房积脓者可给予糖皮质激素滴眼液点眼；②出现严重的视网膜炎或视网膜血管炎，短期内造成视功能严重破坏，可短期大剂量冲击疗法；③免疫抑制剂疗效不佳时，可联合小剂量泼尼松口服，每天20～30mg/d。

（3）睫状肌麻痹剂 用于眼前段受累者。

（4）激光治疗 视网膜和视盘出现新生血管，视网膜血管阻塞及有大面积毛细血管无灌注者可行激光治疗。

3. 中医治疗

（1）辨证论治

①火毒炽盛证

证候：患眼疼痛，视力下降，睫状体充血或混合充血，KP较多，房水混浊较重，伴有前房积脓，玻璃体高度混浊，视网膜水肿、渗出、出血；伴口渴多饮，口舌糜烂，心烦失眠，溲赤便秘；舌质红苔黄燥，脉数有力。

治法：清热泻火，凉血解毒。

方药：普济消毒饮加生地黄、牡丹皮。口舌糜烂加黄连、黄芩、栀子清心泻火；心烦失眠加远志、酸枣仁、夜交藤养心安神。

②湿热中阻证

证候：病势较急，目珠疼痛，睫状体充血，KP中量，眼底后极部水肿明显。伴口腔或生殖器溃疡，关节局部或红肿疼痛，亦或见皮肤结节性红斑、痤疮、疱疹，肢体困重，恶心欲吐，带下黄臭，小便短赤不利，大便黏滞；舌红苔黄腻，脉濡数。

治法：清热利湿，解毒散邪。

方药：甘露消毒饮加减。呕恶重加半夏、生姜和胃降逆；大便黏滞加秦皮、苍术、厚朴清热燥湿。

③脾虚湿困证

证候：病程缠绵，轻度睫状体充血，少许细小KP或有色素性KP，虹膜纹理不清，可有后粘连，瞳孔变形，眼底后极部轻度水肿。伴肢体困重，关节肌肉酸胀，溃疡虽发，但疼痛不甚，疮面浅小，胸脘痞满，口黏纳呆，大便溏泄；舌体胖苔白腻，脉濡缓。

治法：健脾益气，化湿利水。

方药：参苓白术散加减。湿重者加猪苓、车前子增强化湿利水之功；有湿热者加黄芩、滑石清热利湿。

④阴虚火旺证

证候：病程迁延反复发作，或至疾病后期，患眼隐痛，干涩不爽，视物昏花或视力下降，充血不明显，少量 KP，虹膜色素脱失，瞳孔变形，玻璃体混浊，视网膜少量出血；伴眩晕耳鸣，口干咽燥，五心烦热，口腔溃疡间断发作，舌红无苔，脉细数。

治法：滋阴补肾。

方药：知柏地黄汤加减。口干加天花粉、麦冬养阴生津；视网膜出血加三七、郁金凉血活血。

（2）中成药

复方血栓通胶囊：用于疾病后期血瘀兼气阴两虚证者。

香砂养胃丸：用于本病脾虚湿困证，不思饮食，胃脘满闷，四肢倦怠者。

雷公藤多苷片：用于本病风湿热瘀，毒邪阻滞证。

（3）其他治疗　①金银花、桑叶、菊花、川芎、秦皮、黄连煎汤熏洗或湿热敷。②口腔、咽部溃疡，外敷冰硼散、锡类散，或黄连西瓜霜喷敷。

【预防与调护】

（1）在治疗过程中，应每两周行肝肾功能和血常规检查，如发现异常应减药或停药。

（2）并发症手术治疗应慎重，在炎症未完全控制时，手术易诱使葡萄膜炎复发。

（3）注意饮食调理，避免过度劳累，避免复发。

三、交感性眼炎

交感性眼炎（sympatheticophthalmia）是指发生于一眼穿通伤或内眼手术后的双侧肉芽肿性葡萄膜炎，受伤眼被称为诱发眼，另一眼则被称为交感眼。本病可发生于受伤或手术后 5 天 ~56 年内，但多发生在 2 周 ~2 个月。

本病根据不同表现归属于中医“物损真睛”“瞳神紧小”“云雾移睛”“视瞻昏渺”范畴。

【病因病理】

1. 西医病因病理　主要由外伤或手术造成眼内抗原暴露并激发自身免疫应答所致。细胞免疫在交感性眼炎的发生中起着重要作用。

2. 中医病因病机　外感热毒之邪，侵于肝胆火盛之人，火毒相合，上攻于目；或脾虚气弱，运化无力，痰湿上犯于目；或病情迁延，久病及肾，肝肾阴虚，真阴耗损，虚火上炎。

【诊断】

1. 临床表现

（1）诱发眼　在外伤或手术后出现持续的眼内炎症反应，表现为反复发作的肉芽肿性前葡萄膜炎、玻璃体混浊，甚至眼球萎缩。

（2）交感眼　多为肉芽肿性全葡萄膜炎，也可表现为前葡萄膜炎、后葡萄膜炎、中间葡萄膜炎。病程长或反复发作时可出现晚霞状眼底和 Dalen－Fuchs 结节，少数患者出现一些全身表现，如白癜风、毛发变白、脱发、听力下降或脑膜刺激征等。

2. 实验室检查　FFA 检查可见视网膜色素上皮的早期多灶性渗漏及晚期染料积存现象，可伴有视盘染色。B 超检查脉络膜增厚。

【鉴别诊断】

1. 晶状体诱发的葡萄膜炎　由于晶状体损伤或白内障术后造成晶状体皮质进入房水导致葡萄膜炎。潜伏期为 1～14 天，引起对侧过敏性眼内炎。鉴别点在于晶状体过敏性眼内炎，特征是围绕破裂晶状体带状分布的肉芽肿性炎症。健眼发病时，伤眼炎症大多已稳定或消退，而交感性眼炎交感眼的炎症发生于诱发眼的炎症复发或加重时。

2. Vogt－小柳原田综合征　交感性眼炎有外伤或内眼手术史，并且双眼患病有一定的间隔时间，晚霞状眼底和 Dalen－Fuchs 结节和全身表现没有 Vogt－小柳原田综合征常见和典型。

【治疗】

1. 治疗原则　西医首选糖皮质激素，对复发性或慢性交感性眼炎需选用其他免疫抑制剂。中医基本病机为气滞血瘀，目络瘀阻，多在辨证基础上加用活血化瘀药物。

2. 西医治疗　首选全身应用糖皮质激素，治疗维持半年或一年以上。伴前葡萄膜炎表现者给予糖皮质激素滴眼剂和睫状肌麻痹剂。对复发性或慢性交感性眼炎需选用其他免疫抑制剂。

3. 中医治疗

（1）辨证论治

①肝胆火炽证

证候：眼外伤或内眼术后，头眼疼痛，畏光流泪，结膜混合充血，尘状或羊脂状 KP，房水混浊，虹膜后粘连，视网膜渗出水肿、血管鞘或出血；头痛眩晕，烦躁易怒，口干咽燥；舌红苔黄，脉弦。

治法：清肝泻胆，散邪祛瘀。

方药：龙胆泻肝汤加赤芍、郁金、茺蔚子凉血散瘀。视网膜水肿、黄白色渗出加猪苓、夏枯草、陈皮、半夏利水化痰。

②痰湿内阻证

证候：眼部表现同前；眼底检查以玻璃体雪球样混浊，视网膜水肿、渗出，黄斑囊样水肿，视网膜血管鞘为主；伴食少纳呆，体倦乏力，大便溏薄；舌淡苔白腻，脉缓弱。

治法：健脾益气，利湿化痰。

方药：二陈汤加苍术、厚朴。视网膜水肿、渗出加车前子、猪苓、泽兰行水消肿；食少纳呆，大便溏薄加薏苡仁、茯苓、白术健脾益气。

③阴虚火旺证

证候：病情迁延，反复发作，患眼干涩不适，睫状充血，少量 KP，虹膜后粘连，眼底呈晚霞样改变或 Dalen－Fuchs 结节，黄斑色素沉着；伴头晕耳鸣，五心烦热，或毛发变白、脱发；舌红少苔，脉细。

治法：滋阴降火。

方药：知柏地黄丸加减。五心烦热加黄芩、黄连、知母加强滋阴降火之力。

（2）其他治疗

①电离子导入治疗：以后葡萄膜炎为主者，香丹注射液电离子导入治疗。

②超声雾化治疗：以前葡萄膜炎为主者，金银花、黄芩、黄连、桑叶、菊花、川芎、赤芍煎汤过滤超声雾化治疗。

【预防与调护】

（1）眼球穿通伤后应及时处理创口，避免葡萄膜嵌顿，预防伤口污染和感染。

（2）眼球穿通伤后已无希望恢复视力或外观的眼球或伤后葡萄膜炎反复发作且无视力的眼球尽早摘除。

（3）尽可能避免在同一眼反复进行内眼手术。

四、急性视网膜坏死

急性视网膜坏死综合征（acute retinal necrosis syndrome，ARN）由病毒感染引起，以视网膜坏死、视网膜动脉炎为主的血管炎、玻璃体混浊和后期的视网膜脱离为特征的眼病。可发生于任何年龄，以 15～75 岁多见，多单眼受累。本病属中医“暴盲”“云雾移睛”“视瞻昏渺”等范畴。

【病因病理】

1. 西医病因病理　由水痘－带状疱疹病毒和单纯疱疹病毒感染所致。发病机制不完全清楚，可能由病毒直接感染引起或由病毒感染引起的免疫反应导致视网膜的坏死。

2. 中医病因病机　外感湿热毒邪，内有脾胃湿热，内外合邪，熏蒸于目；或湿邪内停，聚湿生痰，阻滞气机，气滞血瘀，痰瘀互结，上攻于目。

【诊断】

1. 临床表现

（1）症状　多隐匿发病，出现眼红、眼痛或眶周疼痛、刺激感、异物感；早期出现视物模糊、眼前黑影，病变累及黄斑区或发生视网膜脱离时可出现显著的视力下降或视力丧失。

（2）体征　表现轻至中度的前葡萄膜炎，易发生眼压升高。视网膜坏死病灶早期多见于中周部，呈白色或黄白色斑块状“拇指印”状或大片状视网膜坏死病灶，边界清楚，病变迅速进展，融合并向后极部推进。视网膜血管炎多累及视网膜小动脉，血管管径变窄、白鞘，可伴有视网膜片状出血。疾病早期可有轻度至中度玻璃体混浊，以后发展为显著的混浊和液化，增殖性改变。坏死区常形成多个视网膜裂孔，引起视网膜脱离。

2. 实验室检查　血清、眼内液抗体测定、玻璃体及视网膜组织活检等。聚合酶链反应可用于检测眼内液中感染病毒 DNA 检测。眼底荧光血管造影，动脉期视网膜病灶处脉络膜荧光遮蔽，视网膜动脉或其分支阻塞有渗漏；静脉期活动性视网膜炎区无或仅有少的视网膜灌注，动脉和静脉内荧光均突然“截止”，这种荧光“截止”像有助于 ARN 的诊断。

【鉴别诊断】

1. 巨细胞病毒性视网膜炎（cytomeglovirus，CMV） 发生于免疫抑制者或全身 CMV 感染的新生儿，进展缓慢，病变早期累及视网膜后极部，呈颗粒状炎症改变，沿弓状血管走行分布，并累及视神经，玻璃体炎症反应较轻。累及周边部的病变表现出前后方向狭窄的坏死区，有独特的“破碎的干酪”样外观，视网膜脱离发生率没有 ARN 高。

2. 眼弓形虫病 免疫抑制者弓形虫可引起广泛的视网膜坏死及严重的玻璃体混浊，眼内液和血清特异性抗体检查有助于明确诊断。

【治疗】

1. 治疗原则 西医治疗以抗病毒为主，配合糖皮质激素、抗凝剂和手术治疗。中医结合全身症状辨证论治，以清热利湿，化痰祛瘀，活血通络为主。

2. 西医治疗

（1）抗病毒药物 阿昔洛韦 15mg/kg，静脉滴注，每日 3 次，治疗 10～21 天，改为 400～800mg 口服，一日 5 次，连用 4～6 周；或丙氧鸟苷 5mg/kg，静脉滴注，每日 2 次，治疗 3 周后改为维持用量 5mg/（kg·d），治疗 4 周，玻璃体腔注射 200g/次。

（2）糖皮质激素 在抗病毒治疗的同时可选用泼尼松 1～1.2mg/（kg·d）口服治疗，1 周后逐渐减量。

（3）抗凝剂 可选用小剂量的阿司匹林口服，75～200mg，每日 1～2 次。

（4）激光光凝及手术 激光光凝可预防视网膜脱离。发生视网膜脱离时，应行玻璃体切割术。

3. 中医治疗

（1）辨证论治

①湿热蕴蒸证

证候：眼红、眼痛或眶周疼痛、刺激感、异物感；视力下降、眼前黑影；睫状充血，细小或羊脂状 KP，或有眼压升高，玻璃体混浊，视网膜白色或黄白色斑块状坏死灶；头身困重，胸闷不舒；舌红苔黄腻，脉濡数。

治法：清热利湿。

方药：甘露消毒饮加减。视网膜坏死灶加党参、熟地黄、丹参、莪术破血通脉。

②痰瘀互结证

证候：视力严重下降，玻璃体混浊或纤维化，视网膜小动脉管径变窄、白鞘，视网膜片状出血，视网膜坏死灶，或有视网膜裂孔、脱离。舌紫暗，脉弦滑。

治法：化痰祛瘀，活血通络。

方药：温胆汤合桃红四物汤。有视网膜裂孔或脱离者加枸杞子、菟丝子、褚实子补肾明目；玻璃体纤维化者加昆布、海藻、瓦楞子散瘀化痰。

（2）其他治疗

①复方丹参注射液电离子导入。

②针刺治疗：针刺攒竹、阳白、瞳子髎、三阴交、肾俞、太溪、光明等穴。

【预防与调护】

（1）尽早诊断和治疗，以保留有用视力。

（2）合理饮食，调节情志，提高机体抵抗力。

（牟　琳）

扫码"练一练"

扫码“学一学”

第十五章　玻璃体病

玻璃体（vitreous）是由纤细的胶原结构和亲水的透明质酸组成的凝胶体，其容积约为4～4.5ml，作为屈光间质的重要组成部分，具有透明性、黏弹性、渗透性等特征。玻璃体的功能大致为：①作为眼内屈光间质的主要组成，具有导光作用；②对视网膜具有支撑作用，起到缓冲外力及抗振动作用；③玻璃体构成血－玻璃体屏障，能阻止视网膜血管内的大分子进入玻璃体凝胶；④正常玻璃体能抑制多种细胞的增生，维持玻璃体内环境的稳定。

玻璃体的病理改变包括原发性和继发性两类。原发性主要为玻璃体本身的退行性改变，如玻璃体液化、浓缩等；继发性改变由临近组织的炎症、出血、肿瘤以及由外伤等因素导致的玻璃体病变。

中医称玻璃体为神膏，《目经大成》将其形态描述为：“风轮下一圈收放者为金井，井内黑水曰神膏，有如卵白涂以墨汁。”《证治准绳》亦有：“大概目圆而长，外有坚壳数重，中有清脆，内包黑稠神膏一函”的记载。神膏与血津液以及所化生之水有密切联系，《审视瑶函》说：“夫血化为真水，在脏腑而为津液，升于目而为膏汁，得之则真水足而光明。”并明确指出：“血养水，水养膏，膏护瞳神。”若气血津液运化失常，则可损及神膏，而影响到眼的正常生理功能。

本病病因复杂，虚者多由肝肾亏损、心脾失养、气血不足而致神膏失养；实者多因湿浊内蕴，上犯神膏，或肝郁气滞或外伤，血瘀神膏；亦可为正虚邪留，虚火上炎，损伤神膏。玻璃体疾病中医主要根据自觉症状和对视力损害程度来命名，分属于“云雾移睛”、“暴盲”等范畴。其治疗主要是审因论治，炎症性病变多以清热利湿为主；出血性病变多以活血利水为主；退行性病变多以补益为主。近年开展的玻璃体显微手术，为玻璃体病的治疗开辟了新的途径。

第一节　玻璃体退行性病变

玻璃体退行性病变为玻璃体原发性病变，主要包括玻璃体液化、后脱离、变性、萎缩等，这几种病变常同时出现。

一、玻璃体液化

玻璃体液化（synchysis）指玻璃体由凝胶状态变为液态的过程。多见于老年人和高度近视患者。本病属中医“云雾移睛”范畴。

【病因病理】

1. 西医病因病理　多种因素导致玻璃体透明质酸大分子降解，由凝胶状态变为溶胶状态，是玻璃体新陈代谢障碍而引起的胶体平衡破坏所致。玻璃体发生胶体脱水凝缩，形成液腔。在此过程中有形成分被析出，形成点状，线状和网状等多种形态的浮游物，随眼球运动而飘动。

2. 中医病因病机　多因肝肾亏损，精血亏虚，或脾胃虚弱，气血生化乏源，神膏失养所致。

【诊断】

临床表现

（1）症状　眼前有黑点或丝絮状飘浮物，或无明显自觉症状。

（2）体征　裂隙灯显微镜下可见少量纤细透明的纤维光带随眼球运动而飘动，在其上有时还可见到许多细小的白色颗粒；未液化区可发生收缩或移位，重叠而成小片状或膜状混浊物，薄而松弛如绸带；同时还可见到玻璃体前界模糊或消失。眼底镜下可见点状、丝状或絮状物飘浮。

【治疗】

本病无须特殊治疗，如自觉眼前黑影漂移等自觉症状较突出者，可予滋补肝肾、健脾益气等中药治疗。

二、玻璃体后脱离

玻璃体后脱离（posterior vitreous detachment，PVD）是指玻璃体后皮质与视网膜之间的分离。常见于高度近视或年老体弱玻璃体液化者。本病属于中医“云雾移睛”范畴。

【病因病理】

1. 西医病因病理　尚未液化的胶样玻璃体较水样液稍重，当液腔移至后部视网膜时，胶样的玻璃体下沉并前移，引起玻璃体后皮质与视网膜分开，形成玻璃体脱离。

2. 中医病因病机　多因肝肾不足，精不上承，或心脾两虚，气血不足，神膏失养引起；亦可因撞击伤目所致。

【诊断】

1. 临床表现

（1）症状　自觉眼前有点状、环形、飞蝇等各种形态漂浮物，眼球转动时尤为明显；常伴有闪光感，在头部剧烈运动时加重。

（2）体征　常在玻璃体腔可见环形、半透明的 Weiss 环；或在视盘边缘前下方有不规则的团块弧形混浊，眼球转动时混浊物摆动幅度增大。

（3）并发症　部分患者在发生玻璃体后脱离时可发生裂孔性视网膜脱离、玻璃体积血等。

2. 实验室检查　眼超声波检查及 OCT 检查可显示玻璃体后脱离。

【治疗】

无并发症者无须特殊治疗，在出现视网膜后脱离症状时，需详细检查眼底，存在玻璃体积血时，要进行眼超声波检查并随诊到看清楚眼底，警惕视网膜裂孔的形成。症状明显者，可予滋补肝肾、补益心脾、活血化瘀等中药治疗。

三、玻璃体变性

玻璃体变性（vitreous degeneration）主要表现为玻璃体凝胶主体发生改变。常发生在老年人、高度近视、玻璃体出血、眼外伤、玻璃体炎症，玻璃体内药物治疗，以及视网膜激光、电凝、冷凝后。玻璃体凝缩、液化亦属变性范畴，本节主要讨论几种特殊类型的玻璃体变性。

（一）星状玻璃体变性

星状玻璃体变性（asteroid hyalosis）多见于60岁以上的老年人，男性多于女性，多为单眼发病。本病属中医“云雾移睛”范畴。

【病因病理】

1. 西医病因病理 具体病因不明。可能是玻璃体纤维变性，导致玻璃体中有大量白色球形闪光小体。病理标本在电镜下扫描观察，小体表面由胶原纤维包绕，还附有许多卫星状小颗粒。这些小体的化学成分主要为含钙的脂肪酸盐。

2. 中医病因病机 中医认为本病多因年老体弱，肝肾亏损，精血不能上荣于目，神膏失养所致。

【诊断】

临床表现

（1）症状 多无自觉症状，或眼前有暗影飘动。

（2）体征 裂隙灯显微镜下，光束中可见白色闪亮的球形小体，称之为星状小体。数量少则十几个，多则难以计数，散布于整个或部分玻璃体腔内。当眼球转动时，可见微微飘动，静止时恢复至原来位置而不下沉。

【治疗】

目前尚无有效疗法，可予补益肝肾，养精明目等中药治疗，方选四物五子汤加减。

（二）闪辉样玻璃体变性

闪辉样玻璃体变性（syllchysis scintillans）又称胆固醇结晶沉着症。常有糖尿病、血管粥样硬化、眼底出血性疾病和眼外伤等病史，多双眼发病。本病属中医“蝇翅黑花”范畴。

【病因病理】

1. 西医病因病理 确切病因不明，可由于玻璃体出血吸收不彻底，导致胆固醇结晶沉着，或眼内血管硬化，引起玻璃体营养障碍，或玻璃体液化，或陈旧性葡萄膜炎等使玻璃体pH改变，致正常酸碱平衡与矿物质新陈代谢失调，胆固醇结晶积聚于玻璃体。结晶主要是胆固醇，亦可为磷酸盐、碳酸钙、酪氨酸等。

2. 中医病因病机 中医认为本病多因脾失健运，聚湿生痰，痰浊上泛；或肝郁气滞，气血不畅；或外伤目络，血溢脉外，积于神膏所致。

【诊断】

临床表现

（1）症状　多无自觉症状，或眼前有蚊蝇样黑影飘动。

（2）体征　眼底镜下见液化的玻璃体内有大量扁平多角形的结晶小体，呈金黄色或银白色。当眼球转动时，迅速漂浮摆动，漂浮幅度较大，眼球静止时又沉向下方，多位于前部玻璃体中。

【治疗】

目前尚无有效疗法，可予健脾燥湿化痰、疏肝解郁理气、活血化瘀通络等中药，以控制病情的发展。

第二节　玻璃体积血

玻璃体积血（vitreous hemorrhage）是指由眼内组织病变或眼外伤引起视网膜或葡萄膜血管破裂，血液进入并积聚在玻璃体腔内，导致视功能障碍的眼病。本病轻微出血者属中医“云雾移睛”范畴，出血量多者属中医“暴盲”范畴。

【病因病理】

1. 西医病因病理　玻璃体积血是因为各种原因造成其临近组织的血管破裂，血液进入并积聚到玻璃体腔所致。常见原因有：①视网膜裂孔和视网膜脱离；②玻璃体后脱离；③眼外伤；④视网膜血管性疾病伴缺血性改变（如增殖性糖尿病视网膜病变、视网膜中央静脉阻塞或视网膜分 支静脉阻塞、视网膜静脉周围炎、镰状细胞病、早产儿视网膜病变等）；⑤视网膜血管瘤；⑥炎性疾病伴可能的缺血性改变（视网膜血管炎、葡萄膜炎）；⑦黄斑视网膜下出血（常见于年龄相关性黄斑变性、息肉样脉络膜血管病变）⑧其他引起周边视网膜新生血管疾病（家族性渗出性玻璃体视网膜病变、视网膜劈裂症）⑨视网膜毛细血管扩张 症；⑩Terson 综合征（蛛网膜下腔玻璃体积血综合征）。

2. 中医病因病机

（1）情志内伤，肝郁气滞，血行不畅，脉络瘀阻，久则脉络破损出血。

（2）肝肾阴亏，虚火内生，上炎于目，血不循经而外溢。

（3）劳瞻竭视，致脾虚气弱，血失统摄，血溢脉外。

（4）过食肥甘厚味，痰湿内生，痰凝气滞，血脉瘀阻，迫血妄行。

（5）撞击伤目，或手术创伤，目络受损出血。

【诊断】

1. 临床表现

（1）症状　少量出血仅有眼前蚊蝇或云雾暗影飘荡；出血量较多则有红视症或眼前黑影遮挡；大量出血则突感眼前一片漆黑，仅见手动或光感。

（2）体征　少量出血者，玻璃体呈弥漫性或尘埃状混浊；出血较多者，玻璃体有片状、块状或絮状混浊灶；大量积血时，眼底镜下仅见红光反射或无红光反射，裂隙灯显微镜下可见深部积血表面有无数散在或凝集的红细胞或碎片。血块经溶血后逐渐消失，但血色素或红细胞破坏产物则呈弥漫黄褐色颗粒浮散在玻璃体甚至房水中。

（3）并发症　玻璃体积血经久不吸收，特别是接近视盘者常常引起增生性视网膜病变；积血遮盖黄斑部，严重影响中心视力，其纤维组织收缩可牵引视网膜造成黄斑异位甚至视网膜脱离。

2. 实验室检查　眼部B超检查可见玻璃体有均匀点状回声或斑块状回声；陈旧性积血者回声不均匀。

【治疗】

1. 治疗原则　早期以中医保守治疗为主，遵循“急则治其标”的原则，以止血为先；出血稳定后，以活血化瘀为主；后期兼顾扶正。并积极治疗原发病。如保守治疗无效或伴有视网膜脱离时，可考虑玻璃体切割手术治疗。

2. 西医治疗

（1）怀疑存在视网膜裂孔时，令患者卧床休息，待血下沉后及时给予激光封孔。

（2）玻璃体积血合并视网膜脱离或牵拉性视网膜脱离时，应及时进行玻璃体切割术。

（3）大量出血者吸收困难，未合并视网膜脱离和纤维血管膜时可以等候1个月，如玻璃体积血仍不吸收时可进行玻璃体切割术。

（4）针对引起玻璃体积血病因，积极治疗原发病。

3. 中医治疗

（1）辨证论治

①气滞血瘀证

证候：眼前黑影遮挡，视力下降，玻璃体有积血；可伴情志不舒，胸闷胁胀，烦躁易怒，舌暗红苔薄，脉弦或涩。

治法：行气活血。

方药：血府逐瘀汤加减。若有头痛眩晕，去柴胡、当归，加钩藤、石决明，血瘀化热者，加牡丹皮、栀子以清散瘀热。

②虚火上炎证

证候：眼前黑影飘荡，视力下降，玻璃体有积血，可伴口干咽燥，虚烦不眠，手足心热，舌红少苔，脉细数。

治法：滋阴降火。

方药：知柏地黄丸加减。有新鲜出血，可加女贞子、旱莲草以滋阴凉血止血；寐差多梦者加合欢皮、炒枣仁安神定志。

③脾不统血证

证候：眼前有蚊蝇飞舞或黑影遮挡，视力下降，玻璃体有积血；可伴有神疲乏力，纳差便溏；舌淡苔薄，脉细弱。

治法：健脾摄血。

方药：归脾汤加减。可加黄精、阿胶、鸡血藤以益气养血止血；积血较久者，可加郁金、地龙、茺蔚子以行血消瘀。

④痰浊瘀阻证

证候：玻璃体积血，兼见头重头晕，烦躁胸闷，痰稠口苦；舌暗红，苔黄腻，脉弦滑。

治法：化痰散结，活血化瘀。

方药：涤痰汤合桃红四物汤加减。加地龙，麝香，牛膝以增通络化痰之效。

（2）中成药　①出血早期或有反复发生玻璃体积血患者，可用云南白药胶囊口服治疗。②血瘀型兼气阴两虚玻璃体积血患者，可用复方血栓通口服治疗。

（3）中药注射剂　①气滞血瘀型玻璃体积血患者，可用血栓通注射液静脉滴注。②气虚血瘀型玻璃体积血患者，可用黄芪注射液静脉滴注。

（4）中药离子导入　可选用丹参注射液、川芎嗪注射液、安妥碘注射液、碘化钾注射液等离子导入。

【预防与调护】

（1）出血早期宜卧床休息，必要时包扎双眼。

（2）饮食应清淡，并保持大便通畅。

（3）有高血压或糖尿病应遵循相关饮食要求。

（李　妍）

扫码“练一练”

扫码“学一学”

第十六章　视网膜病

视网膜结构精细，功能复杂，由神经感觉层与色素上皮层（RPE）组成，二者间有潜在间隙，易发生视网膜脱离。视网膜毛细血管内皮细胞和 RPE 构成血 - 视网膜屏障，即视网膜内屏障和外屏障，若遭破坏，血浆及异常渗漏可引起神经上皮层水肿或脱离。RPE 与玻璃膜粘连紧密，而光感受器微环境靠 RPE - 玻璃膜 - 脉络膜毛细血管复合体维持，损害后可引发多种眼底病。此外，视网膜内贴玻璃体，外邻脉络膜，且以视神经与大脑相通，故玻璃体、脉络膜、神经系统和全身性疾病等均可累及视网膜。

一、视网膜病变特点

（一）血 - 视网膜屏障破坏

1. 视网膜水肿　包括细胞内水肿和细胞外水肿。前者由视网膜动脉阻塞导致供应区急性缺血缺氧，细胞肿胀，局部混浊；后者为视网膜内屏障破坏，毛细血管通透性障碍，引起视网膜水肿，黄斑区较常见。因黄斑区 Henle 纤维呈放射状排列，液体聚积后呈囊样，眼底荧光血管造影表现为花瓣状外观，故称黄斑囊样水肿（cystoid macular edema，CME）。

2. 视网膜渗出　因血 - 视网膜屏障受损后，渗出液中较难吸收的脂质、脂蛋白及变性巨噬细胞等沉积于视网膜外丛状层形成。表现为边界清晰的黄白色小点，其形态和大小不一，可融合成片状，亦可呈环状或弧形排列。在黄斑区可沿 Henle 纤维排列成星芒状、扇形或厚块状。去除病因后，可缓慢吸收。

3. 视网膜棉絮斑　表现为灰白色、不规则、边界不清的棉絮或绒毛状斑块，故又称为棉绒斑，曾称“软性渗出”，实非“渗出”，而是由神经纤维微小梗死致轴浆运输中断、细胞碎片堆积而成。如血管重新开放，棉绒斑可消退。

4. 视网膜出血　①深层出血：在外丛状层与内核层间，呈暗红色小圆点或片状。②浅层出血：位于神经纤维层，沿神经纤维走向，呈火焰状、线状或条状，色较鲜红。③视网膜前出血：在内界膜与玻璃体后界膜间，后极多见，因重力致血下沉，故多呈船形。④视网膜下出血：来自脉络膜新生血管（CNV）或脉络膜毛细血管，可在神经感觉层下或 RPE 下。在神经感觉层下时呈暗红色不规则形，深达血管层；在 RPE 下时，呈黑灰或黑红色边界清晰的深层隆起灶，易误诊为脉络膜肿瘤。

5. 渗出性视网膜脱离　因视网膜外屏障破坏致液体渗漏堆积于神经上皮与 RPE 间，形成可随体位移动的非裂孔性视网膜脱离。

（二）视网膜血管异常

1. 管径变化　正常动、静脉管径比为 2∶3，动脉痉挛或硬化时可达 1∶2 或 1∶3。此外，还可见血管迂曲扩张或动、静脉管径某段粗细不均。

2. 动脉硬化　硬化动脉管壁增厚，反光增强，透明性下降，呈“铜丝”甚或“银丝”

样改变。同时，由于动脉对静脉压迫，可见静脉偏向或呈毛笔尖样变细等，称为动静脉交叉压迫征。

3. 血管白鞘 管壁及管周炎性细胞浸润形成白鞘，管壁纤维化或闭塞后呈白线状改变。

4. 异常血管 见于视网膜血管病变晚期，可见侧支血管、动静脉短路（交通）、脉络膜－视网膜血管吻合及视盘或视网膜新生血管等。

（三）视网膜色素改变

RPE 损伤后可萎缩、变性、死亡及增生，眼底出现色素脱失、色素紊乱或色素沉着等。

（四）视网膜增生性病变

1. 新生血管膜 源于视盘表面或视网膜小静脉，沿视网膜表面生长，与玻璃体后界膜粘连，也可长入玻璃体内。新生血管周围伴纤维增生，其收缩或牵拉易致大量出血。

2. 增生膜 因不同细胞介导和多种增生性细胞因子参与而发生增生性病变，形成视网膜前膜、视网膜下膜等。

（五）视网膜变性性改变

1. 视网膜色素变性 为遗传所致光感受器细胞及 RPE 营养不良性退行性病变，以夜盲及视盘萎缩、视网膜骨细胞样变为特征。

2. 周边视网膜变性 是裂孔形成的重要因素，常双眼发生。分视网膜内变性和视网膜玻璃体变性两种，前者包括周边视网膜囊样变性和视网膜劈裂（神经上皮层分裂），后者多见于近视眼，包括格子样变性、蜗牛迹样变性及非压迫变白区，易出现圆形萎缩孔或马蹄形孔。

二、视网膜病中医认识

中医称视网膜为视衣，视网膜病属中医瞳神疾病范畴，以眼外观无异常仅有视觉变化为发病特点，如自觉视物模糊、变形、变色，或自觉眼前似有蚊蝇飞舞、云雾飘移，或视野改变等。

瞳神属水轮，内应于肾，肝肾同源，瞳神疾病常多责之肝肾。但其与其他脏腑及气血津液亦密切相关，故不可拘泥于此，临证须眼底局部与全身证候结合辨证。虚证多脏腑内损、气血不足、真元耗伤、精气不能上荣于目等所致；实证常风热攻目、气火上逆、痰湿内聚、气滞血瘀、目窍不利等引起；虚实夹杂证则由阴虚火炎、肝阳化风、气虚血滞、阳虚水停等引起。此外，还可因外障眼病传变或头眼部外伤等导致。

内治时，虚证多滋养肝肾、补益气血、益精明目等；实证常清热泻火、疏肝理气、淡渗利湿、化痰散结、凉血活血及开窍等；虚实兼夹证则宜滋阴降火、柔肝熄风、益气活血、健脾渗湿、温阳利水等。外治时，局部用药及手术亦十分重要，急症危重者，尚需中西医结合救治。此外，尚可配合针灸、激光等其他方法积极治疗。

第一节　视网膜血管病

一、视网膜动脉阻塞

视网膜动脉阻塞（retinal artery occlusion，RAO）是从颈总动脉到视网膜内微动脉之间任何部位阻塞致相应区域视网膜缺血引起的眼病，根据阻塞特点可分不同类型，急性阻塞主要包括视网膜中央动脉阻塞、视网膜分支动脉阻塞、睫状视网膜动脉阻塞等，慢性阻塞主要指眼缺血综合征。视网膜急性缺血常使视功能急剧减退，是致盲的眼科急症之一。

本病因眼外观端好，猝然一眼或两眼视力急剧下降、甚至失明，属中医“暴盲”范畴。

【病因病理】

1. 西医病因病理 最常见因素是动脉粥样硬化，也可因心脏和颈动脉栓塞、严重高眼压、大动脉炎或血管痉挛等因素诱发。动脉粥样硬化所致筛板与动脉分叉处血栓形成，阻塞视网膜动脉，占发病的80%，另一重要原因是血管反射性痉挛和舒缩神经兴奋异常。此外，血液黏度增加、血流变慢、外伤、动脉压与眼内压失衡、供血不足等亦可诱发本病。

2. 中医病因病机 血络瘀阻、目窍失养是本病主要病机。多因忿怒暴悖，肝气上逆，气血郁闭，脉络阻塞；或因偏食肥甘厚味，痰热内生，上壅目窍；或因年老真阴渐绝，肝肾亏虚，肝阳上亢，气血上逆；或因心气亏虚，无力推动血行，络脉不利而发生本病。

【诊断】

1. 临床表现

（1）症状 急性者常表现为突发性、无痛性单眼视力严重丧失，可见相对性传入性瞳孔障碍（RAPD）；分支阻塞者，视力可不同程度下降，突发性局部视野缺损，若中心视力尚可，易被忽视。慢性患者初期多有一过性黑矇，随后出现间歇性眼痛，严重者视力下降。

（2）体征

① 视网膜中央动脉阻塞：后极部视网膜苍白色或乳白色混浊水肿，黄斑樱桃红（图16－1，彩图1），动脉内节段性血柱，如有睫状视网膜动脉供血，则供血区视网膜呈舌形橘红色区。数周后，水肿混浊消退，樱桃红斑消失，遗留苍白视盘和细窄动脉。

② 视网膜分支动脉阻塞：阻塞动脉变细，受累区视网膜灰白水肿，阻塞的动脉分叉处或阻塞点有时可见栓子。

③ 睫状视网膜动脉阻塞：动脉供血区对应的视网膜呈局限性苍白。

④ 眼缺血综合征：动脉变细，静脉轻度迂曲，视网膜散在暗红色斑点状出血和微动脉瘤，多分布在周边视网膜。

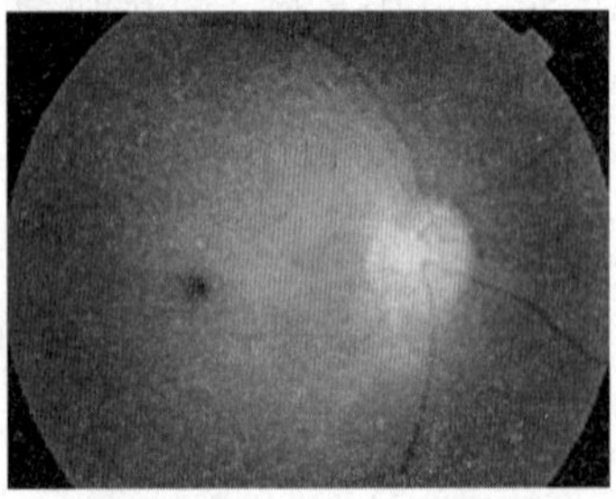

图16－1 视网膜中央动脉阻塞

（3）并发症

①继发性视神经萎缩：多在发病2～3周后出现。

②新生血管型青光眼：1%～5%的视网膜中央动脉阻塞患者晚期可出现虹膜红变，继而会发生新生血管型青光眼。

2. 实验室检查

（1）荧光素眼底血管造影（FFA）

①视网膜中央动脉阻塞：可见动脉充盈迟缓及因视网膜水肿产生的荧光遮蔽，但早期阶段，可见明显的睫状视网膜动脉充盈。动脉管腔内荧光素流变细，可呈节段状或搏动性充盈。部分患眼黄斑周围小动脉荧光素充盈突然中断如树枝折断状，形成无灌注区。数周后，动脉血流恢复，FFA可无异常。

②视网膜分支动脉阻塞：可见阻塞支动脉充盈延迟和供血区对应视网膜部位的低荧光；

③睫状视网膜动脉阻塞：主要表现为睫状视网膜动脉供血区对应部位的充盈缺损；

④眼缺血综合征：显示脉络膜充盈迟缓，臂-视网膜循环时间明显延长，视网膜循环时间延长，周边视网膜小静脉和毛细血管渗漏。

（2）视网膜电图检查 视网膜电图（ERG）表现为b波振幅降低。

（3）光学相干断层扫描（OCT） 急性期因视网膜细胞性水肿，OCT可显示内层视网膜增厚，呈高反射，而外界膜、椭圆体带和色素上皮层均完整，慢性期则显示内层视网膜变薄、萎缩。

【鉴别诊断】

1. 眼动脉阻塞 视网膜中央动脉和睫状动脉同时供血缺失，视力损害更严重，常无光感，视盘水肿，FFA示弱荧光，黄斑无樱桃红，视网膜水肿重，向周边延伸，脉络膜FFA呈弱荧光，晚期RPE改变，ERG示a波和b波均下降或消失。

2. 缺血性视神经病变 视力可正常或不同程度降低，但不如动脉阻塞严重；视野缺损常与生理盲点相连；FFA见视乳头充盈不均匀。

【治疗】

1. 治疗原则 本病急性者为致盲急症，常致不可逆性视力丧失。一旦确诊，应尽早抢救，力争24~48小时内重建视网膜循环，挽救视力。针对局部与全身病因，积极降眼压、扩血管、吸氧、溶栓等，中西医结合综合救治有助恢复部分患者视力。有中风风险者，应高度重视，必要时即刻转诊至急救中心。

2. 西医治疗

（1）降低眼压 眼球按摩，早期前房穿刺，或口服醋氮磺胺；或20%甘露醇静脉快速滴注，以使栓子松动向末支移动。

（2）吸氧 吸入95%氧和5%二氧化碳混合气体，白天每小时吸氧一次，每次10分钟，晚上每4小时一次。

（3）血管扩张剂 立即吸入亚硝酸异戊酯或舌下含硝酸甘油片，球后注射阿托品或妥拉苏林。

（4）激光击栓术 眼底接触镜下以Nd:YAG激光击穿动脉栓塞处，栓子可从动脉壁孔弹入玻璃体，完成取栓术。主要并发症是玻璃体积血。

（5）溶纤治疗 眶上动脉注射纤维溶解剂，或动脉介入灌注治疗。同时可口服胰激肽释放酶片。

（6）全视网膜激光光凝术 并发虹膜红变或新生血管性青光眼者，需及时行全视网膜激光光凝术，或辅助联合玻璃体腔抗VEGF注药术。

此外，应行全身检查，特别注意颈动脉以及心脏系统的检查，寻找病因，积极治疗全身疾病。

3. 中医治疗

（1）辨证论治

①气滞血瘀证

证候：外眼端好，骤然盲无所见，眼底可见动脉变细，视网膜灰白混浊水肿，或黄斑樱桃红等；全身见情志抑郁，胸胁胀满，头痛眼胀，或病发于暴怒之后；舌有瘀斑，苔燥，脉弦或涩。

治法：行气活血，通窍明目。

方药：通窍活血汤加减。原方酌加全虫、地龙等通络之品。失眠加夜交藤，酸枣仁以宁神；胸胁胀满甚者，加郁金、青皮、柴胡以行气解郁；视网膜水肿甚者，加琥珀、泽兰、益母草之类活血化瘀、利水消肿。头昏痛则加天麻、川牛膝以平肝、引血下行。久服易伤正气，可酌加黄芪、党参。

②痰热上壅证

证候：眼部症状及检查同前，视力骤降。兼见头眩而重，胸闷烦躁，食少恶心，痰多口苦；舌苔黄腻，脉弦滑。

治法：涤痰通络，活血开窍。

方药：涤痰汤加减。以涤痰汤祛痰开窍，酌加僵蚕、地龙、川芎、牛膝、泽兰、麝香以增强活血利水、通络开窍之功；若热邪较甚，方中去人参、生姜、大枣，酌加黄连、黄芩以清热涤痰。

③肝阳上亢证

证候：眼部症状及检查同前，常因暴怒后视力骤降；兼见头痛眼胀或眩晕时作，急躁易怒，面赤烘热，口苦咽干；舌红苔薄，脉弦细等。

治法：滋阴潜阳，活血通络。

方药：镇肝熄风汤加减。可适当加石菖蒲、丹参、丝瓜络、地龙、川芎以活血通络；心悸失眠多梦加夜交藤、珍珠母镇静安神；五心烦热者加知母、黄柏、地骨皮滋阴降火；视网膜水肿明显者，加车前子、益母草、泽兰、郁金以活血利水。

④气虚血瘀证

证候：发病日久，视力未复，视物昏蒙，眼底视乳头色淡白，动脉细而色淡红或呈白色线条状，视网膜水肿或水肿已消；兼见头晕乏力，面色萎黄，倦怠懒言；舌质嫩胖，边有瘀斑，脉细涩或结代等。

治法：补气养血，化瘀通络。

方药：补阳还五汤加减。可酌加石菖蒲、郁金、远志以豁痰开窍；肢冷畏寒者，可加制附片以温经散寒；乏力食少者，可加党参、白术补气健脾。

（2）中成药

①复方丹参滴丸：适用于气滞血瘀证。

②葛根素注射液：适用于血瘀阻络者。

③醒脑静注射液：适用于痰热上壅证。

（3）针灸治疗

针刺治疗：根据全身辨证，可选取合谷、睛明、球后、瞳子髎、攒竹、太阳、风池、内关、太冲、承泣、足三里、三阴交等穴。

耳针：取肝、胆、脾、肾、心、耳尖、目 1、目 2、眼、脑干、神门等穴，针刺与压丸相结合。

头针：取视区，每日或隔日 1 次，10 次为 1 疗程。

（4）其他治疗　①眼球按摩。②仰卧位可能改善眼部灌注。③复方樟柳碱注射液，球后或太阳穴（颞浅动脉附近）注射。④复方丹参注射液作电离子导入。

【预防与调护】

（1）注意休息，避免劳累。

（2）平素应保持心情愉快，避免恼怒、紧张及烦躁暴怒，有高血压等心血管疾病者应及时治疗。

（3）戒烟防冷，多食蔬菜水果及清淡饮食，忌食肥甘油腻之品。

（4）参加力所能及的体育活动，促使血液流畅。

（5）一旦发现视力骤降，应及时去医院诊治，以免延误病情。

二、视网膜静脉阻塞

视网膜静脉阻塞（retinal vein occlusion，RVO）是指视网膜中央静脉或分支静脉内的急性血流梗阻，为临床常见视网膜血管病，可严重影响视力，甚至致盲。发病率仅次于糖尿病视网膜病变，老年人多见，近年年轻者亦常见，多单眼发病，偶见双眼，男女性别无明显差异。因本病具有发病急、外眼正常而视力骤降甚至失明等特点，故属中医学“暴盲”“视瞻昏渺”范畴。

【病因病理】

1. 西医病因病理　病因较为复杂，为多因素致病。各种原因所致血管壁内皮受损，血液流变学异常，血流动力学改变，以及眼压和眼局部受压等均可导致静脉阻塞。因视网膜动静脉交叉处有共同外膜，巩膜筛板处则与中央动静脉十分靠近，易致静脉管腔变窄、受压，内皮细胞水肿、增生，管腔进一步变窄；而血管炎症时发生的血管壁水肿，内壁粗糙，管腔变窄，血流受阻，是发生阻塞的病理基础。老年患者发病多与高眼压、高血压、糖尿病、心血管疾病等相关，而年轻者发病多因局部或全身炎症、血液流变学改变等所致。

2. 中医病因病机　本病多因脉络瘀阻、血溢脉外、神光遮蔽所致。情志郁结，肝失条达，气机失调，气滞血瘀，脉络瘀阻，血溢脉外，蒙蔽神光；或因年老体弱，阳气渐衰，劳瞻竭视，房劳过度，暗耗精血，阴虚阳亢，气血逆乱，血不循经，溢于目内；或因嗜食烟酒，肥甘厚味，痰热内生，上扰目窍，血脉瘀阻，或血行不畅，久瘀伤络而致血溢脉外。

【诊断】

1. 临床表现

（1）视网膜中央静脉阻塞　患眼外眼正常，视力突然减退，或有眼前黑影飘动，严重者可骤降至眼前手动。眼底表现为各象限的视网膜静脉迂曲扩张，视网膜水肿，以后极部为甚。视网膜出血呈火焰状，沿视网膜静脉分布（图 16－2，彩图 2）。视盘充血、水肿，边界模糊，动脉高度变细，甚至呈白色线条样，部分血管腔内的血柱呈间断状，静脉亦变狭窄。视网膜有黄白色硬性渗出或棉绒斑。黄斑区水肿，随病情发展，多形成黄斑囊样水肿（图 16－3）。出血多时，可进入玻璃体，形成玻璃体积血，眼底窥不清。

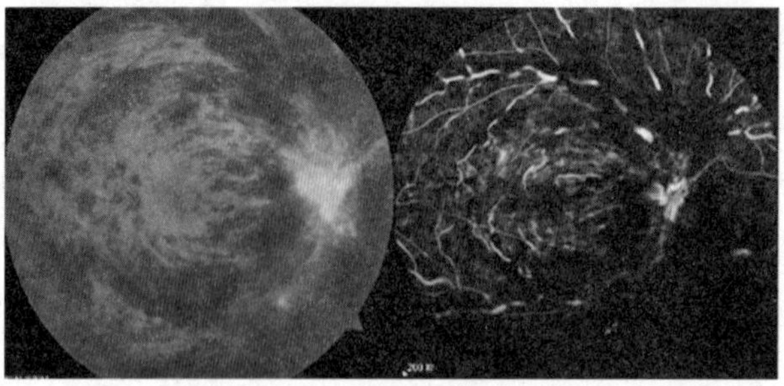

图 16－2　视网膜中央静脉阻塞（眼底图＋FFA）

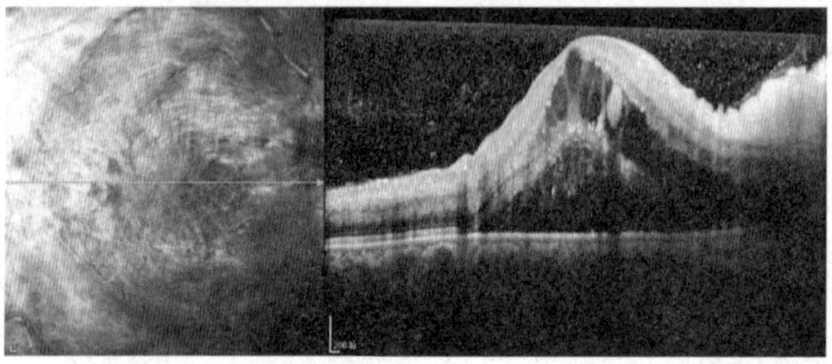

图 16－3　黄斑囊样水肿（眼底图＋OCT）

（2）视网膜分支静脉阻塞　患眼视力不同程度下降。阻塞点多见于静脉第 1 至第 3 分支的动静脉交叉处，黄斑小分支静脉也可发生阻塞，颞上支阻塞最常见，鼻侧支阻塞较少。阻塞支静脉迂曲扩张，受阻静脉引流区视网膜浅层出血、视网膜水肿及棉絮斑（图 16－4，彩图 3）。

视网膜静脉阻塞因病变严重程度不同，又可分为非缺血型和缺血型（表16－1）。

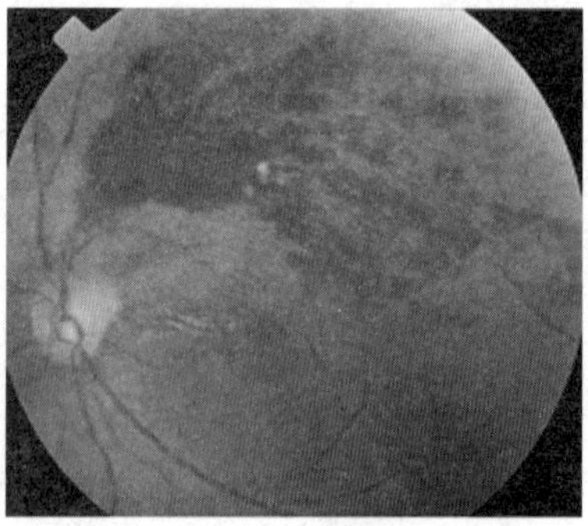

图 16－4　视网膜分支静脉阻塞

表 16－1　视网膜静脉阻塞非缺血型与缺血型鉴别

		非缺血型	缺血型
视力		多轻度下降，无 RAPD	明显下降，伴有 RAPD
视野		周边正常，中心有或无相对暗点	周边缺损，中心暗点
眼底	早期	静脉迂曲，视网膜轻度迂曲、水肿，无棉绒斑	静脉明显怒张，大量出血，视网膜水肿明显，常可见棉绒斑
	晚期	视盘及视网膜无新生血管	视盘及视网膜可见新生血管
FFA		无或少量毛细血管无灌注区	大量毛细血管无灌注区（10PD 以上）
新生血管		无	有
预后		好，多数视力可恢复正常	差，多不能恢复正常视力，约 2/3 可在两年内发生新生血管

2. 并发症　①黄斑囊样水肿；②玻璃体积血；③新生血管性青光眼；④牵拉性视网膜脱离。

3. 实验室检查

（1）眼底荧光血管造影（FFA）　早期可见视网膜静脉充盈时间延长，出血区遮蔽荧光，阻塞区毛细血管扩张，后期可见荧光素渗漏、静脉管壁着染。FFA 是评估毛细血管无灌注区、黄斑水肿、新生血管形成等最重要的检测手段。

（2）光学相干断层扫描（OCT）　OCT 可显示黄斑囊样水肿、黄斑出血和渗出及视网膜下液等，可快速、无创、定量监测黄斑水肿的厚度及治疗反应。

【鉴别诊断】

1. 糖尿病性视网膜病变　糖尿病性视网膜病变有明确的糖尿病病史，多为双眼发病，除视网膜黄白色渗出外，还可见微血管瘤、硬性渗出及点片状出血、棉绒斑等病理改变，出血多分布在后极部，易反复发生。荧光素眼底血管造影显示多个象限微动脉瘤，毛细血管无灌注区，视网膜血管渗漏，严重者有视网膜新生血管形成，视网膜血管异常吻合，增生性玻璃体视网膜病变等。

2. 高血压视网膜病变　详见相关章节。

【治疗】

1. 治疗原则　在控制全身风险基础上，西医主张眼内注射抗 VEGF 药物和（或）地塞米松缓释制剂，必要时联合视网膜光凝术或玻璃体手术，以减轻黄斑水肿，抑制新生血管，提高视力。本病中医基本病机为目络瘀阻，应行气活血、化瘀通络为要，结合全身情况，辨证论治。同时应注意，止血不留瘀，化瘀防出血，灵活施治。此外，水肿、渗出多因瘀血、痰湿为患，故宜配合化痰利湿、软坚散结之法，后期正虚则宜补肝肾、益气血以善其后。

2. 西医治疗

（1）治疗原发病　如高血压、糖尿病、心脑血管疾病等；血管炎症者，可予以糖皮质激素或（及）抗生素治疗；眼压高者则应进行降眼压处理。

（2）抗 VEGF 治疗　玻璃体腔注射抗 VEGF 药物如阿柏西普、雷珠单抗及贝伐单抗，可抑制 VEGF 分泌，减轻黄斑水肿，提高视力，目前推荐为 RVO 伴黄斑水肿的一线治疗，通常采用每月注射 1 次，连续注射 3 次后进入按需治疗（3 + PRN 方案）。

（3）糖皮质激素眼内注射　对于新发心脏及脑血管病、不愿意多次注射或随诊及人工晶状体眼者，可采用眼内注射地塞米松缓释制剂傲适迪（Ozurdex）。对于抗 VEGF 治疗无应答或人工晶状体眼的患者，在排除禁忌证后，可考虑行曲安奈德玻璃体腔注射，但部分患者可发生激素性青光眼和白内障。

扫码“看一看”

（4）视网膜激光光凝　用于视网膜毛细血管无灌注区、黄斑水肿和新生血管的治疗，以减轻视网膜水肿，促进出血吸收，预防新生血管，但存在视功能损伤的风险。

（5）手术治疗　玻璃体积血数月不吸收者，或已发生牵拉性视网膜脱离时，应行玻璃体切除术，术中光凝或联合抗 VEGF 治疗，防止再出血。

3. 中医治疗

（1）辨证论治

①气滞血瘀证

证候：视力下降，眼前黑色团块飞舞，眼底大片出血，色暗红；胸闷胁胀，情志不舒。舌紫暗，苔薄黄或有瘀斑，脉弦涩。

治法：行气活血。

方药：血府逐瘀汤加减。出血早期可酌加生蒲黄、荆芥炭、白茅根、小蓟以凉血止血；水肿明显者，加泽泻、猪苓、泽兰以活血利水；出血属瘀血期或死血期，可加水蛭、地龙等化瘀通络；渗出明显者，可加白芥子、浙贝、鳖甲、穿山甲以化痰软坚散结；失眠多梦者，加珍珠母、夜交藤镇静安神。

②痰瘀互结证

证候：视物昏蒙，视物变形，眼底出血减少，增殖膜形成，黄斑水肿。形体肥胖，胸闷胁痛，头重头晕。舌紫暗，苔腻，脉弦涩。

治法：祛瘀化痰。

方药：四物汤合温胆汤加减。水肿甚者加用四苓散，以淡渗利湿；兼夹湿浊而苔白腻者可用三仁汤除湿化浊；渗出甚或增生明显者，可加白芥子、浙贝、焦山楂消痰散结，海藻、昆布、鳖甲以软坚散结。

③阴虚火旺证

证候：视力骤降或云雾移睛，眼前有红色阴影或絮状混浊；头晕耳鸣，颧赤唇红、口干，五心烦热，舌红苔少，脉弦细数。

治法：滋阴降火。

方药：滋阴降火汤加减。腰膝酸软者，加杜仲、补骨脂、肉丛蓉以补肾强腰；头昏眩晕者加龟甲、牡蛎、白芍以滋阴潜阳；纳食不佳者，加焦山楂、神曲以消食健脾。

④肝肾亏虚证

证候：视物昏蒙，视物变形，眼底出血减少，视网膜色泽变淡或污秽；头晕耳鸣，腰膝酸软，舌淡苔少，脉细。

治法：补益肝肾，益精明目。

方药：杞菊地黄丸加减。视衣色淡污秽者，可加楮实子、菟丝子、女贞子等益精明目；目睛干涩者，加石斛、黄精、麦冬以养阴生津；情志抑郁者，加柴胡、青皮、白芍、郁金以理气疏肝解郁。

（2）中成药

①丹红化瘀口服液：气滞血瘀型视网膜静脉阻塞者，可用丹红化瘀口服液治疗。

②云南白药胶囊：针对出血早期或有反复出血者，眼底检查发现鲜红的视网膜浅层出血，可用云南白药胶囊口服。

③复方血栓通胶囊：血瘀兼气阴两虚者，可用复方血栓通胶囊口服治疗。

（3）其他治疗

①针刺治疗：根据全身辨证，可选取合谷、睛明、承泣、足三里、三阴交、曲池、太冲等穴，平补平泻。

②电离子导入：选用丹参酮或血栓通注射液做眼局部电离子导入。

【预防与调护】

（1）积极治疗全身病，遵医嘱定期随访。

（2）出血期应避免剧烈运动，新发生玻璃体积血者，应半坐卧位，使积血下沉。

（3）饮食宜清淡营养，戒烟酒，忌辛辣肥甘厚味。

（4）避免情绪激动，病情反复时，勿急躁悲观。

三、糖尿病性视网膜病变

糖尿病性视网膜病变（diabetic retinopathy，DR）是指因长期高血糖及其他糖尿病相关异常（高血压、高血脂等）所致以视网膜微血管损害为特征的慢性、进行性视力损害的眼病。是糖尿病主要慢性微血管并发症之一，病程较长者几乎都会出现不同程度的视网膜血管病变。本病多双眼发病，早期可无症状，病变进展波及黄斑后可见不同程度视力减退。属中医“视瞻昏渺”云雾移睛”“暴盲”“血灌瞳神”等范畴，目前常以“消渴目病”特指糖尿病性视网膜病变。

【病因病理】

1. 西医病因病理　长期高血糖及风险因素等损害视网膜毛细血管或视网膜细胞。细胞损伤与山梨醇堆积、氧化应激、糖基化终末产物蓄积、蛋白激酶 C 活化及离子通道障碍等有关。毛细血管损伤以周细胞凋亡、基底膜增厚、内皮细胞增生和血管平滑肌细胞丧失为特征，而红细胞、白细胞及血小板黏性等血液流变学障碍增加血浆黏度，亦可导致毛细血管通透性增加，出现渗漏和闭塞，无灌注区形成，加重缺血缺氧，血管生长因子及抗血管生长因子间失衡，致视网膜新生血管广泛增生。

2. 中医病因病机　本病证候特点为虚实夹杂、本虚标实，而气阴两虚－肝肾亏虚－阴阳两虚是其主要病机，瘀、郁、痰等是重要致病因素。消渴阴虚燥热，耗气伤阴，日久气阴两虚，虚火上炎，灼伤目络，目络瘀阻，发为本病；病变进展，累及肝肾，阴精亏虚，目失所养，加之瘀血内留、痰浊内生、水液停聚致病变加重，晚期则阴损及阳，阴阳两虚，痰瘀互结，目损神衰，致目无所见。

【诊断】

1. 临床表现

（1）症状　早期仅有微血管瘤或周边视网膜出血、渗出，不影响中心视力，常无自觉症状。若黄斑水肿，可致中心视力显著下降或视物变形。如新生血管破裂出血渗入玻璃体，少量时仅眼前突现黑影飞舞，大量时则视力骤降甚或眼前手动和光感。增生期往往因增生膜牵引致视网膜脱离，视力可严重下降，甚至失明。

（2）体征　眼底表现包括微动脉瘤、出血、硬性渗出、棉絮斑、静脉串珠、视网膜内微血管异常（Intraretinal microvascular abnormalities，IRMA）、黄斑水肿、新生血管、视网膜前出血及玻璃体积血等（图 16－5，彩图 4）。

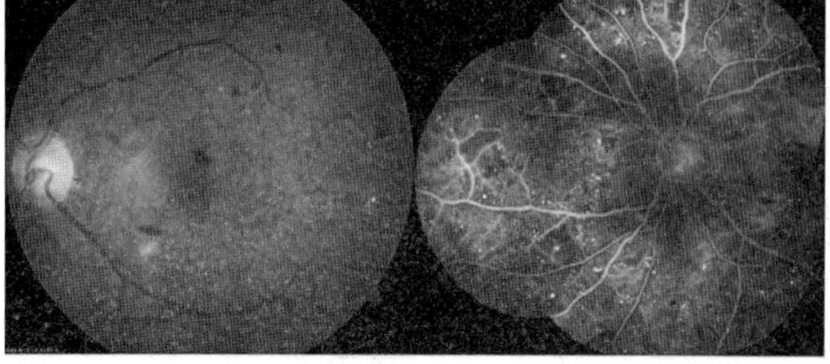

图 16－5　糖尿病性视网膜病变（眼底图＋FFA）

微动脉瘤是DR第一个可见的眼底损害，多见于后极部，表现为视网膜内的小红点，系毛细血管管壁局限性扩张或毛细血管袢扭结融合所致，可致血浆渗入视网膜，引起血-视网膜屏障破坏或血栓形成。

静脉串珠为静脉发生节段性扩张，表现为局部血管呈环状、囊状、腊肠状等，或发生普遍性管壁扩张和走行迂曲。

IRMA为走行于动静脉之间行经毛细血管床的动静脉旁路。表现为动静脉间细小不规则的红线，眼底荧光造影示闭塞区相邻的局部高荧光，实际是未突破内界膜的新生血管，为重度非增生性DR标志，其出现提示需及时行激光光凝治疗。

黄斑水肿临床上分为局灶性黄斑水肿、弥漫性黄斑水肿、缺血性黄斑水肿及有临床意义黄斑水肿（Clinically significant macular edema，CSME）。①局灶性黄斑水肿：以非常局限的视网膜增厚伴完整或不完整的硬性渗出环为特征，由于渗漏和良好的黄斑灌注，FFA显示以渗出环为中心的晚期局限性高荧光；②弥漫性黄斑水肿：以与囊样改变有关的弥漫性视网膜增厚为特征，由于水肿严重而使中心凹边界不清，FFA示晚期花瓣状高荧光；③缺血性黄斑水肿：局部表现多样化，可呈缺血性改变或视网膜增厚，黄斑可能表面上正常但视力减退，FFA示黄斑中心或后极部无灌注区，中心凹无血管区扩大；④有临床意义黄斑水肿：表现为黄斑中心500μm或/及以内的视网膜水肿增厚；或硬性渗出位于黄斑中心500μm或/及以内，伴视网膜增厚；或1PD（1.5mm）或更大的视网膜增厚，位于黄斑区任一象限，部分病变侵犯中心凹1PD以内。

（3）临床分级　见表16-2、16-3。

表16-2　糖尿病性视网膜病变国际临床分级标准

疾病严重水平			眼底所见
Ⅰ期		轻度非增生期（Mild NPDR）	仅有毛细血管瘤膨出改变
Ⅱ期		中度非增生期（Moderate NPDR）	介于轻度到重度之间的视网膜病变，可合并视网膜出血、硬性渗出和（或）棉絮斑
Ⅲ期	NPDR	重度非增生期（Severe NPDR）	有下列表现之一且无PDR表现： 每个象限视网膜内出血≥20个出血点 累及至少2个象限的明确的静脉串珠样表现 累及至少1个象限的显著的IRMA
Ⅳ期		增生早期（early PDR）	出现NVE或NVD
Ⅴ期		高危增生型（high risk PDR）	当NVD>1/4~1/3DA或NVE>1/2DA
	PDR	纤维增生期（fibrous proliferation）	出现纤维膜，可伴视网膜前出血或玻璃体出血
Ⅵ期		增生晚期（advanced PDR）	牵拉视网膜脱离，合并纤维膜，可合并或不合并玻璃体积血，也包括虹膜和房角的新生血管

表16-3　糖尿病性黄斑水肿国际临床分级标准

程度	散瞳眼底检查所见
无	在后极部无明显视网膜增厚或硬性渗出
轻	后极部存在部分视网膜增厚或硬性渗出，但远离黄斑中心
中	视网膜增厚或硬性渗出接近但未累及黄斑中心凹
重	视网膜增厚或硬性渗出累及黄斑中心凹

（4）并发症　糖尿病性视网膜病变的并发症包括两类，一类是指随着病变进展逐渐发

生的特有并发症，另一类则是与糖尿病本病有关的眼部非特有并发症。特有并发症包括玻璃体积血、牵拉性视网膜脱离、虹膜红变和新生血管青光眼；非特有并发症包括年龄相关性白内障、青光眼、视网膜中央静脉阻塞、糖尿病性视神经病变、糖尿病性眼肌麻痹、角膜上皮病变等。

2. 实验室检查

（1）彩色眼底照相　彩色眼底照相发现 DR 的重复性好于临床检查，对记录 DR 进展和治疗反应有一定价值。但对评估视网膜增厚及发现细微新生血管，临床检查则更具优越性。

（2）眼底荧光血管造影（FFA）　检眼镜下未见 DR 眼底改变时，FFA 检查可发现异常荧光，如微血管瘤样强荧光、毛细血管扩张或渗漏、视网膜无灌注区、新生血管及黄斑囊样水肿等，可提高 DR 诊断率，有助评估严重程度，并指导治疗，评价临床疗效。

（3）光学相干断层扫描（OCT）　可获得玻璃体视网膜交界面、视网膜和视网膜间隙的高分辨图像，客观测量视网膜增厚，监测黄斑水肿。

（4）超声检查　对于屈光间质混浊，如 DR 引起的白内障、玻璃体积血，可导致间接检眼镜无法排除或明确视网膜脱离，需超声检查来确定。

【鉴别诊断】

1. 高血压性视网膜病变　有高血压病史，当血压急剧升高，眼底可见视网膜动脉明显变细，视网膜水肿、出血、棉絮斑，黄白色硬性渗出，在黄斑区呈环形排列。动、静脉交叉压迫现象明显，还可见视乳头水肿。

2. 视网膜静脉阻塞　有或无高血压病史，多为单眼发病，眼底出血为浅层、火焰状，沿视网膜静脉分布，后极部多，周边逐渐减少。静脉高度扩张迂曲，呈腊肠状。

【治疗】

1. 治疗原则　血糖控制情况与疾病的进展和视力预后有密切关系，因此 DR 治疗的基本原则是有效控制血糖。同时控制高血压和高血脂等风险因素也十分重要。在 DR 发生发展的不同阶段西医常以抗 VEGF 治疗眼底激光治疗或玻璃体切割手术为主，药物治疗为辅。

中医治疗应整体辨证与眼局部辨证相结合。首当辨虚实、寒热，根据眼底出血时间，酌加化瘀通络之品。早期出血以凉血化瘀为主，出血停止两周后以活血化瘀为主，后期加用化痰软坚散结之剂。又根据微血管瘤、水肿、渗出等随症加减。

2. 西医治疗

（1）控制原发病　严格进行药物、饮食、运动等控制血糖、血压、血脂等风险因素，延缓 DR 进展。

（2）激光光凝治疗　对于重度非增生性 DR 和增生性 DR，采取全视网膜激光光凝治疗，以防止或抑制新生血管形成，促使新生血管消退，阻止病变恶化。如有未累及中心凹的黄斑水肿，可行黄斑格栅样光凝。

（3）抗 VEGF 治疗　用于糖尿病性黄斑水肿，能减轻黄斑水肿，恢复视力，减少并发症。推荐采用每月玻璃体腔注射抗 VEGF 药物 1 次，连续注射 6 次后进入按需治疗。

（4）糖皮质激素眼内注射　采用眼内注射地塞米松缓释制剂对复发性和迁延性黄斑水肿患者具有较好的疗效。

（5）玻璃体切除术　对已发生玻璃体积血长时间不吸收、牵拉性视网膜脱离，特别是黄斑受累时，应行玻璃体切除术，术前可行抗 VEGF 治疗，术中同时行全视网膜激光光凝，必要时眼内硅油填充。

3. 中医治疗

（1）辨证论治

①气阴两虚，络脉瘀阻证

证候：视力稍减退或正常，目睛干涩，或眼前少许黑花飘舞，神疲乏力，气短懒言，口干咽燥，自汗，便干或稀溏，舌胖嫩、紫暗或有瘀斑，脉沉细无力。

治法：益气养阴，活血通络。

方药：生脉散合杞菊地黄丸加减。眼底以微血管瘤为主加丹参、郁金；出血明显加生蒲黄、旱莲草、三七；伴有黄斑水肿酌加薏苡仁、车前子。

②肝肾亏虚，目络失养证

证候：视物模糊或变形，目睛干涩，头晕耳鸣，腰膝酸软，肢体麻木，大便干结，舌暗红少苔，脉细涩。

治法：滋养肝肾，养血通络。

方药：六味地黄丸加减。眼底渗出和出血较多者加黄芪、生蒲黄、决明子、枸杞子、丹参、水蛭养血活血，通络明目；出血久不吸收出现增殖者加浙贝母、海藻、昆布。

③阴阳两虚，血瘀痰凝证

证候：视物模糊或不见，或暴盲，神疲乏力，五心烦热，失眠健忘，腰酸肢冷，手足凉麻，阳痿早泄，下肢浮肿，大便溏结交替；舌淡胖少津或有瘀点，或唇舌紫暗，脉沉细无力。

治法：滋阴补阳，化痰祛瘀。

方药：偏阴虚者选左归丸，偏阳虚者选右归丸加减。瘀血久留者加三七、生蒲黄、花蕊石以祛瘀和血，痰浊内聚者加焦山楂、浙贝母、陈皮、茯苓以化痰消浊。

（2）中成药

①复方丹参滴丸：用于糖尿病视网膜病变血瘀证。

②芪明颗粒：用于糖尿病视网膜病变非增殖期，中医辨证属气阴亏虚、肝肾不足、目络瘀滞证。

③银杏叶片：用于局部缺血所致视网膜疾患。

（3）针刺治疗　对于 DR 2～4 级，出血较少者，可慎用针刺疗法，取太阳、阳白、攒竹、足三里、三阴交、光明、肝俞、肾俞等穴，平补平泻。

（4）电离子导入　采用电离子导人的方式，使中药制剂直接到达眼部的病灶组织，从而促进视网膜出血、渗出和水肿的吸收。对于 DR 引起的玻璃体视网膜出血可选用三七、丹参、安妥碘等作电离子透入，对新近出血者应避免使用。对于 DR 引起的眼底渗出、机化及增殖可选用丹参、三七注射液作电离子导入。

【预防与调护】

（1）饮食、运动和健康教育等生活方式干预可减少糖尿病并发症的发生，严格的血糖控制及风险因素防范可延缓 DR 的发展。

（2）定期眼科检查是目前最重要的预防措施，便于确定最佳治疗和干预时间，防止过早失明。对于1型糖尿病患者，发病5年内应进行首次眼科检查，以后每年检查1次；2型糖尿病患者，一旦确诊就应进行首次眼科检查，以后每年检查一次；妊娠糖尿病患者，应在孕前或首次受孕早期进行眼科检查，此后可每3～12个月检查一次，如属重度视网膜病变者每1～3月检查一次。

（3）日常生活中要慎起居、调情志，戒烟限酒，合理饮食，适当运动。

四、高血压性视网膜病变

高血压性视网膜病变（hypertensive retinopathy，HRP）指由高血压引起的视网膜病变。患者有高血压病史，双眼发病，无性别差异，眼底血管改变多呈慢性过程。中医对本病无明确记载，根据眼部症状分属“视瞻昏渺”“云雾移睛”“暴盲”等，当视网膜出血时，多按眼科血证论治。

【病因病理】

1. 西医病因病理　血管收缩、动脉粥样硬化和血管通透性增加是其主要病理机制。血管收缩是视网膜动脉对血压升高的最早反应，表现为动脉变细，动脉粥样硬化表现为动脉反光增强、动静脉交叉等，血管通透性增加则引起视网膜渗出、出血、局部水肿等。

2. 中医病因病机　风、火、痰、虚皆可致病，多因肝阳上亢、风阳上扰、气火上逆，致血不循经、痰浊阻络、上扰目窍而发病。

【诊断】

临床表现

（1）症状　视物模糊或下降，可无眼症或因体检发现眼底改变，全身头痛、眩晕等症状。

（2）体征　视网膜动脉痉挛，管径粗细不均，管壁迂曲，继而管壁增厚，玻璃样变，管腔变窄，反光带加宽变暗，动脉呈铜丝状，甚者呈银丝样反光，可见动静脉交叉处压迫，严重者管壁渗漏，视网膜水肿、出血、硬性渗出、棉绒斑，或见微动脉瘤；也可发生视乳头水肿（图16－6，彩图5）。

急进型多见于40岁以下青年，主要改变是视盘水肿和视网膜水肿，可见视网膜火焰状出血、棉絮斑、硬性渗出及脉络膜梗死灶。

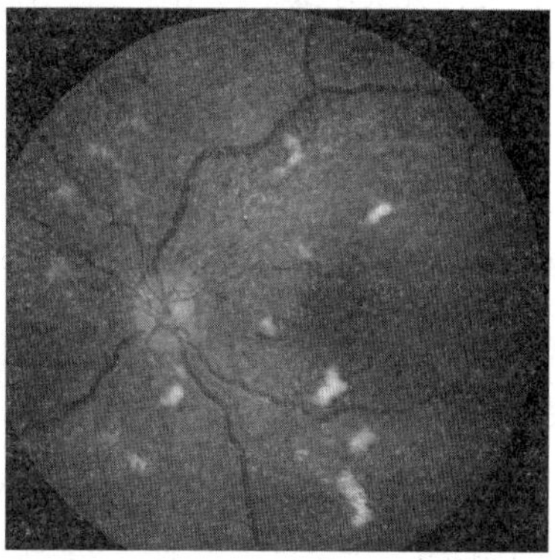

图16－6　高血压性视网膜病变

（3）临床分级

Ⅰ级：动脉痉挛期。视网膜动脉普遍轻度变窄，反光带增宽，有静脉隐蔽现象，在动静脉交叉处透过动脉看不到其下的静脉血柱。

Ⅱ级：动脉硬化期，动脉普遍或局限性缩窄，反光增强，呈铜丝或银丝状，动静脉交叉处隐匿合并偏移，远端膨胀或被压呈梭形，并可呈直角偏离。

Ⅲ级：视网膜棉絮斑、硬性渗出、出血及广泛微血管改变。

Ⅳ级：在Ⅲ级基础上出现视盘水肿。

【鉴别诊断】

1. 视乳头水肿 恶性高血压所致视乳头水肿应与颅内高压所致的视乳头水肿鉴别。颅内压增高所致的视乳头水肿，视盘隆起多超过 +3D，严重者隆起达 +10D，视盘呈一团绒毛状外观，甚至呈蘑菇形，边缘模糊，视盘周围点状或火焰状出血，静脉怒张、弯曲。CT 或 MRI 可见颅内异常。

2. 视网膜静脉阻塞 静脉阻塞者常有高血压，但多为单眼发病，出血沿大静脉分布，常见黄斑囊样水肿。高血压视网膜病变多为双眼，出血表浅，后极多见，动脉改变为主，常有黄斑星芒状渗出。

【治疗】

以全身治疗原发病为主，控制血压为其根本防治措施。中医认为本病因肝阳上亢、风阳上扰、气火上逆所致，常根据眼底局部表现结合全身证候，整体辨证，并结合眼科血证治疗规律进行论治，可参照视网膜静脉阻塞。

五、视网膜静脉周围炎

视网膜静脉周围炎（retinal periphlebitis）又称 Eales 病，是好发于青年男性、以无灌注区和新生血管形成为特征的特发性视网膜周边血管闭塞性病变。本病好发于 15～45 岁男性，双眼常先后发病，早期发病者有一定自限性，多次发作者，新生血管常导致反复玻璃体出血，视力明显减退，可并发视网膜脱离而失明。

中医据其眼症表现可归属于云雾移睛、暴盲、血灌瞳神等范畴。

【病因病理】

1. 西医病因病理 本病病因不明，与多种机制有关，结核菌感染、氧化应激、免疫因素等可能参与其发病，部分患者结核菌素皮肤试验阳性。

2. 中医病因病机 本病多与情志、饮食及脏腑功能失调相关。情志内伤，肝气郁结，气郁化火，气火上炎，灼伤目络，血溢络外；或久病伤阴，虚火上炎，灼伤目络；或因思虑过度，心脾两伤，气不摄血，血溢络外；或因嗜食辛辣，胃火内蕴，湿热熏蒸，浊气上泛。

【诊断】

1. 临床表现

（1）症状 自觉眼前黑影飞舞，不同程度视力下降，玻璃体大量出血时呈无痛性视力骤降，仅有光感或指数。

（2）体征 视网膜周边血管炎性改变、血管闭塞和新生血管三种体征相继出现。轻度葡萄膜炎征象常见，眼底视网膜周边血管管周白鞘，视网膜浅层出血，毛细血管无灌注，颞上多见，继而二级分支静脉阻塞，特点是管周白鞘伴浅层网膜出血水肿，且常越过颞侧中周部。病情进展，灌注区与无灌注区交界处新生血管形成，并反复玻璃体出血（图 16－7，彩图 6）。

（3）并发症　牵拉性视网膜脱离、虹膜红变、新生血管性青光眼、并发性白内障。

2. 实验室检查

（1）荧光素眼底血管造影　受累小静脉管壁着色，毛细血管扩张，染料渗漏。周边有大片毛细血管无灌注区和新生血管膜。

（2）眼部B超　了解玻璃体积血者眼内增生情况。

（3）其他　部分患者结核菌素试验阳性，少数可梅毒确证试验阳性，常规血尿化验、胸片、免疫球蛋白、类风湿因子、抗核抗体、循环免疫复合物等检查有助于查找病因，以早期进行病因治疗。

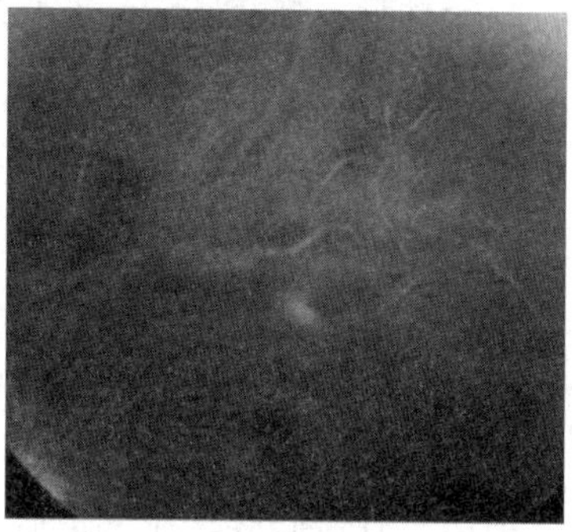

图16－7　Eales病

【鉴别诊断】

1. 巨细胞病毒视网膜炎　见于免疫功能低下者，玻璃体清亮，视网膜颗粒样混浊，磨砂样血管鞘。

2. 白塞氏病　可见前房积脓、口腔黏膜溃疡和生殖器溃疡。

3. Coats病　可见典型的视网膜毛细血管扩张及大量渗出，单眼发病。

4. 视网膜分支静脉阻塞　无管周白鞘，出血和渗出在后极部，不越过赤道。

【治疗】

1. 治疗原则　本病西医治疗可根据眼部情况酌情采用激光光凝、抗炎或玻璃体手术。中医常按出血不同阶段，止血与化瘀灵活运用，并根据全身证候，酌情运用清肝泻火、滋阴降火、清胃泻火等法。

2. 西医治疗

（1）激光治疗　目前最有效的治法，光凝毛细血管无灌注区、新生血管或黄斑水肿。

（2）玻璃体切除术　持续玻璃体积血或牵拉性视网膜脱离者，行玻璃体切除术以去除积血，缓解牵拉，术中同时补充激光，预防再出血。

（3）抗炎　部分敏感者用激素或其他免疫抑制剂可取得较好效果。

（4）抗VEGF抑制剂　眼内注射有助于新生血管的消退。

（5）抗结核治疗　部分患者结核菌素皮肤试验阳性，可行抗结核治疗。

3. 中医治疗

（1）中医辨证论治

①肝火上炎证

证候：视力急降，眼底血管扩张、迂曲，或玻璃体积血，头痛眼胀，烦躁易怒，胸胁胀痛，口苦咽干；舌红苔黄，脉弦数。

治法：清肝泻火，凉血止血。

方药：龙胆泻肝汤加减。若情志内伤，肝郁化火者用丹栀逍遥散加知母、黄柏、墨旱莲、夏枯草、茜草、侧柏叶；瘀血留着者加郁金、玄参、鸡内金行气活血。

②阴虚火旺证

证候：视力下降，反复出血，但量较少，或伴少许新生血管，并见唇红颧赤，咽干口燥，眩晕耳鸣，腰酸遗精，五心烦热；苔绛苔少，脉弦细数。

治法：滋阴降火，凉血止血。

方药：知柏地黄汤加减。可加墨旱莲、侧柏叶、茜草凉血止血；反复出血，新旧杂陈者，酌加三七、生蒲黄、花蕊石等止血化瘀。

③心脾亏损证

证候：视力反复下降，出血，血色较淡，兼见面白神疲，倦怠懒言，心悸怔忡，纳呆便溏；舌淡脉虚。

治法：补益心脾，益气摄血。

方药：归脾汤加减。出血之初，量多者，加仙鹤草、白及等收敛止血；出血量少或出血已止者，酌加丹参、三七、生地黄、泽兰增强活血祛瘀之功。

④胃火炽盛证

证候：视力下降或眼前黑影，眼内出血量多，色鲜红；口臭，口渴喜饮，嘈杂易饥，大便秘结；舌红苔黄厚，脉数。

治法：清泻胃火，活血祛瘀。

方药：玉女煎合泻心汤加减。口干咽燥甚者，可加沙参、玉竹养阴润燥；心烦失眠者，可加知母、夜交藤、栀子泻火除烦。

（2）中成药

①丹红化瘀口服液：适用于出血久不吸收宜活血化瘀者。

②黄芪注射液：适用于心脾亏损证者以补气活血。

（3）针灸治疗　可选用太冲、风池、阳白、丝竹空、攒竹、合谷等穴位，交替使用，根据病症虚实采用平补平泻法。

（4）其他疗法　可用川芎嗪、葛根素、丹参、红花等眼部药物电离子导入。

【预防与调护】

（1）出血期应高枕静卧，避免剧烈运动，以利吸收。

（2）做好精神调护，保持心情平静。

（3）避免过度疲劳，节制房事。

（4）饮食清淡营养，忌辛辣肥腻。

六、Coats 病

Coats 病又称视网膜毛细血管扩张症（retinal telangiectasis），或称外层渗出性视网膜病变，是一种好发于健康男童、以视网膜内和视网膜下大量渗出及伴发渗出性视网膜脱离为特征的特发性视网膜毛细血管扩张症。常单眼发病，10 岁前多发，偶发于其他年龄段及成年人，晚期常出现白瞳和斜视。

中医无直接对应病名，但患儿有视物模糊、变形或视力下降等，故与视瞻昏渺、暴盲等相似。

【病因病理】

1. 西医病因病理　尽管本病的遗传性尚不明确，但部分患者的 NDP 基因突变似乎显示有一定的遗传倾向，目前认为 Leber 粟粒状动脉瘤是本病的一种轻型表现，提示有一定遗传性。

2. 中医病因病机　多因先天禀赋不足，精血无以上承于目，目失所养，或肾精匮乏、水不济火，心火上扰，灼伤目络；或后天失养，痰、瘀、湿为患，目络受阻，痰瘀互结，水湿内停。

【诊断】

1. 临床表现

（1）症状　多单眼发病，约90%为健康男孩，平均发病年龄在8岁，20岁前确诊占多数。常因家长发现斜视、白瞳症和视力下降就诊，部分严重病例就诊时已继发青光眼。

（2）体征　典型的眼底改变为视网膜渗出和毛细血管扩张。毛细血管扩张多在赤道与锯齿缘之间的下方和颞侧，呈显著扭曲、不规则囊样扩张或串珠状，可见点、片状出血，伴新生血管膜。视网膜内和视网膜下呈黄白色脂性渗出（图16－8，彩图7），呈片状沉积或环形分布，累及黄斑时呈星状或环形。大量液性渗出产生渗出性视网膜脱离。

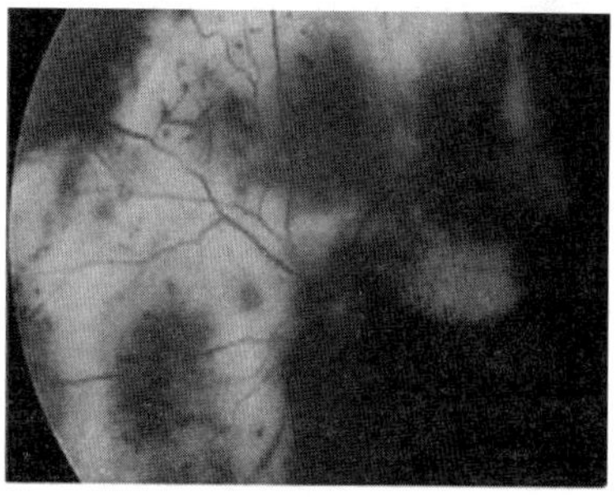

图16－8　Coats病

（3）并发症　主要为虹膜红变、新生血管性青光眼、葡萄膜炎、并发性白内障和眼球萎缩。

2. 实验室检查

（1）荧光素眼底血管造影　病变区小动静脉及毛细血管异常扩张、扭曲，动脉瘤形成，片状毛细血管闭塞，可有新生血管异常渗漏。

（2）眼B超　用于评估视网膜脱离。

（3）OCT检查　合作患儿可用以评估黄斑病变情况。

【鉴别诊断】

1. 视网膜母细胞瘤　常见于儿童，90%为3岁内发病，常见白瞳症。视网膜上有圆形或椭圆形边界不清的灰白色实性隆起肿块，可穿破视网膜进入玻璃体及前房。瘤组织可穿破巩膜侵及球外和眶内，出现眼球表面肿块或眼球突出等。眼部B超显示其内高强度肿瘤回声波，有强光斑回声（钙化斑）。而Coats病视网膜无实质性肿块，血管异常扩张、视网膜内和下有大片黄白色脂质渗出及胆固醇结晶，可伴发渗出性视网膜脱离，多无钙化表现。

2. 早产儿视网膜病变　早产儿，孕期多在34周以下，有吸氧史。视网膜缺氧、后极部血管扩张、迂曲，新生血管形成，双眼发生增殖性病变，重者发生牵拉性视网膜脱离，增殖病变收缩至晶状体后，呈白瞳症表现。B超显示双侧性视网膜脱离回声波。

3. 其他　成人型患者需与Eales病、视网膜分支静脉阻塞、糖尿病视网膜病变等血管性病变相鉴别。

【治疗】

早期对血管病变区和无灌注区行激光光凝或冷凝治疗，防治渗出性视网膜脱离和新生血管形成。已发生广泛性渗出性视网膜脱离的患眼，行玻璃体切割术，可能挽救部分患眼免于致盲。中医治疗强调在补肾健脾基础上注重化痰软坚、益气活血及祛瘀利湿。调护方面强调早发现、早治疗，防止出现严重并发症。

第二节　视网膜脱离

视网膜脱离（retinal detachment，RD）是指视网膜神经上皮层与色素上皮层之间的分离，表现为视网膜下液堆积于二者之间的间隙，根据发病原因分为孔源性、牵拉性和渗出性三类，是对视功能危害较大的严重眼病。

本病的先兆症状为闪光幻觉，类似中医“神光自现”，发生视网膜脱离时中医称“视衣脱离”。

一、孔源性视网膜脱离

孔源性视网膜脱离又称原发性视网膜脱离，发生在视网膜裂孔形成的基础上，液化的玻璃体经视网膜裂孔进入神经上皮层下，使视网膜神经上皮层与色素上皮层分离。多见于高度近视，是视网膜变性和玻璃体液化两者综合作用的结果。

【病因病理】

1. 西医病因病理　发病多与年龄、性别、近视、无晶体眼、视网膜变性、外伤、玻璃体后脱离等因素有关。视网膜裂孔形成与玻璃体牵拉是其主要病理基础。视网膜变性（格子样、蜗牛迹样、囊样或视网膜劈裂等）萎缩、玻璃体后脱离及牵拉形成裂孔，液化的玻璃体经裂孔进入视网膜下形成视网膜脱离。视网膜变性易产生小萎缩孔，如无牵拉可不引起视网膜脱离；玻璃体反复牵拉所附着的视网膜产生马蹄形孔，可见孔盖。眼球钝挫伤后，因玻璃体牵拉易致锯齿缘离断。

2. 中医病因病机　多因肝肾亏虚、脾虚气弱、气阴两亏而目失所养；或脾肾两亏，水液代谢失常，上泛目窍所致。

【诊断】

1. 临床表现

（1）症状　初期眼前漂浮物、闪光感及幕样黑影遮挡，并逐渐变大，累及黄斑时视力明显减退。

（2）体征　眼外观正常，轻度低眼压或眼压正常，轻度虹膜炎及玻璃体混浊。眼底见脱离的视网膜呈青灰色隆起，表面高低起伏，暗红色血管爬行其上，周边部可见马蹄形、圆形或裂隙状裂孔（图16－10，彩图8），边界清楚，常位于颞上，有时裂孔可位于黄斑区。陈旧性脱离者常见视网膜变薄、继发性囊肿及固定皱褶。

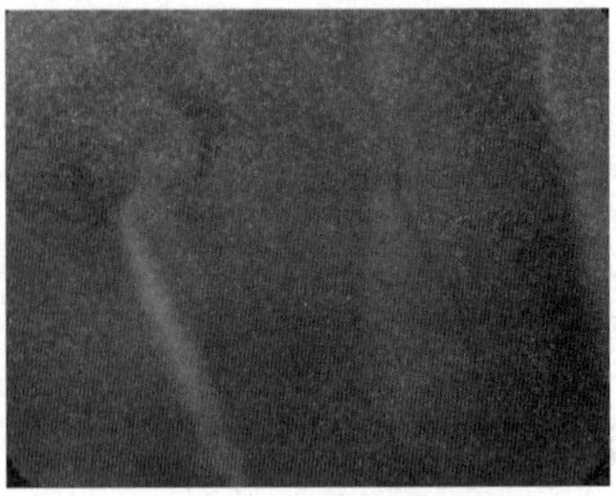

图16－10　孔源性视网膜脱离

（3）并发症　陈旧性者常并发增生性玻璃体视网膜病变、并发性白内障、葡萄膜炎及眼球萎缩。

2. 实验室检查

（1）视野检查　可检查到与脱离区对应的暗点，陈旧性者可由相对暗点变为绝对暗点。

（2）ERG 检查　可见振幅降低或呈熄灭型。

（3）B 超检查　屈光介质混浊时 B 超可确诊。

【鉴别诊断】

1. 渗出性视网膜脱离　无闪光感、裂孔、皱褶和表面起伏，脱离区平滑凸起，随体位移动，由肿瘤引起者脱离区呈圆形而固定，并可见色素紊乱。

2. 牵拉性视网膜脱离　由原发病产生的玻璃体视网膜增生条带引起，常无裂孔，视网膜最高处位于玻璃体视网膜牵拉点，视网膜活动度极差，无视网膜下液。

3. 脉络膜脱离　常见于内眼手术后或外伤，眼压极低，前房变浅，脱离区呈棕色、凸起、光滑固定，以鼻侧和颞侧最高，后极部很少受累，B 超显示呈特殊的圆屋顶状突向玻璃体腔中部。

【治疗】

1. 治疗原则　本病确诊后应及早手术，封闭裂孔，使视网膜复位。围手术期可采用中医辨证论治，宜健脾益气、利水渗湿或补益肝肾、活血祛瘀，以促进视网膜下液吸收，恢复视功能。

2. 西医治疗　确诊后应立即手术，手术原则是封闭裂孔，引流视网膜下液，达到解剖复位。术前术中应查清裂孔，准确定位。手术方法有巩膜外垫压术、巩膜环扎术，复杂病例选择玻璃体切除手术。裂孔封闭方法可采用激光光凝、电凝、冷凝等。

3. 中医治疗

（1）辨证论治

①肝肾亏虚证

证候：年老体衰，近距及精细工作，高度近视多年，眼前飞蚊幻视或视网膜脱离术后已久，视力未复；头晕耳鸣，腰膝酸软，舌红苔少，脉细。

治法：滋补肝肾，活血明目。

方药：杞菊地黄汤加减。视网膜隆起未完全平复者，加昆布、海藻、车前仁、猪苓利水散结；口干咽燥，脉细数者，加知母、寒水石以降虚火。

②脾虚湿泛证

证候：视网膜脱离而隆起较高，玻璃体混浊，伴倦怠乏力，面色少华，食少便溏，舌淡胖苔白滑，脉细或濡。

治法：健脾益气，利水化浊。

方药：补中益气汤加减。术后引动肝热见口苦便干，头痛眼胀者，可加黄芩、防风、荆芥、桃仁清肝热，祛风活血；术后日久视力较差者，可加枸杞子、菟丝子、楮实子等补肾明目。

（2）中成药

①六味地黄丸：适用于肝肾亏虚者。

②生脉口服液：适用于气阴两虚、脾虚气弱者。

③五苓胶囊：适用于水湿停聚者。

【预防与调护】

（1）患者术前需卧床休息，控制体位，使裂孔处于头部最低位，多闭眼或戴小孔眼镜，减少眼球活动，以免脱离范围扩大。

（2）患者术后 3 ~5 天内采取半卧位休息，使头部处于高位，以利视网膜下液的吸收。术后恢复期避免重体力劳动和剧烈运动，不长期低头，严禁跳水与倒立。

（3）多吃蔬菜水果，保持大便通畅。

（4）合理安排作息时间，避免用眼疲劳。

二、牵拉性视网膜脱离

牵拉性视网膜脱离（tractional retinal detachment ，TRD）是指玻璃体视网膜纤维增生条带机械牵拉造成的视网膜脱离。常见于增生性糖尿病性视网膜病变、早产儿视网膜病变、视网膜血管病变并发玻璃体积血及眼外伤等。

【病因病理】

1. 西医病因病理 大多有原发病，由此产生玻璃体内及玻璃体视网膜交界面的纤维增生膜，形成切线方向、前后方向或剪切形（桥接）的视网膜牵拉，甚或致牵拉性裂孔，导致视网膜脱离。

2. 中医病因病机 中医学认为多因脏腑功能失调，致痰浊瘀血上犯，积聚眼内，留滞不去，日久有形之物丛生，侵扰视衣神膏而发为本病。

【诊断】

1. 临床表现

（1）症状 由于玻璃体视网膜牵拉发生隐蔽且无急性玻璃体后脱离，故不会出现闪光感和眼前黑影飞舞，视野缺损通常进展缓慢并稳定数月或数年。

（2）体征 脱离的视网膜呈伞状或凹陷形，多无裂孔，视网膜活动度较差且无下液，脱离区很少达锯齿缘，脱离高点位于玻璃体视网膜牵拉点（图 16 - 11，彩图 9）。如发生裂孔则类似于裂孔性视网膜脱离，且发展更快，形成牵拉性孔源性视网膜脱离。

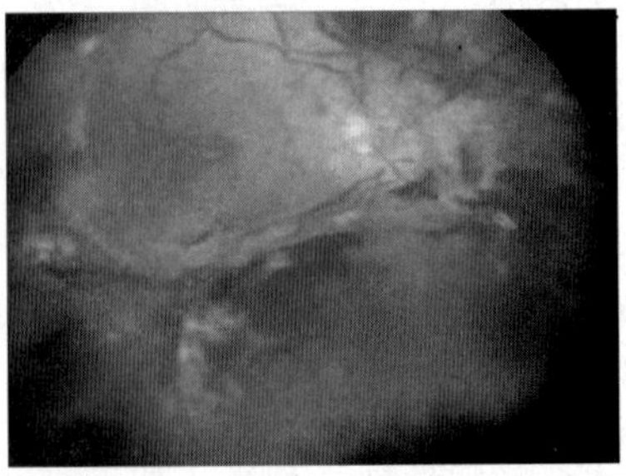

图 16 - 11 牵拉性视网膜脱离

2. 实验室检查 B 超检查：可发现玻璃体内机化条带、玻璃体后脱离及视网膜相对静止。

【鉴别诊断】

参见“孔源性视网膜脱离”。

【治疗】

西医常以原发病治疗为主，对于糖尿病视网膜病变、眼外伤等引起者可采取玻璃体切割术解除或缓解玻璃体视网膜牵拉，防止病变进展，保存残余视力。对病情稳定、无发展趋势者或手术后的患者，可考虑应用中医软坚散结、活血祛瘀、化痰除湿等治法，有助抑制膜的增生和牵拉，提高视功能。

【预防与调护】

（1）因本病预后不良，注意保持病员乐观情绪，耐心解释，配合治疗。

（2）避免吃刺激性食物，保持大便通畅，避免剧烈运动。

三、渗出性视网膜脱离

渗出性视网膜脱离（Exudative retinal detachment，ERD）是一种非孔源性或牵拉性、以视网膜下液聚积为特征的继发性视网膜脱离。可发生于各种血管性、炎性眼病或肿瘤，如原田氏病、葡萄膜炎、后巩膜炎、葡萄膜渗漏综合征、恶性高血压、妊娠高血压综合征、中心性浆液性脉络膜视网膜病变、Coats 病、脉络膜肿瘤等。

【病因病理】

1. 西医病因病理　全身循环障碍性疾病、眼部严重炎症、肿瘤等累及视网膜神经上皮层、RPE 和脉络膜，导致液体漏出血管外堆积于视网膜下，若 RPE 能够代偿而使液体泵入脉络膜循环，则不致引起液体蓄积于视网膜下发生脱离，但 RPE 超负荷或活性下降，不能引流，则必然导致视网膜下液聚集，引起渗出性视网膜脱离。

2. 中医病因病机　本病多因肝胆火旺、湿热内蕴或血瘀水停所致。

【诊断】

1. 临床表现

（1）症状　视力下降，无闪光感，玻璃体炎引起者可见眼前黑影飞舞。视野受损可突然发生且迅速进展。部分患者双眼发病。

（2）体征　眼底检查无裂孔，脱离区隆起，表面平滑，无皱褶，活动度较大，随体位移动，直立位时视网膜下液积于下方，使下方视网膜脱离，仰卧位时下方视网膜变平，液体移至后极部，上方视网膜脱离（图 16－12，彩图 10）。脱离的视网膜可呈大泡状，液体吸

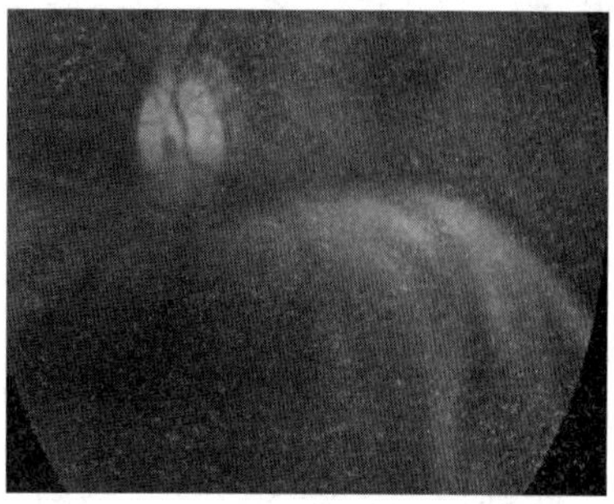

图 16－12　渗出性视网膜脱离

收后原脱离区呈豹纹状。由肿瘤引起者脱离区呈圆形而固定，并可见色素紊乱，有时可见肿瘤边界。

2. 实验室检查 眼内肿瘤引起者可行眼B超、CT或MRI等检查以协助诊断，全身性疾病引发者需行相关实验室检查以明确病因。

【鉴别诊断】

参见“孔源性视网膜脱离”。

【治疗】

1. 治疗原则 西医主要针对病因治疗。中医以清肝、除湿、活血、利水为基本治疗法则。

2. 西医治疗 需针对病因治疗，部分患者病因控制后液体可自行吸收，视网膜平复。葡萄膜炎及巩膜炎引起者可采用全身激素治疗；中心性浆液性脉络膜视网膜病变者可考虑激光治疗；眼内肿瘤引发者通常需摘除眼球。

3. 中医治疗

（1）辨证论治

①肝胆火旺证

证候：视力下降，视野缺损，视网膜脱离随体位变化；伴头痛头晕，口苦咽干，急躁易怒，胸胁胀满；舌红，苔黄，脉弦数。

治法：清肝泻火。

方药：龙胆泻肝汤加减，视网膜下液较多者加葶苈子、薏苡仁、猪苓等利水渗湿。

②湿热内蕴证

证候：视力下降，眼前黑影飞舞，进而视野缺损，眼底检查见玻璃体混浊，视网膜脱离，房水混浊；胸闷纳少，尿黄便秘，舌红苔黄腻，脉滑数。

治法：清热利湿。

方药：三仁汤加减，脘闷纳呆者酌加炒白术、神曲、焦山楂以健脾消食，口臭者加石膏、白茅根，鲜荷叶。

③血瘀水停证

证候：视网膜脱离，未见裂孔，视网膜血管迂曲紫暗，伴渗出或出血；全身见面色晦暗，口唇色紫，皮肤瘀斑，下肢浮肿，舌质紫暗或瘀斑，脉弦涩。

治法：活血利水。

方药：桃红四物汤合五苓散加减，可酌情加丹参、泽兰、牛膝以增强活血化瘀之力。

【预防与调护】

（1）积极治疗原发病有助缓解症状。

（2）增强体质，加强锻炼，提高自身免疫功能。

（3）除肿瘤外，一般预后较好，注意消除病员紧张情绪，耐心解释。

第三节　视网膜色素变性

视网膜色素变性又称为色素性视网膜炎（retinitis pigmentosa，RP），是一组以光感受器细胞及色素上皮营养不良性退行性病变为特征的遗传眼病。以夜盲、进行性视野缩小、色素性视网膜病变和光感受器功能不良为特征。通常双眼发病，少数为单眼，30 岁以前多见，儿童或青少年期起病，青春期加重，中年或老年时视力严重障碍而失明。

本病属中医“高风内障”范畴。

【病因病理】

1. 西医病因病理　本病的确切发病原因尚不清楚。遗传方式为常染色体显性、常染色体隐性、X 连锁隐性遗传和双基因遗传。常染色体显性的比例占 15% ~25%，已找到 12 个与之有关的基因，其中视紫红质基因、视网膜变性慢基因、RP1 基因、杆体外节盘膜蛋白基因、神经性视网膜特异亮氨酸拉链蛋白基因等已被克隆。

2. 中医病因病机　中医学认为本病多与先天禀赋不足有关，肾阳虚亏，命门火衰，入暮之时阳弱而无以抗阴，致目无可视；肝肾两亏，精血不足，阴阳不济，阳气不能为用而夜盲；脾胃虚弱，清阳不升，浊阴上盛，阳不彰明而夜盲。

【诊断】

1. 临床表现

（1）症状　双眼发病，夜盲、周边视野缺损及视神经萎缩为显著特征，常 20 ~30 岁出现夜盲，但可能会提前或推后，取决于遗传。

（2）体征　早期中周部视网膜 RPE 轻度萎缩，动脉轻度狭窄，出现骨细胞样色素沉着（图 16 –13，彩图 11），多见于赤道部，逐渐向周边和后极部扩展，由于色素上皮及脉络膜毛细血管萎缩，呈豹纹状眼底。严重者可见动脉极度狭窄和视神经乳头蜡黄色萎缩。黄斑可受累而见萎缩灶、前膜及囊样水肿。

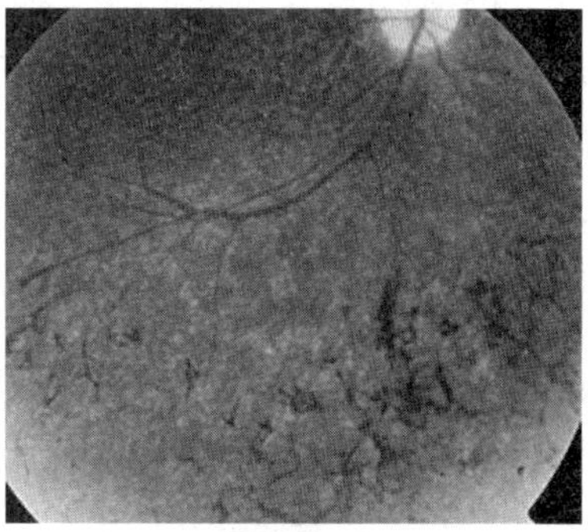

图 16 –13　视网膜色素变性

2. 实验室检查

（1）视野　早期为环形暗点，其后暗点逐渐扩大，视野进行性缩窄，最终呈管状。

（2）视觉电生理检查　ERG 示 a、b 波波峰降低，峰时延长，晚期者呈熄灭型；EOG 示 LP/DT（光峰/暗谷）明显降低或熄灭。诊断上 EOG 比 ERG 更敏感。

（3）暗适应　暗适应延长有助于早期可疑病例的诊断。

（4）荧光眼底血管造影　早期呈斑驳状高荧光，晚期可有脉络膜毛细血管无灌注，视网膜血管有闭塞，有时还可见到黄斑部有荧光素渗漏。

【鉴别诊断】

本病应该注意与继发性视网膜色素变性，如梅毒性视网膜脉络膜炎、妊娠期麻疹所致胎儿视网膜病变及病毒所致热疹后的视网膜色素变性等相鉴别，鉴别要点包括病史、家族史、全身及眼底检查，而ERG可基本正常，不见熄灭型。

【治疗】

1. 治疗原则 本病西医无特殊药物治疗。中医学多从温补肾阳、滋养肝肾和健脾益气着手，有助改善症状，保护视功能。

2. 西医治疗 一般应用血管扩张药、维生素 B_1、B_{12}等，效果不明显。

3. 中医治疗

（1）辨证论治

①肾阳不足证

证候：双眼发病，夜盲多年，中心视力尚可，视野缩窄；腰膝酸软，形寒肢冷，夜尿频频，小便清长；舌质淡，苔薄白，脉沉。

治疗：温肾补阳。

方药：右归丸加减。酌加川芎、牛膝等以增活血通络之功。

②肝肾阴虚证

证候：眼症同前；伴头晕耳鸣，失眠多梦；舌红少苔，脉细数。

治法：滋养肝肾。

方药：明目地黄丸加减。酌加夜明砂、丹参、牛膝等活血化瘀通络。虚热重者，加知母、黄柏等滋阴清热；眼干涩不适者，加天花粉、玄参。

③脾气虚弱证

证候：眼症同前；伴面色无华，神疲乏力，食少；舌淡苔白，脉弱。

治法：健脾益气。

方药：补中益气汤加减。酌加丹参、川芎、三七、鸡血藤等活血通络。

（2）中成药

①金匮肾气丸：适用于脾肾阳虚型。

②石斛夜光丸：适用于肝肾阴虚型。

（3）针刺治疗

①体针：常用穴位如睛明、球后、太阳、风池、肝俞、肾俞、三阴交、脾俞、足三里等穴。

②穴位注射：用复方丹参注射液等，作穴位注射。

③梅花针：采用眼周穴位及头部穴位，用梅花针叩打。

扫码“练一练”

【预防与调护】

（1）戴太阳镜保护眼睛，以免强光刺激。

（2）禁止近亲结婚。

（3）避免劳累和精神过度紧张。

（叶河江）

第十七章　黄斑病变

第一节　年龄相关性黄斑变性

扫码“学一学”

年龄相关性黄斑变性（age－related macular degeneration，AMD），又称老年性黄斑变性，是一种特发性的早期以黄斑玻璃膜疣和视网膜色素上皮改变为特征的退行性疾病，晚期常致视力障碍，甚至失明，是50岁以上老年人最主要的致盲眼病之一，其发病率随年龄增加而增高。本病属中医“视瞻昏渺”或“暴盲”范畴。

【病因病理】

1. 西医病因病理　本病为多因素致病，病因复杂，是遗传和环境多因素综合作用的结果。年龄是最主要因素，其次与种族、遗传、吸烟、高血压、高脂饮食等原因有关。RPE代谢功能衰退，吞噬功能障碍，残余物质形成脂褐质增多、堆积形成玻璃膜疣，继而Bruch膜和RPE变性，脉络膜毛细血管萎缩，视网膜下新生血管膜形成，发为本病。

2. 中医病因病机　本病肾虚脾弱为本，痰湿、瘀血为标，神光衰微或神光遮蔽，目始不明。常因年老肝肾精血亏损，目失濡养；或虚火上炎，灼烁目络；或脾虚失健，水湿不运，湿蕴化热，上泛清窍；或劳思竭视，耗伤气血，气血亏虚，神光衰微。

【诊断】

1. 临床表现

（1）萎缩型（干性）AMD　早期视物昏矇，如轻纱薄雾遮挡，继而视物模糊渐重，眼前固定暗影，视物变形。眼底可见早期双眼黄斑部色素紊乱，中心凹光反射消失，后极部较多圆点状玻璃膜疣，大小不一。后期玻璃膜疣密集融合，大片边缘清晰的浅灰色色素上皮萎缩区，日久可继发脉络膜毛细血管闭塞，裸露出粗大的脉络膜血管（图17－1，彩图12）。

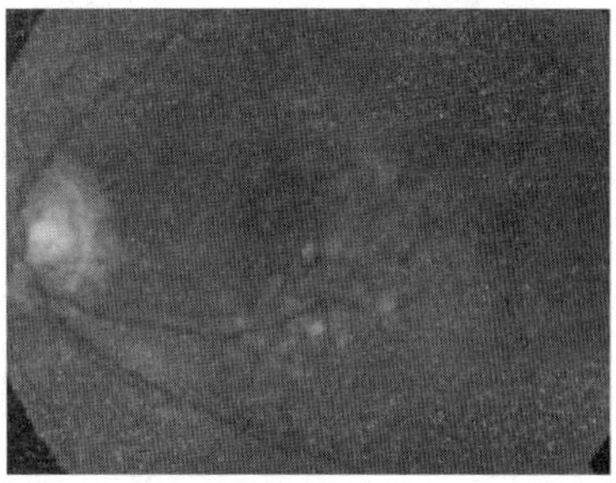
图17－1　萎缩型AMD

（2）渗出型（湿性）AMD　早期与干性相似，如黄斑出血，则一眼视力骤降，眼前暗影遮挡，甚至仅辨明暗。早期眼底主要为黄斑区色素紊乱及玻璃膜疣，与干性很难鉴别，病变发展，可见黄斑区视网膜下灰黄色脉络膜新生血管及大量视网膜下出血、渗出（图17－2，彩图13），造成黄斑区大片RPE脱离或神经上皮层盘状脱离，出血较多时呈范围较大、色泽污暗的圆形或近圆形病灶区，常掩盖新生血管（CNV），严重者呈火焰状出血斑，甚至出血进入玻璃体。病程漫长者，渗出和出血可吸收，黄斑区呈灰白色形态不规则瘢痕。少数患者新生血管再次生长，又经历渗出、出血、吸收结瘢这一过程，原有瘢痕进一步扩大。

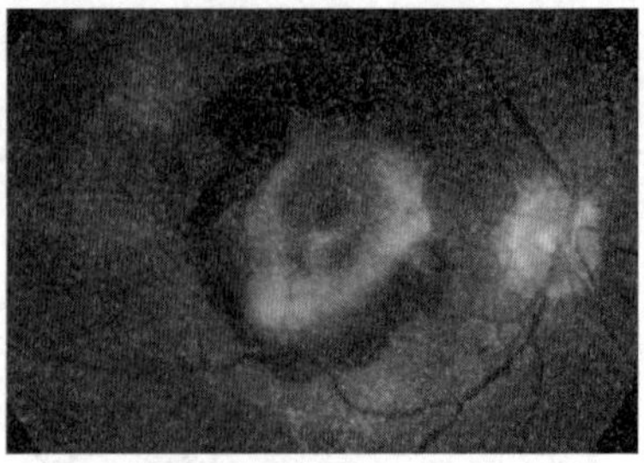

图 17－2　渗出型 AMD

2. 实验室检查

（1）FFA　①干性 AMD 黄斑区有透见荧光（窗样缺损）及低荧光（色素遮挡），如继发脉络膜毛细血管闭塞可见黄斑区背景荧光淡弱，RPE 萎缩后期有玻璃膜疣着色。②湿性 AMD 早期可显示新生血管形态，后期荧光素渗漏，有出血时荧光遮蔽，或在出血暗区见荧光增强，称为“热点”，提示新生血管的存在。

（2）吲哚青绿脉络膜血管造影（ICGA）　主要表现为脉络膜染料充盈迟缓和/或不规则，脉络膜动脉迂曲及硬化征象，可显示 FFA 不能发现的隐匿型 CNV。

（3）视野检查　可有绝对性中心暗点。

（4）OCT　可清楚显示脉络膜新生血管、出血、渗出及瘢痕的不同形态。

（5）多焦视网膜电图（mfERG）　中心峰反应明显减弱或消失。

【鉴别诊断】

1. 中心性渗出性脉络膜视网膜病变　发病年龄多为中青年，病灶范围较局限，多单眼发病，黄斑周围和另一眼多无玻璃膜疣存在和色素的改变，而 AMD 多为 50 岁以上，另眼多有玻璃膜疣或 RPE 改变，全身病因学检查可辅助诊断。

2. 脉络膜肿瘤　AMD 出血性脱离呈暗黑色或蓝灰色，易误诊为脉络膜肿瘤，FFA 可以鉴别，出血自始至终为荧光遮蔽，而脉络膜肿瘤先见滋养血管，继之为斑点状荧光，后期发展为融合的强荧光。

【治疗】

1. 治疗原则　干性 AMD 可补充微量元素和抗氧化剂预防，少数可行激光治疗或行低视力矫正。湿性者根据 FFA、OCT 及 ICG 结果，选择抗 VEGF 治疗、光动力治疗（PDT）、激光光凝或联合治疗以抑制 CNV，但部分患者无法防止复发；中医学认为肾精亏衰，脾虚不运，目络瘀滞为本病主要病机，可针对病程不同阶段对本病进行辨证论治。

2. 西医治疗

（1）支持疗法　适用于干性者，补充微量元素及维生素，保护视细胞。

（2）抗 VEGF 制剂　适用于湿性型，玻璃体腔注射抗 VEGF 药物如阿柏西普、雷珠单抗及贝伐单抗，可每月注射 1 次，连续注射 3 次后，根据 FFA 和 OCT 随访结果，进入按需治疗或延长治疗周期，必要时联合 PDT 及其他疗法，通常随访 2 年以上。

（3）光动力治疗（PDT）　利用低能量激光照射循环至视网膜的光敏剂，诱导黄斑下新生血管膜萎缩，其创伤小，可选择性地闭合 CNV，不伤及邻近视网膜和脉络膜组织，一定程度保留视力。

（4）激光光凝　主要用于本病湿性早期，对软性玻璃膜疣行微脉冲激光治疗，可促进其吸收；视网膜下新生血管膜位于黄斑中心凹 200μm 以外者，可封闭新生血管膜，以免病变不断发展扩大。

（5）手术治疗　出血量大或玻璃体积血者可行玻璃体切除术，以清除积血、去除 CNV

或行黄斑转位，但术后视力欠理想。

3. 中医治疗

（1）辨证论治

①肝肾亏虚证

证候：干性或湿性渗出前期和瘢痕期，视物模糊，或眼前固定暗影，眼目干涩；头晕耳鸣，腰膝酸软，失眠多梦；舌红少苔，脉细。

治法：滋补肝肾，活血明目。

方药：驻景丸加减方加减。五心烦热、失眠盗汗者加知母、黄柏、地骨皮以降虚火；瘢痕较多者加山楂、鸡内金、昆布散结消积。

②络伤出血证

证候：湿性渗出期，突发一眼视物不见，或视力下降，视物变形；眼底检查黄斑区出血，并伴有渗出和水肿；头痛失眠，舌暗红有瘀斑，苔薄，脉沉涩。

治法：化瘀止血，行气消滞。

方药：生蒲黄汤加减。可加枳壳、香附、丹参以助行气活血，出血日久者加山楂、鸡内金、浙贝母等活血消滞。

③湿热蕴结证

证候：眼沉头重，视物昏矇日久；眼底检查后极部视网膜渗出污秽，边界不清；胸脘满闷，胃呆纳少，肢体乏力，舌苔黄腻，脉滑数等。

治法：清热利湿。

方药：三仁汤加减。可加丹参、川芎以活血化瘀，加茯苓、胆南星、车前子等以化痰散滞。

④气血亏虚证

证候：眼症同前，眼底检查可见黄斑区出血、渗出；神疲乏力，食少纳呆；舌淡苔白，脉细无力。

治法：益气补血。

方药：人参养荣汤加减。出血可加生蒲黄、藕节增强止血作用，渗出可加薏苡仁、浙贝母、车前仁以化痰散结。

（2）中成药

①杞菊地黄丸：适用于肝肾亏虚证。

②丹红化瘀口服液：用于络伤出血证。

③生脉饮：用于气血亏虚证。

（3）其他治疗　针刺治疗：根据全身辨证，可选取合谷、睛明、承泣、足三里、三阴交等穴。

【预防与调护】

（1）日光下戴滤光眼镜避免黄斑损伤。

（2）一眼已患，应监测另眼。

（3）饮食以清淡为宜，忌食辛辣辛燥肥腻之品。

第二节　近视性黄斑变性

近视性黄斑变性（myopic degeneration of macula）发生于高度近视患者，以眼轴过长进而后巩膜葡萄肿形成并继发黄斑变性为特征。我国发病率高，多见于受教育人群中，常双眼发病，无性别差异，可严重影响视力，甚至致盲。本病属中医“近觑”范畴，若出现视物变形，则中医称为“视直如曲”。

【病因病理】

1. 西医病因病理　高度近视的发病原因常不完全清楚。可能因持续调节和维持眼内压致巩膜张力降低，眼轴过度延长，受累眼组织因机械牵张产生系列相应病理改变。

2. 中医病因病机　中医认为肝肾两虚，禀赋不足以致目中神光不能发越于远处，故见近视，加之过用目力，久视伤血致目内真精亏损，视衣失养，神光衰微，目无所见。

【诊断】

1. 临床表现

（1）症状　常因黄斑出血而以视力突然明显降低、视物变形或中心固定暗点就诊。

（2）体征　眼底常见：①后巩膜葡萄肿形成；②视盘颞侧脉络膜萎缩斑（近视弧形斑）；③黄斑区 RPE 和脉络膜毛细血管萎缩（大小不等，相互连接，可见裸露的脉络膜大血管及不规则色素）；④漆样裂纹（黄斑部玻璃膜线样破裂）；⑤黄斑中心凹下出血；⑥Fuchs 斑（黑色类圆形微隆起斑）；⑦脉络膜新生血管膜（CNV）（图 17－3，彩图 14）。此外，由于黄斑区视网膜和脉络膜萎缩变性、劈裂及玻璃体液化，故易产生黄斑裂孔，继之发生视网膜脱离。

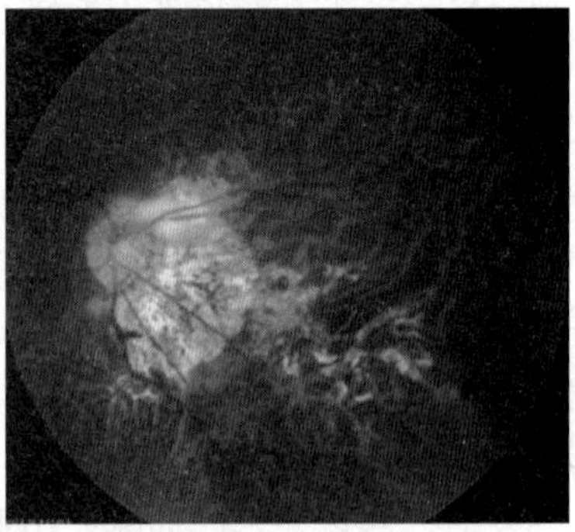

图 17－3　高度近视黄斑病变

2. 实验室检查

（1）超声波检查　判断眼轴长度和巩膜后葡萄肿程度。

（2）光学相干断层扫描（optical coherence tomography，OCT）　定期做 OCT 检查，可观察高度近视黄斑病变的发展情况，根据 OCT 变化情况确定防治策略（图17－4）。

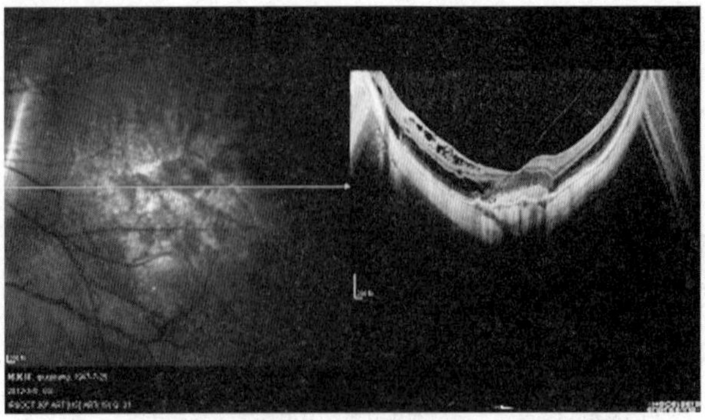

图 17－4　高度近视黄斑病变（眼底图＋OCT）

（3）荧光眼底血管造影（FFA）　了解黄斑部渗漏情况。

（4）吲哚菁绿脉络膜血管造影（ICG）　发现和判断 CNV 的变化。

【鉴别诊断】

1. 视网膜色素变性　以夜盲、周边视野缺损及视神经萎缩为显著特征，眼底视网膜骨细胞样色素改变及视神经萎缩，可有明确的家族史。

2. 眼组织胞浆菌病　可见眼底乳头旁弧形斑、RPE 缺损及黄斑 CNV，但其有传染性，且不会形成后巩膜葡萄肿。

【治疗】

针对黄斑下 CNV 可采用 PDT、抗 VEGF 制剂或二者联合治疗，黄斑孔或继发视网膜脱离者可手术治疗。黄斑出血者按中医眼科血证论治可促进出血吸收，陈旧性病变者中医常以滋养肝肾、益精明目为治则，有助稳定视力，改善视功能，防止病变进展。

【预防与调护】

（1）不可过用目力，避免剧烈运动。

（2）增强体质，防止近视进展。

（3）做好精神调护，避免情绪激动。

第三节　中心性浆液性脉络膜视网膜病变

中心性浆液性脉络膜视网膜病变（central serous chorioretinopathy，CSC）简称为“中浆”，是一种以黄斑区视网膜神经上皮层局限性浆液性脱离为特征的特发性脉络膜视网膜病变。健康青壮年男性（25～50 岁）多见，单眼或双眼发病，通常有自限性，但易复发。本病属中医“视瞻有色”或“视直如曲”范畴。

【病因病理】

1. 西医病因病理　原因不明，可能与精神紧张、A 型性格、糖皮质激素应用、系统性红斑狼疮及妊娠有关。脉络膜毛细血管通透性增加引起浆液性 RPE 脱离，继而 RPE 屏障受损，致 RPE 渗漏和后极部浆液性视网膜脱离。

2. 中医病因病机　多因肝脾肾功能失调所致。饮食不节或思虑劳倦，内伤于脾，脾失健运，湿浊上犯；或肝经郁热，经气不利，气滞血瘀，玄府闭阻；或肝肾阴虚，虚火上炎，灼伤津液，炼液成痰，神光发越受阻。

【诊断】

1. 临床表现

（1）症状　单眼视力下降、视物变形（变暗、变小或变远）、变色、对比敏感度下降。视力多降至 0.3～0.6，可出现轻度暂时性远视。

（2）体征　眼底黄斑区呈圆形或椭圆形扁平盘状浆液性浅脱离，黄斑区水肿，周围反光晕轮，中心凹光反射消失，晚期残留黄白色小点及色素紊乱。

2. 实验室检查

（1）Amsler方格表　可见与浆液性脱离区一致的中心暗点和方格变形。

（2）OCT　可清晰显示视网膜神经上皮层与RPE分离，并可见视网膜下液性暗区，OCT能对病变进行精确定量分析和追踪随访（图17－5）。

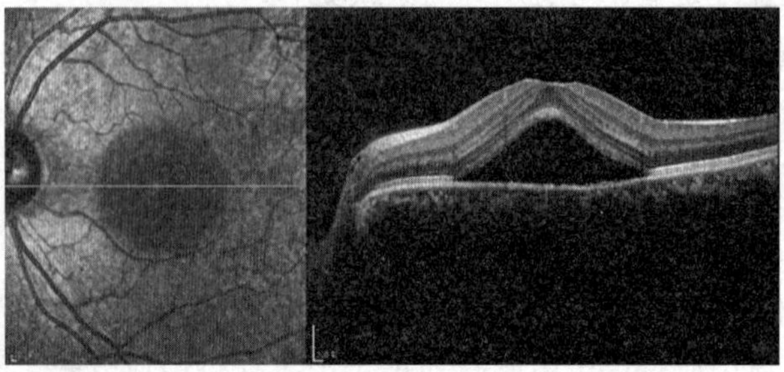

图17－5　中心性浆液性脉络膜视网膜病变（眼底图＋OCT）

（3）FFA　静脉早期黄斑区由一个或数个高荧光渗漏点逐渐扩大形成静脉晚期的烟囱样喷射状上升柱（图17－4），继而弥散至整个脱离区，或早期高荧光点呈墨渍样弥散扩大。病变痊愈可无渗漏点，色素沉着者呈遮蔽荧光，色素脱失者呈透见荧光。

【鉴别诊断】

中心性渗出性脉络膜视网膜病变：多见于青壮年，单眼发病，无性别差异，自觉视力下降，眼前暗影，视物变形。眼底黄斑部有灰白色圆形渗出块，病灶周围有出血，FFA和ICG有利于确诊。

【治疗】

1. 治疗原则　本病通常为自限性，中心凹外渗漏点可激光封闭，中心凹下渗漏或慢性型者可行PDT，糖皮质激素可致大泡性视网膜脱离，故禁用。中心凹外渗漏点可激光封闭。中医根据全身与眼局部表现，予以辨证分型或分期论治，分期论治多按早期（水肿为主）、中期（渗出为主）、后期（陈旧病灶）以利水、化瘀、培本等法分别治之。

2. 西医治疗

（1）因本病多为自限性，可随访观察，无特殊药物治疗。

（2）禁用激素，尤其是慢性复发性者或严重病例。

（3）激光光凝　中心凹200μm外渗漏点可光凝，以200μm、0.2秒低强度光斑至色素上皮呈轻度灰白色为宜，可促进RPE修复和视网膜下液吸收。首次发病者应4个月后进行，复发性者1～2月后进行。

（4）光动力学治疗（PDT）　适用于黄斑中心凹下渗漏或慢性型者（病程6个月以上）。

3. 中医治疗

（1）辨证论治

①脾虚湿犯证

证候：视物模糊，视瞻有色或变形；眼底后极反光晕轮，黄斑区水肿、渗出；食少便溏，面黄无华，少气乏力，舌淡苔白，脉缓或濡。

治法：健脾益气，祛湿行滞。

方药：参苓白术散加减。可加猪苓、泽兰、牛膝以祛湿行滞；阳虚水停者酌加干姜、桂枝以温阳散寒，化气行水；精神忧郁者，加柴胡、白芍、合欢花疏肝解郁。

②肝经郁热证

证候：视物变形，视瞻有色，黄斑区暗红，有渗出物及色素沉着，小血管弯曲，中心凹反光不清；情志不舒，头晕胁痛，口苦咽干，脉弦细数。

治法：清热疏肝，行气活血。

方药：丹栀逍遥散加减。可酌加丹参、川芎、茺蔚子以增活血行气之功；心烦失眠者可加石菖蒲、远志、黄连以清心宁神；纳差便溏者加神曲、陈皮、鸡内金以醒脾消积。

③阴虚火旺证

证候：眼内干涩，视物不清，变小变形，眼前暗影；黄斑区水肿，有黄白色点状渗出物及色素沉着；头晕耳鸣，腰膝酸软，失眠多梦，五心烦热；舌红少苔，脉细数。

治法：滋阴降火，活血明目。

方药：知柏地黄汤加减。渗出及色素较多者，加当归、牛膝、丹参以养血活血、通络消滞；黄斑水肿明显者加四苓散；虚火不甚者可用杞菊地黄丸。

（2）中成药

①杞菊地黄丸：适用于肝肾不足证。

②五苓散：适用于阳虚湿滞证。

③逍遥丸：适用于肝郁脾虚证。

（3）其他治疗

①针刺治疗：选穴瞳子髎、攒竹、球后、睛明、合谷、足三里、肝俞、脾俞等穴。亦可选患眼同侧臂臑穴，每日1次，10次为1疗程。

②药物离子导入治疗：选用丹参、三七注射液电离子导入。

【预防与调护】

（1）调畅情志，避免激动和精神紧张，不可过劳。

（2）忌食辛辣炙煿、戒除烟酒，以防病情反复。

第四节　黄斑前膜

黄斑前膜（epimacular membrane，EMM）是黄斑部视网膜前膜（macular epiretinal membrane）的简称，是一种长在视网膜内表面引起不同程度黄斑功能紊乱的无血管性纤维化膜。临床分特发性黄斑前膜和继发性黄斑前膜，前者发病原因不明，可能与老年人玻璃体后脱离有关，病情较轻，后者多发于眼外伤、视网膜手术后或视网膜血管性及炎性疾病等，病情轻重与损伤因素有关。中医无本病病名，根据视觉障碍，可分属“视瞻昏渺”“视直如曲”范畴。

【病因病理】

1. 西医病因病理 发病机制尚不清楚，特发性 EMM 与继发性 EMM 可能不同。特发性 EMM 主要与玻璃体后脱离过程中视网膜神经胶质细胞移行、增生及牵拉视网膜内表面有关。继发性 EMM 则主要是玻璃体炎症或血 - 视网膜屏障破坏等病理因素刺激 RPE 等多种细胞的增生，导致玻璃体腔或视网膜表面前膜形成。

2. 中医病因病机 多因劳瞻竭视，精血暗耗，肝脾肾亏虚或眼部外伤等，致痰浊、瘀血等有形之物积聚于视衣，神光发越受阻，发为本病。

【诊断】

1. 临床表现

（1）症状 轻者可无症状，部分患者可见视力下降、视物模糊或视物变形，少数可出现复视。

（2）体征 早期黄斑呈不规则半透明反光区，随着膜的增厚和牵拉，血管轻度变形，更甚者可见血管明显变形，黄斑部褶皱、变形，可掩盖其下结构（图 17 - 6，彩图 15）。后期增厚的前膜向心性收缩时，中心部环形隆起而形成假性黄斑裂孔。此外还可见黄斑水肿和小出血点。

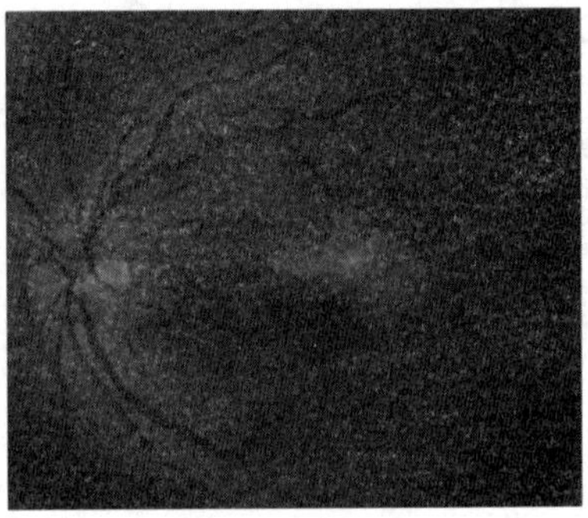

图 17 - 6 黄斑前膜

2. 实验室检查

（1）Amsler 表 可查及明显方格变形。

（2）OCT 显示前膜呈一高反射层伴黄斑部视网膜增厚。

（3）FFA 主要用于观察血管变形及荧光渗漏。

【鉴别诊断】

1. 玻璃体黄斑牵拉综合征 由玻璃体不完全后脱离所致黄斑中心凹向前牵拉所致，OCT 可确诊。

2. 黄斑裂孔 OCT 可清晰显示黄斑中心凹处视网膜神经上皮层缺失。

【治疗】

西医尚无理想药物治疗，明显视力障碍者可行黄斑前膜剥除术以提高视力及改善或消除视物变形症状。中医多根据其本虚标实证候特点，以化痰祛瘀、软坚散结等法治其标，同时注重滋养肝肾、健脾益气、补精明目以培其本。

第五节 黄斑裂孔

黄斑裂孔（macular hole，MH）指黄斑中心凹神经上皮层局限性全层缺损。按发病原因分为特发性黄斑裂孔和继发性黄斑裂孔。特发性黄斑裂孔见于老年人相对健康眼，女性多发，病因不清。继发性者多由眼外伤、黄斑变性、长期黄斑水肿、高度近视等引起。中医无本病病名，可归属“视瞻昏渺”范畴。

【病因病理】

发病机理仍不清楚。特发性黄斑裂孔形成可能是玻璃体前后和切线方向牵拉的作用所致。继发性黄斑裂孔多因外伤、高度近视等原因导致黄斑部正前方玻璃体皮质局部皱缩，造成对视网膜表面的切线性牵拉。

【诊断】

1. 临床表现

（1）症状　早期可无症状，起病隐匿，常在另一只眼被遮盖时突然发现，主诉视物模糊、中心暗点、视物变形。

（2）体征　眼底黄斑中心出现1/4～1/2PD大小的暗红色孔（图17－7，彩图16），边缘清晰，孔底可有黄色颗粒。

（3）临床分期

特发性黄斑裂孔分为4期（Gass分期法）

I期：形成前期，仅中心凹脱离，轻度视力下降，中心凹黄色斑点或黄色小环；

II期：全层裂孔，裂孔小于400um，呈偏心半月形、马蹄形或椭圆形；

III期：大于400um圆形全层裂孔，II～III期时玻璃体后皮质仍与黄斑粘连；

IV期：较大全层裂孔，玻璃体完全后脱离，可见Weiss环。

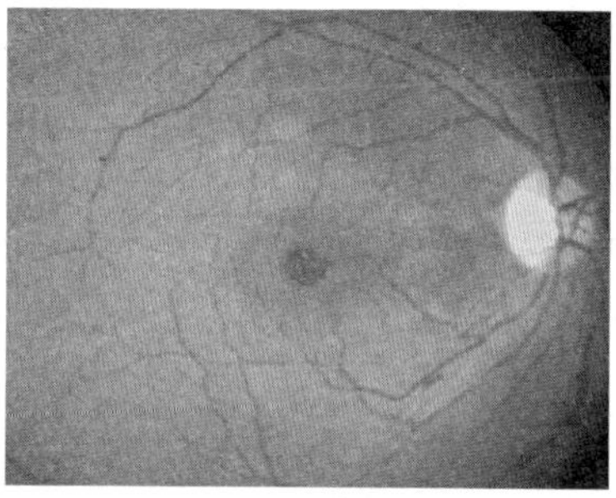

图17－7　黄斑裂孔

2. 实验室检查

（1）OCT　可清晰显示裂孔的形态特点，用于确诊本病（图17－8）。

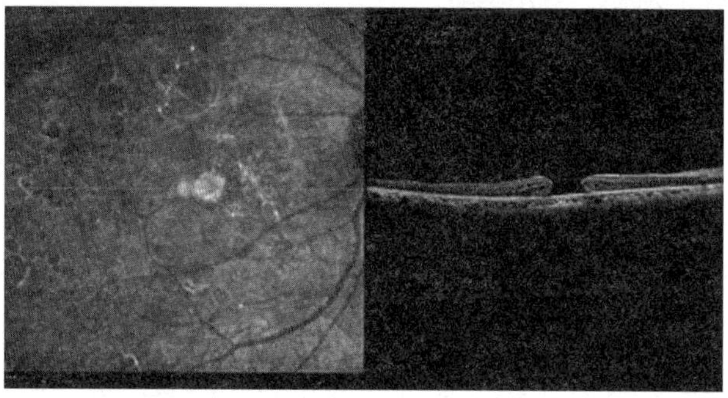

图17－8　黄斑裂孔（眼底图＋OCT）

（2）FFA　早期可正常或仅有中央小的窗样缺损，Ⅲ～Ⅳ期窗样缺损形态与裂孔大小和位置对应。

（3）Amsler表　可见方格变形。

（4）多焦视网膜电图（mfERG）　呈现中心凹P1波反应密度明显降低或平坦，同时伴有黄斑部的 P1 波反应密度降低。

【鉴别诊断】

（1）特发性黄斑前膜　有时合并黄斑裂孔，眼底及 OCT 检查均可明确诊断。

（2）玻璃体黄斑牵引综合征　常导致黄斑牵引变形、黄斑水肿，有时与黄斑裂孔同时存在，OCT 可确诊。

（3）黄斑裂孔性视网膜脱离　常发生于高度近视、外伤等，视网膜脱离早期局限于后极部，继而向下方和颞侧发展，以至全脱离。

【治疗】

Ⅰ期黄斑裂孔不需处理，部分病例可自行缓解。裂孔进行性发展，视力低于 0.3 或高度近视性黄斑裂孔发生视网膜脱离者，需行玻璃体切除术治疗。

扫码"练一练"

（叶河江）

第十八章　视神经及视路疾病

视路（visual pathway）从解剖上讲，指从视网膜光感受器开始经视神经、视交叉、视束、外侧膝状体、视放射至大脑枕叶皮质视觉中枢的整个视觉传导通路。从临床角度，习惯将视网膜至视交叉前的视神经与视交叉及以后的视路单独列出讨论。

中医学将视神经称之为目系，《内经》中认识到眼与大脑的密切关联，即有足厥阴肝经连目系之论，《灵枢·大惑论》说：“五脏六腑之精气，皆上注于目……裹撷筋骨血气之精而与脉并为系，上属于脑，后出于项中”其中的“系”即为视神经和/或视路。

第一节　视神经炎

视神经炎（optic neuritis）泛指视神经的炎性脱髓鞘、感染、非特异性炎症等疾病。因病变损害的部位不同而分为球内段的视乳头炎（papillitis）及球后段的视神经炎。视神经炎大多为单侧性，亦有双眼同时或先后发病者。视乳头炎多见于儿童，视神经炎多见于青壮年。本病依视力下降严重程度属中医学“视瞻昏渺”“暴盲”范畴，晚期出现视神经萎缩则属“青盲”范畴。

【病因病理】

1. 西医病因病理　本病病因较多，常见因素为多发性硬化（multiple sclerosis，MS）等炎性脱髓鞘疾病，系统性红斑狼疮、视神经脊髓炎等其他疾病免疫相关，Wegener 肉芽肿、Behcet 病、干燥综合征、结节病等自身免疫性疾病也可引起视神经炎；局部和全身的感染（如眼内、眶内炎症、口腔炎症、中耳和乳突炎以及颅内感染，肺炎、结核、败血症等）均可累及视神经而导致感染性视神经炎；临床上有一部分病例查不出病因，部分可能为 Leber 遗传性视神经病变。大多患者有上呼吸道或消化道病毒感染、精神打击、预防接种等诱因。病理上可见炎症引起原发性或继发性的髓鞘破坏，进而神经轴索发生退行性改变。

2. 中医病因病机　中医认为本病的病机为目系受邪或失于濡养而致神光遮蔽。多因热邪深入营血蕴毒稽留厥阴，肝胆之火内炽，浮越上扰清窍；或因情志郁结，肝失条达，气滞血瘀，脉络瘀阻；或因久病、产后体弱，劳瞻竭视，房劳过度，暗耗精血，目系失于濡养而致遮蔽神光。

【诊断】

1. 临床表现　不同程度短期内视力剧降，重者仅有手动甚至无光感。部分患者有色觉异常或视野损害；可伴有闪光感、眼眶痛、眼球胀痛，特别是眼球转动时疼痛。常为单侧眼发病，也可能为双侧。

患眼瞳孔常散大，直接对光反射迟钝或消失，间接对光反射存在。单眼受累的患者通常出现相对性传入性瞳孔功能障碍（relative afferent papillary defect，RAPD）。眼底检查，视乳头炎者视盘充血，轻度水肿，边缘模糊（图 18－1，彩图 17），视盘表面或其周围有小的片状或线状出血点，视网膜静脉迂曲扩张，部分视网膜水肿、渗出，可波及黄斑。发病后 3～5 周视力逐渐好转，亦有治疗不及时或视盘水肿消退后视神经萎缩。球后视神经炎者眼底无异常改变。

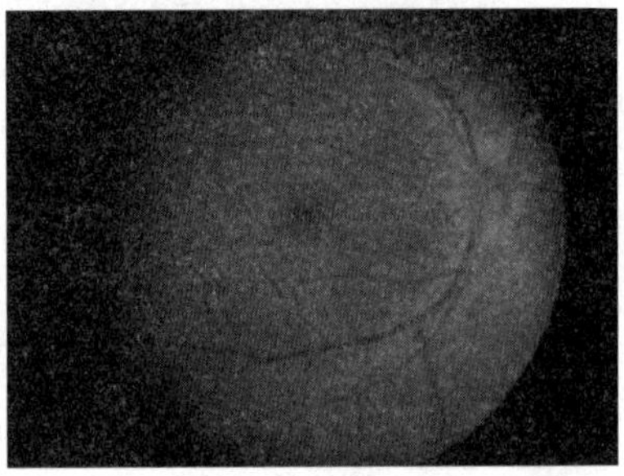

图 18－1　视神经炎

2. 实验室检查

（1）视野检查　出现各种类型的视野损害，但较为典型的是视野中心暗点或视野向心性缩小。

（2）视觉诱发电位（VEP）　表现为 P_{100} 波潜伏期延长、振幅降低；球后视神经炎时，眼底无改变，为了鉴别伪盲，采用客观的 VEP 检查可辅助诊断。

（3）眼底荧光血管造影（FFA）　动静脉早期视盘毛细血管扩张充盈，视盘荧光素渗漏而出现高荧光。

（4）光学相干断层扫描（OCT）　表现为视盘不同程度水肿。球后视神经炎者视盘无异常。

（5）磁共振成像（MRI）　头部 MRI 了解脑白质有无脱髓鞘斑，对早期诊断多发性硬化、视神经脊髓炎相关性视神经炎，选择治疗方案以及患者的预后判断有参考意义。头部 MRI 还可帮助鉴别鞍区肿瘤等颅内疾病导致的压迫性视神经病，了解蝶窦和筛窦情况，帮助进行病因的鉴别诊断。胸腰部 MRI 或增强 MRI，对早期诊断视神经脊髓炎相关性视神经炎有重要的意义。

（6）血清或脑脊液 AQP_4、MOG 等相关实验室检查　有助于早期诊断视神经脊髓炎相关性视神经炎。

【鉴别诊断】

1. 前部缺血性视神经病变（anterior ischemic optic neuropathy，AION）　视力骤然丧失，眼球运动时无疼痛，视盘肿胀趋于灰白色，视野缺损最常见为下方。由巨细胞动脉炎特定病因所致者，血沉和 C 反应蛋白（CRP）检查有助鉴别诊断。FFA 检查见动静脉期可出现充盈缺损和延迟，晚期高荧光。

2. 视盘水肿　常为双眼发病，视力基本正常，瞳孔对光反射灵敏，眼底视盘隆起常超过 3D，视野正常或生理盲点扩大，可有颅内压增高体征。

3. Leber 遗传性视神经病变　属线粒体遗传性疾病，常发生于青少年男性，女性发病较少。一眼视力急剧丧失，随后另眼视力在数周内也丧失。眼底视盘充血，视盘周围毛细血管扩张迂曲，神经纤维层肿胀，FFA 无荧光素渗漏，以后发展为视神经萎缩；线粒体 DNA 点突变检查可帮助鉴别诊断。

4. 视神经脊髓炎相关性视神经炎　常双眼同时或先后发病，眼底同视神经炎，但头颅 MRI 有脱髓鞘改变，或胸腰脊柱 MRI 增强可见阳性体征。急性期实验室 AQP_4 等相关血清或脑脊液检查为阳性，不难鉴别诊断。

【治疗】

1. 治疗原则　西医采用病因治疗及大剂量规范激素冲击疗法。中医认为本病的基本病机为目系受邪或失于濡养而致神光遮蔽。治疗过程中应以清肝泻热、疏肝解郁、补益气血通络为要，结合全身情况，辨证论治。

2. 西医治疗

（1）治疗原发病　如细菌感染，应用敏感抗生素；梅毒、结核引起者，采用相应对因治疗等。

（2）激素冲击疗法　早期大剂量糖皮质激素冲击疗法，推荐 ONTT 治疗方案，即甲强龙 1g 冲击治疗 3～5 天，改 1mg/kg 泼尼松口服 11 天，共 14 天，然后每两天对半减量，直至减完。

（3）辅助治疗　包括口服或注射 B 族维生素及血管扩张剂。

3. 中医治疗

（1）辨证论治

①肝经实热证

证候：视力急降甚至失明，伴目珠胀痛或转动痛；眼底视盘充血肿胀，边界不清，视网膜静脉扩张、迂曲，颜色紫暗，视盘周围水肿、渗出、出血或眼底无异常；全身症见头胀痛、耳鸣，烦躁易怒，胁肋胀痛，口苦口干，尿黄赤；舌红，苔黄腻，脉弦滑数。

治法：清肝泻热，活血化瘀。

方药：龙胆泻肝汤加减。眼底出血者加入丹参、赤芍、牡丹皮凉血化瘀；心烦易怒、失眠多梦者可酌加连翘心、夜交藤、炙远志清心火，宁心神。

②肝气郁结证

证候：眼症同前；患者平素情志抑郁或妇女月经不调，喜叹息，胸胁疼痛，头晕目眩、眼球隐痛，口苦、咽干；舌质暗红，苔薄白，脉弦细。

治法：疏肝解郁，活血行气。

方药：逍遥散合桃红四物汤加减。妇女月经不调可加益母草、泽兰、制香附调经止痛。

③气血两虚证

证候：眼症同前；见病久体弱，或失血过多，或产后哺乳期发病，兼面苍白无华或萎黄，神疲乏力，少气懒言，爪甲唇色淡白；舌淡嫩、苔白、脉细弱。

治法：补益气血，活血通络。

方药：八珍汤加减。患者失眠多梦伴有心悸者可加柏子仁、炒酸枣仁、合欢皮等养心安神。病至后期视盘色淡白者加黄芪、党参、升麻、柴胡、枸杞子等益气升阳。

（2）中成药

①疏肝冲剂：肝郁气滞伴胁肋疼痛视神经炎者，可用疏肝冲剂口服治疗。

②云南红药胶囊：气滞血瘀伴眼球转动痛视神经炎者，可用云南红药胶囊口服治疗。

（3）其他治疗　针刺治疗：太阳、攒竹、球后、睛明、合谷、足三里、肝俞、肾俞、三阴交等。早期针刺远端可加用曲池、太冲等穴；当激素口服一段时间后可加用太溪、太冲滋阴降火；当激素减量至维持剂量时，可加用命门、关元以温补肾阳。

【预防与调护】

（1）寻找病因，对因治疗。

（2）饮食宜清淡，戒烟酒，忌辛辣。

（3）避免悲观和急躁情绪，以免因病而郁影响疗效加重病情。

（4）病后静心养息，惜视缄光，以免阴血耗损。

第二节　视盘水肿

视盘水肿是指炎症或其他原因所致的水肿，早期无视功能损害，视功能障碍仅表现为生理盲点扩大或后续的视神经萎缩。包括由于颅内压增高引起的非炎性视乳头水肿。视神经外面的3层鞘膜分别与颅内的3层鞘膜相连续，颅内的压力可经脑脊液传至视神经处。通常眼内压高于颅内压，一旦此平衡破坏（颅内压增高或眼内压降低）可引起视乳头水肿。本病属中医学“视瞻昏渺”范畴，晚期出现视神经萎缩则属“青盲”范畴。

【病因病理】

1. 西医病因病理　视盘水肿最常见的原因是颅内肿瘤、炎症、硬膜下出血、动静脉畸形、蛛网膜下腔出血、获得性脑积水、脑膜炎、脑炎及先天畸形等神经系统疾病所致的颅内压增高；颅内压升高导致视神经的蛛网膜下腔压力增高，视网膜中央静脉回流受阻，同时视神经纤维轴浆流运动受阻，导致视盘处的细胞间水分、蛋白质、轴浆积存而水肿。其他原因则有恶性高血压、肺心病、眼眶占位病变、葡萄膜炎、低眼压等。上述病因引起眼内压降低和（或）颅内压的增高，原有平衡破坏，从而出现视盘水肿。

2. 中医病因病机　中医认为本病的病机主要为邪塞清窍，目系经气不利、气血精液升降失常而至目系瘀塞肿胀。多因肝阳上亢，气血上涌；或因肝胆湿热致清窍受蒙；或因痰浊毒瘀使目系受累；或因脾肾阳虚、浊阴不降、清窍受邪而致肿胀。

【诊断】

1. 临床表现

（1）症状　早期视功能无明显损害，部分患者可有阵发性眼前发黑或视力模糊，持续数秒至1分钟左右，往往是双侧，常由姿势改变而突然引发；或有精神症状，癫痫发作，头痛、复视、恶心、呕吐等颅内压增高表现。慢性视盘水肿可发生视野缺损及中心视力严重丧失。少数患者有复视。

（2）体征　眼底改变常为双侧，早期视盘肿胀可不对称，边界模糊，往往遮蔽血管，神经纤维层也经常受累（图18－2，彩图18）。初始视盘水肿时可出现生理凹陷消失，可有充血，视盘水肿明显时，呈菌菇状隆起达3－7D。需注意，如果患者一眼为视神经萎缩或发育不全，在颅内高压时不会发生视盘水肿，临床上必表现为单眼的视盘水肿。Jackson将视盘水肿分为4型：①早期型：视盘充血，可有视盘附近的线状小出血，由于视盘上下方视网膜神经纤维层水肿混浊，使视盘上下方的边界不清。②进展型：双侧视盘肿胀充血明显，通常有火焰状的出血，神经纤维层梗死的棉绒状改变，黄斑部可有星形渗出或出血。③慢性型：视盘呈圆形隆起，视杯消失，出现闪亮的硬性渗出表明视盘水肿已

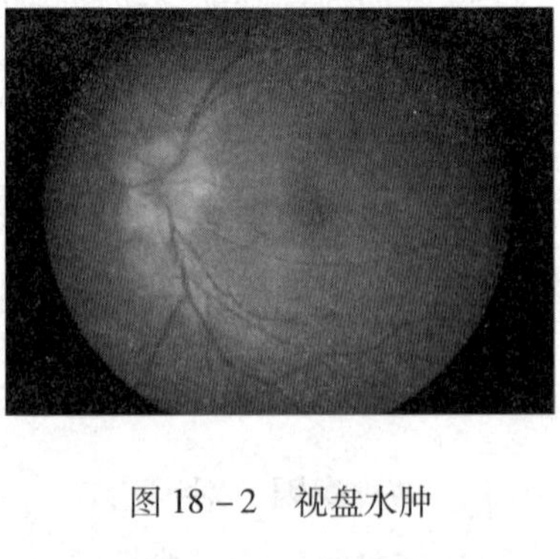

图18－2　视盘水肿

有数月。④萎缩型：视盘色灰白，视网膜血管变细、有鞘膜，可有视盘血管短路，视盘周围及黄斑的色素上皮改变。

2. 实验室检查

（1）视野检查　可有生理盲点扩大，慢性视盘水肿发展至视神经萎缩时，视野有中心视野缺损以及周边视野缩窄，特别是鼻下方。

（2）眼底荧光血管造影（FFA）　可见视盘水肿隆起，边界模糊，荧光素渗漏呈高荧光。

（3）光学相干断层扫描（OCT）　可见视乳头的生理凹陷消失，视盘高度隆起并向玻璃体腔突起。

典型视盘水肿诊断并不困难。部分病例还需做头部或眶部 CT 或 MRI，或请神经科医生会诊视盘水肿的原因，必要时请神经科医生做腰椎穿刺，并考虑做甲状腺病、糖尿病或贫血方面的血液检查。

【鉴别诊断】

1. 假性视盘水肿　为先天异常，如视盘玻璃膜疣，其视盘小、不充血，血管未被遮蔽。往往有自发性视网膜静脉搏动，OCT 检查易于发现被掩藏的玻璃膜疣，眼底血管荧光造影基本正常。

2. 视神经炎　有传入性瞳孔运动障碍，色觉减退，后玻璃体内可见白细胞，眼球运动痛。大多数患者视力下降，常为单侧（表 17－1）

表 17－1　视乳头水肿与视乳头炎鉴别

	视乳头水肿	视乳头炎
年龄	无明显特征	儿童、青壮年
视力	一般正常	降低
瞳孔	正常	散大，直接对光反射迟钝
视野	正常或生理盲点扩大	中心暗点或视野缺损
色觉	正常	障碍

3. 缺血性视神经病变　视盘肿胀为非充血性，灰白，边界模糊开始为单侧，突然发生，有典型的象限性或半侧视野缺损，且好发于中老年，血脂异常，头、颈 CTA 等检查有助于鉴别诊断。患者伴有全身疾病，如高血压、糖尿病等。

4. Leber 视神经病变　常发生在青少年男性，以 10～25 岁多见，开始为单侧，很快发展为双侧；迅速的进行性视力丧失，视盘充血伴有视盘周围毛细血管扩张，以后发生视神经萎缩，视觉诱发电位（VEP）有相应改变。线粒体 DNA 点突变检查可帮助鉴别诊断。

【治疗】

1. 治疗原则　西医主要针对颅内压增高及低眼内压的原发病因进行治疗。中医认为本病的基本病机为邪塞清窍，目系经气不利，气血精液升降失常而至目系瘀塞肿胀。治疗过程中应以行气活血，通络消肿，保护视神经为要，结合全身情况，辨证论治。

2. 西医治疗

（1）病因治疗　积极治疗颅内压增高或/和眼内压降低的原发病。

（2）严重视盘水肿者可适当对症处理　如应用脱水剂，20% 甘露醇 250ml 静脉滴注，若患者血糖异常改为甘油果糖；慢性视盘水肿者需积极预防视神经萎缩，给予视神经营养药物，如口服甲钴胺，维生素 B_1 片等。

3. 中医治疗

（1）辨证论治

①肝阳上亢证

证候：起病急，阵发性视物昏矇；眼底视盘水肿充血，边界模糊，视网膜静脉迂曲；伴有头眼痛胀，耳鸣眩晕，头重脚轻；舌质红，脉弦或弦细。

治法：平肝潜阳，活血利水。

方药：天麻钩藤饮加减。可加滋阴不助湿之女贞子、墨旱莲。视盘水肿明显者可酌加活血利水之桃仁、红花、炒泽泻、茯苓、猪苓。

②肝胆湿热证

证候：视物模糊；眼底检查同前；伴有口苦、胸闷纳呆，胁肋胀痛，尿黄赤；舌红，苔黄腻，脉弦滑数。

治法：清热利湿，活血化瘀。

方药：龙胆泻肝汤加减。尿黄赤者加白茅根、滑石清热利湿；可加丹参、郁金、牛膝等活血化瘀之品。

③痰浊毒瘀证

证候：不同程度视力下降；眼底视盘水肿较重，多为颅内占位性病变；伴有头痛，恶心，呕吐，形体肥硕，胸脘闷，纳差便溏；舌有瘀斑，脉沉或涩。

治法：化痰解毒，活血化瘀。

方药：二陈汤合桃红四物汤加减。热毒甚可加蒲公英、金银花、野菊花清热解毒；久病患者气血亏虚时，可祛邪扶正酌加党参、炙黄芪、当归、白术、茯苓。

④脾肾阳虚证

证候：视物模糊或阵发性视物昏矇；眼底检查同前；伴有面色㿠白，神疲乏力，肢冷畏寒，五更泻，小便清长不利，阳痿不举；舌淡胖、边有齿痕，苔白滑，脉沉细。

治法：温脾补肾，利水化浊。

方药：金匮肾气丸加减。病至后期视盘苍白者可加黄芪、党参、当归、升麻、柴胡益气升阳；视物模糊明显者可加菟丝子、覆盆子、枸杞子、车前子等补肾明目；五更泻者可加吴茱萸、肉豆蔻、补骨脂温补脾肾止泻。

（2）中成药

①金匮肾气丸：脾肾阳虚证视盘水肿者，可用金匮肾气丸口服治疗。

②云南红药胶囊：气滞血瘀型视盘水肿者，可用云南红药胶囊口服治疗。

（3）其他治疗　针刺治疗：根据全身辨证，可选取睛明、攒竹、太阳、四白、风池、合谷、足三里、三阴交、太溪、太冲等穴。

【预防与调护】

（1）积极治疗原发病。

（2）饮食宜清淡，戒烟酒，忌辛辣。

（3）保持心情舒畅，避免情志过激。

第三节　缺血性视神经病变

前部缺血性视神经病变（anterior ischemic optic neuropathy，AION）为供应视盘筛板前区及筛板区的睫状后血管的小分支发生缺血，致使视盘发生局部的梗死。是以突然视力障碍、视盘水肿及特征性视野缺损（与生理盲点相连的扇形缺损）为特点的一组综合征。好发于老年人，常为双眼先后发病。本病属于中医学“视瞻昏渺”“暴盲”，晚期出现神经萎缩则属“青盲”范畴。

【病因病理】

1. 西医病因病理

（1）视盘局部血管病变　如眼部动脉炎症、动脉硬化或栓子栓塞。

（2）血黏度增加　如红细胞增多症、白血病。

（3）眼部血流低灌注　如全身低血压，如颈动脉或眼动脉狭窄，急性失血，眼压增高。

2. 中医病因病机　中医认为本病的病机关键为脉络瘀阻，目系受累而致遮蔽神光。多因情志郁结，肝失条达，气滞血瘀，脉络瘀阻；或因年老体弱，阳气渐衰，劳瞻竭视，暗耗精血，目系郁闭，神光不能发越而发病。

【诊断】

1. 临床表现　突然发生无痛性视力骤降。开始为单眼发病，数周至数年可累及另侧眼，发病年龄多在 50 岁以上，即中老年发病居多。小视盘无视杯者多见。

眼部检查可见患眼瞳孔直接对光反射迟钝或消失。眼底视盘多为局限性灰白色水肿，充血，边界模糊，视盘周围伴有片状或线状出血，静脉迂曲，部分扩张。经过数周或数月水肿消退后部分患者视乳头颜色变浅，苍白至视神经萎缩。若一眼已形成视神经萎缩而另一眼又发病者应结合全身检查有助诊断。

视野缺损常为特征性的与生理盲点相连的弓形或扇形视野缺损，与视盘的病变部位相对应。颞动脉炎者可触及索状血管并有压痛，往往无搏动，可能发生视网膜中央动脉阻塞或颅神经麻痹（特别是第Ⅵ神经麻痹）。

2. 分型

（1）非动脉炎性（nonarteritic）　或称动脉硬化性，急性无痛性单侧视力下降可在数日内加重，没有其他相关的视觉、神经核躯体症状。多见于 40～60 岁患者，与动脉硬化、糖尿病、高血压、高血脂等有关。

（2）动脉炎性（arteritic）　较前者少见，主要为颞侧动脉炎或称巨细胞动脉炎（giant cell arteritis，GCA）所致的缺血性视神经病变，年龄多在 50 岁以上，70 岁以上发病率明显上升，男女比例为 1∶3。其视力减退较前者更明显、视盘更加苍白性肿胀，且可双眼同时发生。颞侧动脉活组织检查可证实颞侧动脉炎的存在。伴有局限性或弥漫性头痛、头皮触痛、下颌痛、体重下降、厌食、低热、全身不适、肌痛和关节痛等症状。

3. 实验室检查

（1）视野　视野检查可发现特征性的改变，即与生理盲点相连的扇形或弓形视野缺损，视野缺损常绕过注视区。

（2）眼底荧光血管造影（FFA）　与视野缺损相对应的视乳头处，早期血管及其附近的脉络膜有局限的荧光充盈缺损和延迟，视盘漏荧，晚期强荧光。

（3）视觉电生理检查　视觉诱发电位（VEP）以振幅降低为主。

（4）超声多普勒检查有助于发现血流低灌注。

（5）头、颈 CTA、血脂等检查有助于协助诊断。

【鉴别诊断】

1. 视神经炎（视盘炎）　患者年龄较轻，视力急剧下降，有眼球转动痛，视盘充血，可伴有视网膜出血。眼底荧光血管造影（FFA）、视野检查有助于鉴别。

2. Foster－Kennedy（F－K）综合征　为前颅凹占位病变，视野改变为偏盲或中心暗点。一眼已视神经萎缩，另眼新发视神经乳头水肿时应与 F－K 综合征鉴别，二者均可表现为一眼视乳头苍白（萎缩）而另一眼视乳头水肿。但颅内占位所导致的 F－K 综合征常伴有颅内压增高的现象，视乳头水肿比较严重，CT、MRI 等检查有助证实颅内占位性病变。

【治疗】

1. 治疗原则　寻找病因，对症治疗，适当应用激素和血管扩张剂等治疗。中医认为本病的基本病机为脉络瘀阻，目系受累而致遮蔽神光，治疗过程中应以行气活血，化瘀通络为要，结合全身情况，辨证论治。

2. 西医治疗

（1）查找病因，治疗原发病，改善眼部动脉灌注。

（2）全身应用糖皮质激素治疗。

（3）静脉滴注血管扩张药，改善微循环。

（4）降低眼内压　口服醋氮酰胺一次 250mg，2～3 次/日，降低眼压，相对提高眼灌注压。

（5）辅助治疗　口服甲钴胺片、维生素 B_1 片、维生素 C 片营养保护视神经。

3. 中医治疗

（1）辨证论治

①肝阳上亢证

证候：起病急，急剧视力下降；眼底有视盘水肿、周围出血；伴有头痛、眩晕、耳鸣，头重脚轻；舌质红，脉弦数。

治法：平肝潜阳，活血通络。

方药：天麻钩藤饮加减。视盘周围若有出血者可加白茅根、牡丹皮、荆芥炭、茜草等止血。失眠多梦者可加煅龙骨、牡蛎，珍珠母镇静安神。

②气血两亏证

证候：素体虚弱或失血过多，视物突然模糊，视盘肿胀色淡；伴有头昏，少气疲乏，面色苍白或萎黄，失眠多梦；舌质淡，脉细弱。

治法：补益气血，活血明目。

方药：八珍汤加减。若心悸失眠多梦可加炙黄芪、远志、柏子仁、酸枣仁、龙眼肉等养心安神。若视乳头水肿明显者可加猪苓、炒泽泻、薏苡仁等利水渗湿。

③肝郁气滞证

证候：眼症同前；患者平素情志抑郁或妇女月经不调，易怒，胸胁胀痛，口苦、咽干；舌质暗红，苔薄白，脉弦细。

治法：疏肝解郁，活血行气。

方药：逍遥散加减。若视乳头水肿明显者可加猪苓、泽泻、薏苡仁等利水渗湿。水肿消退，视盘颜色变淡、视网膜血管变细者可加葛根，黄芪、升麻等益气升阳。月经不调者加制香附、益母草、红花等行气活血调经。有热症者可加入牡丹皮、栀子清热。

（2）中成药

①复明片：气血两亏型缺血性视神经病变者，可用复明片口服治疗。

②云南红药胶囊：气滞血瘀型缺血性视神经病变者，可用云南红药胶囊口服治疗。

（3）其他治疗　针刺治疗：根据全身辨证，可选取睛明、攒竹、瞳子髎、太阳、合谷、足三里、膈俞、血海、三阴交、太溪、太冲等穴。

扫码“看一看”

【预防与调护】

（1）饮食宜清淡，戒烟酒，忌辛辣，有营养。

（2）保持心情舒畅，调情志。

（3）积极治疗全身疾病，如高血压、高血脂、糖尿病等。

第四节　视交叉与视路病变

一、视交叉病变

视交叉是两侧视神经交汇处的神经组织，位于蝶鞍上方，下方为脑垂体，两侧为颈内动脉，上方为第三脑室，周围为海绵窦，前方为大脑前动脉、前交通动脉以及鞍结节。其周围组织的病变均可引起视交叉损害。

视交叉病变可按中医“青盲”辨治。

【病因病理】

1. 西医病因病理　引起视交叉损害最常见的病变为脑垂体肿瘤，其次为鞍结节脑膜瘤、颅咽管瘤、前交通动脉瘤；有时偶可因第三脑室肿瘤或脑积水、视交叉蛛网膜炎或视交叉神经胶质瘤引起视交叉损害。出现不同的特征性视野损害，并可导致下行性的视神经萎缩。

2. 中医病因病机　与“视神经萎缩”大致相同。

【诊断】

1. 临床表现　典型视交叉病变为双眼颞侧偏盲（图 18－3），其视野改变是从象限不完整的缺损开始，双眼几乎同时出现。发生在视交叉下方的脑垂体肿瘤引起的视野缺损从颞上象限开始，随后出现颞下、鼻下、鼻上象限视野缺损。眼底早期无改变，晚期表现为原发性视神经萎缩。早期中心视力下降，晚期失明。脑垂体肿瘤还可伴有肥胖、性功能减退、男子无须、阳痿、女性月经失调等内分泌障碍的表现。

2. 实验室检查

（1）视野检查　典型的双眼颞侧偏盲有助于诊断。

（2）CT、MRI　有助于查找颅内占位性病灶。

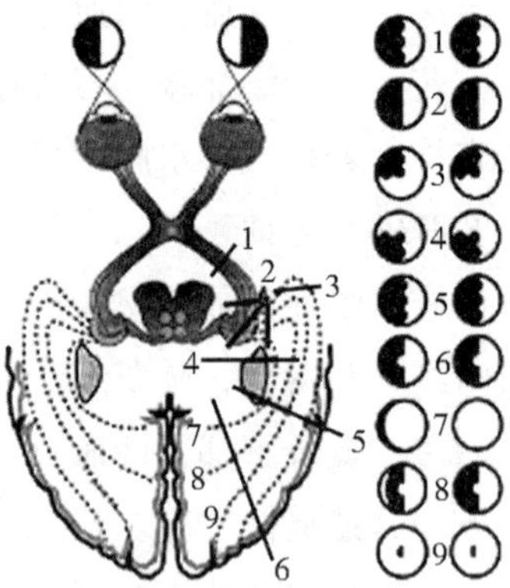

图 18－3　视路病变所致视野改变

【治疗】

1. 西医治疗视交叉病变，在于积极治疗其原发疾病。脑垂体肿瘤压迫视交叉所致的视力、视野损害，经手术切除肿瘤后，其视功能可有惊人的恢复。然而，第三脑室等肿瘤伴有颅内高压者，如视盘水肿后发生继发性视神经萎缩，其视功能预后多半不佳。

2. 中医治疗参考“视神经萎缩”。

二、视路病变

视交叉以上视路包含视束、外侧膝状体、视放射、枕叶皮质。

（一）视束病变

视束周围组织病变所致，常见如脑肿瘤，脑血管疾病，脱髓鞘疾病。视野表现为病变对侧双眼同侧偏盲，双眼视野缺损多不一致。并可表现为 Wernicke 偏盲性瞳孔强直，即光线照射偏盲侧网膜不引起瞳孔收缩。发展数月后可出现下行性视神经萎缩。

（二）外侧膝状体病变

极少见，一般因外侧膝状体的血供障碍或肿瘤压迫所致，视野表现为病变对侧双眼同侧偏盲，双眼视野缺损一致。与视束病变不同，没有 Wernicke 偏盲性瞳孔强直，晚期亦可引起下行性视神经萎缩。

（三）视放射病变

视野表现为病变对侧双眼象限性同侧偏盲，视放射前部受损可致双眼视野缺损不一致，后部受损则双眼视野缺损大多一致。后部受损在偏盲视野内中央注视区可保留 3°以上的功能区，称黄斑回避，无视神经萎缩及 Wernicke 偏盲性瞳孔强直，可有幻视、幻味等大脑损害症状。

（四）枕叶病变

以血管病、脑外伤多见，视野损害多为病变对侧双眼一致性同侧偏盲，有黄斑回避，无视神经萎缩及 Wernicke 偏盲性瞳孔强直，可有不成形幻视。双侧枕叶皮质的损害又称皮质盲，表现为双眼全盲，瞳孔对光反射无异常，眼底正常，但 VEP 检查异常，可与伪盲及癔症鉴别。

第五节　视神经萎缩

视神经萎缩指任何疾病引起视网膜神经节细胞及其轴突发生的退行性病变而致视盘颜色变淡或苍白。亦可由遗传、外伤导致。本病属于中医眼科“青盲”范畴。

【病因病理】

1. 西医病因病理　病因复杂多样，多见于：①颅内高压或颅内炎症，如结核性脑膜炎；②视网膜病变，包括血管性（视网膜中央动静脉阻塞）、炎症（视网膜脉络膜炎）、变性（视网膜色素变性）；③视神经病变，包括血管性（缺血性视神经病变）、炎症（视神经炎）、铅及其他金属类中毒、梅毒性；④压迫性病变，眶内或颅内肿瘤、出血；⑤外伤性病变，颅脑或眶部外伤；⑥代谢性疾病，如糖尿病；⑦遗传性疾病，如 Leber 病；⑧营养不良性疾病，如维生素 B 缺乏。

2. 中医病因病机　中医认为本病的病机关键为目系失于濡养而萎缩，多因肝肾两亏；或久病多虚，精虚血少，不得荣目；或情志抑郁，肝气不舒；头眼外伤，目系受损，或脑部肿瘤压迫目系，致脉络瘀阻，目窍闭塞而神光泯灭。

【诊断】

1. 临床表现　视力下降明显，严重者仅有手动甚至无光感。眼外观无异常，瞳孔散大，直接对光反射迟钝或消失。视盘色淡、苍白，生理凹陷扩大或消失，视网膜动脉血管多数变细。（图 18－4，彩图 19）

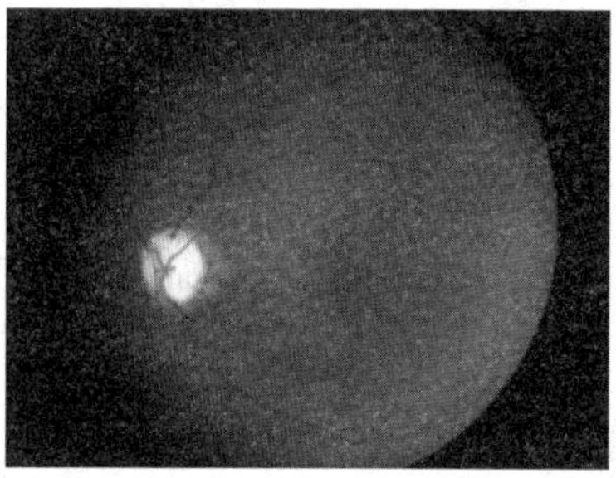

图 18－4　视神经萎缩

2. 分类　临床上根据眼底表现，将其分为原发性和继发性视神经萎缩两大类：①原发性视神经萎缩（primary optic atrophy）：为筛板以后的视神经、视交叉、视束以及外侧膝状体的视路损害，其萎缩过程是下行的。视盘色淡或苍白，边界清楚，视杯可见筛孔，视网膜血管一般正常；②继发性视神经萎缩（secondary optic atrophy）：原发病变在视盘、视网膜脉络膜，其萎缩过程是上行的。视盘色淡、秽暗，边界模糊不清，生理凹陷消失。视网膜动脉变细，血管伴有白鞘；后极部视网膜可残留硬性渗出或未吸收的出血。

3. 实验室检查

（1）视野　不同程度的视野缺损。

（2）视觉诱发电位（VEP）　P_{100}波潜伏期延长，振幅下降。

（3）光学相干断层扫描（OCT）　视乳头边缘组织减少，视杯较浅，视网膜神经纤维层变薄。

（4）CT　明确颅内有无导致视神经萎缩的占位性病变。

视神经萎缩的诊断不能仅凭视盘颜色判断，必须结合视力、视野等综合分析。

【治疗】

1. 治疗原则 西医对本病目前尚无理想的治疗方法，一般多采用对症治疗。中医认为本病的基本病机为目系失养，治疗过程中应以补益气血，通络明目为要，结合全身情况，辨证论治。

2. 西医治疗 积极治疗其原发疾病。视神经管骨折如能及时手术也可收到较好的效果。其他原因所致的视神经萎缩可用神经营养及血管扩张等药物治疗。

3. 中医辨证论治

（1）肝肾亏虚证

证候：视力渐降，视物昏朦，甚至失明；视盘色淡白或苍白；全身症可见头晕耳鸣、腰膝酸软；舌质淡，苔薄白，脉细。

治法：补益肝肾，益气升阳。

方药：驻景丸加减方。“目得血而能视”，当归为补血之要药，方中可加入此药及石菖蒲等，以补血开窍明目。若视盘颜色苍白杯盘比较深，可以酌加黄芪、党参、白术、葛根、升麻、柴胡等益气升阳。

（2）气血不足证

证候：眼症同前；全身可见头晕健忘、心悸失眠，面色无华，神疲乏力；舌质淡，苔薄白，脉沉细。

治法：益气养血，养心安神。

方药：八珍汤加减。心悸、失眠健忘者可加炒酸枣仁、柏子仁、炙远志、首乌藤等宁心安神。

（3）肝气郁结证

证候：眼症同前；全身兼见情志抑郁、胸胁胀痛、口苦咽干；舌质红，苔薄，脉弦。

治法：疏肝解郁，明目开窍。

方药：丹栀逍遥散加减。若热症不显者可去牡丹皮、栀子。

（4）气滞血瘀证

证候：头眼外伤，视力下降，视盘颜色苍白，边界清，动静脉细；全身兼见头痛，舌质紫暗边有瘀斑，苔薄白，脉涩。

治法：活血化瘀，行气通络。

方药：血府逐瘀汤加减。可加入石菖蒲、地龙、路路通增强开窍通络之功。

（2）中成药

①复明片：肝肾阴虚型视神经萎缩者，可用复明片治疗。

②云南红药胶囊：针对外伤性气瘀血滞型视神经萎缩者，可用云南红药胶囊口服。

（3）其他治疗

针灸疗法 主穴：睛明、承泣、球后。配穴：攒竹、太阳、四白、合谷、光明、三阴交、肝俞、肾俞。久病阳虚者，远端穴位可施灸法，或针灸并用。临床发现，患者就诊时若视力在0.1以下，则针刺效果不理想，若视力在0.1及以上，则针刺尚可提高患者视力。

【预防与调护】

（1）慎用对视神经有毒害作用的药物，如乙胺丁醇、奎宁等。

（2）戒烟酒、慎起居、调情志。

（彭　华　李永芝）

扫码“练一练”

扫码“学一学”

第十九章　眼外肌病

正常情况下，双眼球协调一致的运动是依靠眼外肌的收缩和松弛实现的。两眼各有四条直肌，两条斜肌。每一眼肌的具体作用取决于眼球在某眼位的运动方向。双眼向正前方平直注视时的眼位，称为原眼位或第一眼位。在原眼位时，直肌的主要作用分别是内、外、上、下转，由于上、下直肌与视轴方向成23°夹角，除上、下、内转外，还有内、外旋的作用。因上、下斜肌与视轴呈51°角，其主要作用为内、外旋，次要作用为上、下、外转。

病理状态下，双眼12条眼外肌因自身肌力不平衡或神经支配系统失调造成的双眼不能同时注视目标，视轴呈分离状态时所发生的病变，称为眼外肌病。其表现为一眼注视目标，另一眼偏离注视目标，即斜视（strabismus）。

中医称眼外肌为“眼带”，属肌肉组织。因脾主肌肉，脾与胃互为表里，故眼外肌病多与脾胃功能失调有关，临床上多从脾胃论治，同时可配合其他疗法，大多数情况下需手术治疗。

第一节　斜　　视

由于眼外肌力量不平衡，注视目标时，双眼视轴呈分离状态，被注视的物体不能同时在双眼视网膜黄斑中心凹上成像而出现一眼注视目标，另一眼偏离目标的状态，称为斜视（strabismus）。临床上通常将斜视分为共同性斜视与非共同性斜视（主要是麻痹性斜视）两大类。共同性斜视多在5岁前发病，而麻痹性斜视则可发生在任何年龄，两者均无明显性别差异。共同性斜视是指双眼视轴分离，各个注视方向的偏斜角基本相等，眼球运动未受限制。麻痹性斜视与共同性斜视的主要不同是眼球运动有障碍，即眼外肌麻痹或部分麻痹。

本病属中医“目偏视”范畴。因麻痹性斜视多由风邪所致，故称为“风牵偏视”；有些麻痹性斜视以复视症状为主者称为“视歧”。因共同性内斜视多见于小儿，中医称之为“小儿通睛”。

一、麻痹性斜视

由于单条或多条眼外肌完全性或部分性麻痹导致眼球向某个或某几个方向转动障碍引起的斜视。虽然在大多数情况下只是由于全身其他系统疾病引起眼部的并发症，但是本病所引起的复视和混淆视会给患者生活带来极大的困难。本病为临床常见病，属于中医学“风牵偏视”的范畴。

【病因病理】

1. 西医病因病理　麻痹性斜视的病因复杂，并非单纯由眼科疾患引起，大多数是全身其他系统性疾病的一部分。病理上主要是支配眼外肌的神经瘫痪，进一步引起眼外肌麻痹所致，因眼外肌本身外伤、病变引起者临床并不多见。常见原因有颅脑外伤、脑膜炎、脑炎、头颅血管性疾病、颅内肿瘤、鼻咽部肿瘤、内分泌障碍、代谢障碍、中毒及重症肌无力等。

2. 中医病因病机

（1）气血不足，风邪乘虚侵入经络，致眼目筋脉弛缓。

（2）脾失健运，水湿内停，聚湿生痰，复感风邪，风痰阻络，导致眼带转动不灵。

（3）头面外伤，或肿瘤压迫，致眼部筋脉受损。

（4）平素阳亢，肝阳化风，阳亢风动，脉络受损，致眼带弛缓。

【诊断】

1. 临床表现　麻痹性斜视的临床过程可分为以下几个阶段：麻痹肌功能减弱，而对抗肌功能亢进；继而麻痹肌的直接对抗肌发生痉挛或挛缩，逐步发生萎缩、纤维化、玻璃样变、失去正常的弹性；偏斜扩散到所有的注视方向，逐渐向共同性斜视方向发展（即共同性扩散，或叫麻痹泛化）。

（1）症状　后天性麻痹性斜视多为急性，往往立即出现复视、视混淆，严重的复视会出现眩晕和恶心呕吐，必须闭上一眼或遮盖一眼才能使症状消失。由于突然的眼位偏斜，视觉定位功能被破坏，患者走路时步态不稳，常向某一方向偏斜，触拿物体有异常投射现象。患者为克服复视，会很快出现代偿头位。如先天性或幼年早期发生的部分麻痹性斜视，由于有代偿头位和健全的融合机能，一般多无自觉症状，偶有因某些原因发现复视、眼斜而来就诊者，有的患儿会以斜颈就医。

（2）体征　麻痹眼向麻痹肌作用方向运动受限，眼位向麻痹肌作用相反方向偏斜，第二斜视角大于第一斜视角（健眼注视目标，斜眼的偏斜度称为第一斜视角；斜眼注视目标，健眼的偏斜度称为第二斜视角）。斜视度因注视方向而改变，向麻痹肌作用方向注视时斜视度增大。并出现代偿头位。

2. 实验室检查

（1）复像检查和 Parks 三步法检查　可明确麻痹肌。

（2）实验室检查　常有血脂高、血黏度增高或血糖增高等高危因素。

（3）CT 或 MRI 检查　可发现颅内肿瘤、鼻咽部肿瘤等原发病。

【鉴别诊断】

主要与共同性斜视鉴别：后者无复视，无代偿头位，双眼运动不受限，各注视方向斜视度相同。

【治疗】

1. 治疗原则　本病在大多数情况下只是全身其他系统疾病引起的眼部并发症，但是其所引起的复视和混淆视会给患者生活带来极大的困难。早期应尽可能查清病因，积极治疗原发病。若经过 6～8 个月的治疗无效时，可行手术治疗或佩戴三棱镜矫正，目的是消除前下方视野的复视。

2. 西医治疗

（1）药物治疗

①营养神经：可使用胞二磷胆碱、三磷酸腺苷、辅酶 A、肌苷、维生素 B_1、维生素 B_{12}

等药物，以帮助神经功能恢复。

②糖皮质激素：对于因炎症、外伤等原因引起者，早期可使用糖皮质激素以抗炎和减轻组织水肿。

③肉毒杆菌毒素A：在肌电图的监视下，将肉毒杆菌毒素A注射于麻痹肌的拮抗肌内，使其暂时性麻痹，重建麻痹肌与拮抗肌之间的平衡。

（2）光学治疗

①遮盖疗法：遮盖麻痹眼，解除复视，或遮盖健眼，以减少麻痹肌的拮抗肌挛缩，视力相等或相差不大者，可交替遮盖。

②三棱镜矫治：对于有复视的患者，可佩戴三棱镜消除前下方视野的复视。

（3）手术治疗

①手术时间：后天性眼外肌麻痹应在发病后6～8个月不见好转时行手术。非手术治疗后病情有所好转但仍未痊愈者，可待病情稳定4～6个月再考虑手术。先天性眼外肌麻痹：在麻痹肌已肯定、病因已确定并且不危及生命、也不会发展或复发后，可考虑手术。

②手术原则：首先确定注视眼（患者是用麻痹眼还是健眼注视），健眼注视者，其直接对抗肌受累而发生痉挛、挛缩；麻痹眼注视时，受累肌是麻痹肌的配偶肌，二者的手术设计是完全不同的。日常生活中人们多用水平线以下眼位，要尽量把高的眼位降下来。若有眼外肌的痉挛或牵引，首先要解除牵引，松弛挛缩的肌肉。减弱麻痹肌的直接对抗肌所起的作用，要远远超过加强麻痹肌的效果。做直肌手术时一般一次不超过两条直肌，以免影响眼球前部的供血。

③手术方式：包括麻痹肌缩短及拮抗肌后徙术。注意超大量的拮抗肌后徙术，只能使眼球放在正中，但不能转动。

3. 中医治疗

（1）辨证论治

①风邪中络证

证候：目珠猝然偏斜，向某些方向转动不灵，视一为二，起病多有恶寒发热、头痛；舌淡红，苔薄白，脉浮。

治法：祛风通络，扶正祛邪。

方药：小续命汤加减。若风热为患，原方去附子、生姜、桂枝，加生石膏、生地黄、桑枝、秦艽等疏风清热通络。

②风痰阻络证

证候：骤然目珠偏斜，视一为二，目珠向某些方向转动不灵，兼胸闷呕恶，食欲不振，泛吐痰涎；舌淡，苔白腻，脉滑。

治法：健脾化痰，祛风通络。

方药：六君子汤合正容汤加减。

③脉络瘀阻证

证候：头部外伤或眼部直接受伤后，目珠偏视，向某些方向转动不灵，视一为二；舌质暗或有瘀斑，脉涩。

治法：活血行气，化瘀通络。

方药：桃红四物汤合牵正散加减。后期可加黄芪、党参以益气扶正。

④阳亢风动证

证候：多为年老体衰之人，平素常有头昏头痛、耳鸣眼花，手足心热，夜寐不安，腰膝酸软；突然目珠偏斜，向某些方向转动不灵，视一为二；舌红苔薄黄，脉弦细。

治法：平肝潜阳，熄风通络。

方药：天麻钩藤饮合六味地黄丸加减。

（2）其他治疗

①推拿眼周及全身俞穴：促进血液循环，疏通经络，促进眼肌收缩功能的恢复。

②脉冲理疗：刺激麻痹眼外肌，促进血液循环，防止或减少肌肉萎缩。

③针灸治疗：以取三阳经穴位为主，局部及远端取穴配合，每次选 2～4 个穴，每日 1 次，10 日为 1 疗程。常用穴位：天柱、完骨、风池、睛明、瞳子髎、承泣、四白、阳白、丝竹空、太阳、攒竹、颊车、地仓、合谷、足三里、太冲、行间。

【预防与调护】

（1）遮盖麻痹眼，消除复视。

（2）忌食肥甘厚腻，以免聚湿生痰加重病情。

（3）避风寒，慎起居，以减少本病的发生。

（4）有高血压、糖尿病者，平时要控制好血压、血糖。

二、共同性斜视

共同性斜视是由机械因素或神经支配因素或两者共同作用所引起的双眼不能同时注视目标，当一眼注视目标时，另一眼会偏离目标，而两眼球各向运动不受限制的视觉状态。根据两眼视轴分离的方向不同，共同性斜视又分为内斜视、外斜视及旋转性、垂直性斜视。本病较麻痹性斜视为多，多在 5 岁前发病，属于中医“通睛”范畴。

【病因病理】

1. 西医病因病理　共同性斜视的病因病理，目前还不完全清楚，一般认为与机械性因素或神经支配因素或两种因素的共同作用有关。机械性因素（解剖因素）包括眼眶的大小、形状；球后组织的体积及形状；眼外肌的止端、长度、弹性、结构；眼球筋膜与韧带的解剖状态等。神经支配因素，即抵达眼外肌的神经冲动因素，双眼必须依靠集合兴奋来维持双眼视线的平行，以取得双眼单视，集合过强或外展过弱或两者同时存在均可产生斜视。此外未经矫正的远视或过度矫正的近视眼，均因过度使用调节而诱发过强集合，造成内隐斜或内斜视；未经矫正的近视，由于看近距离目标，不使用调节，常引起外隐斜或外斜视。

2. 中医病因病机

（1）先天禀赋不足，眼带发育不良或眼珠发育异常，能远怯近等而致目偏斜。

（2）婴幼儿期长期逼近视物或头部偏向一侧，视之过久致筋脉挛滞而目偏视。

【诊断】

临床表现

（1）先天性内斜视　6个月龄前发生的恒定性内斜视，开始时内斜视可间歇出现，很快形成恒定性内斜，内斜视角大（$30^{\triangle}\sim50^{\triangle}$以上）。因双眼交替注视，故较少形成弱视，如为单眼注视，可伴发弱视。一般呈轻度远视，佩戴充分矫正眼镜后斜视角不减小。一般眼球外转力弱，内转力强。可伴分离性垂直偏斜（DVD）、眼球震颤、垂直斜视等。

（2）后天性内斜视

①完全调节性内斜视：好发年龄在2～5岁，斜视角变化较大，早期间歇出现，看近内斜角加大，看远减小，而且斜视角的大小与患者精神状态及看近时使用调节量有关。多为中度远视，如远视不经矫正，可逐步发展为恒定性内斜视，及时使用矫正眼镜，较少发生弱视。佩戴充分矫正眼镜后，内斜视可消失，或变成部分调节性内斜视。

②部分调节性内斜视：1～3岁发病，为轻度或中度远视，佩戴完全矫正远视眼镜后，内斜视角减小，但乃残余$10^{\triangle}$以上内斜视。多有单眼弱视及异常视网膜对应，仅少数人存在双眼视。常伴单或双眼垂直斜视。

③非调节性内斜视：指6个月以后发生的、与调节无关的内斜视，占儿童共同性内斜视的1/3。a. 基本型内斜视：无明显的屈光不正，远、近斜视几乎相等，发病初期呈间歇性，有复视，斜视角较先天性内斜视小，逐渐增加至$30^{\triangle}\sim70^{\triangle}$，需注意眼底有无视乳头水肿，有无中枢神经系统异常。b. 非调节性集合过强型内斜视（视近内斜视）：发病年龄在2～5岁，屈光状态为远视或正视看远正位或小角度内斜视，看近内斜视角较大，与调节无关，戴镜不能改变斜视度。c. 分开不足型内斜视（视远内斜视）：看远呈内斜视，看近则正位，无屈光不正。d. 内斜视合并近视：发生年龄较晚，中、高度以上近视，内斜视缓慢发展并伴有高低位及外旋斜视，外展受限。

（3）共同性外斜视

①间歇性外斜视：常在1岁左右发生，5岁左右表现较明显。外斜程度随年龄增大而逐渐加重。看远时外斜明显，看近一般能融像，无斜视。集合功能较好，一般与屈光不正无直接关系。由于间歇性外斜的儿童在部分时间能融像，因此较少发生弱视。可合并A－V征、垂直斜视。

②恒定性外斜视：可在出生时发生，也可由间歇性发展为恒定性，在婴儿期发生的恒定性外斜，通常有潜在的神经性疾病。外斜视较稳定，斜视角较大（$>-20^{\triangle}$）。出生时发生者双眼视较差，由间歇性外斜视发展而来者，术后有望恢复部分双眼视。无明显的屈光参差时，很少出现弱视，一般为双眼交替注视。若存在明显屈光参差，常有异常视网膜对应、弱视。常有集合功能不足，合并A－V征、下斜肌功能过强或垂直斜视。

【鉴别诊断】

1. 先天性内斜视　主要与假性内斜视（内眦赘皮）、Duane眼球后退综合征、Möbius综合征、眼球震颤阻滞综合征、先天性外展神经麻痹伴婴幼儿调节性内斜视、知觉性内斜视及神经损伤性内斜视鉴别。

2. 完全调节性内斜视　主要与调节低下型内斜视、非调节性集合过强型内斜视、远视欠矫等鉴别。

3. 共同性外斜视　主要与动眼神经麻痹鉴别，后者常有复视、眼球运动障碍等。

【治疗】

1. 治疗原则　共同性斜视治疗的主要目的是恢复双眼视觉功能。首先要消除斜视造成的视觉缺失，主要包括脱抑制、治疗弱视。在两眼视力平衡或经过治疗达到平衡时，再应用手术或非手术的方法矫正斜视。

2. 西医治疗

（1）治疗弱视　遮盖主视眼，完全遮盖或按比例遮盖，在遮盖期间要监视注视性质，并行视力的定量检查。

（2）矫正屈光不正　3D 以上的远视，必须佩戴眼镜。

（3）手术治疗

①先天性内斜视：原则上尽可能早手术，多数学者主张 1.5 ~2 岁以前手术，可争取获得周边融合，功能性治愈机会多。手术宜欠矫，以免将来出现外斜视。术式以双内直肌后徙为主，常规后徙量为 5 ~6mm。

②后天性内斜视：对部分调节性内斜视残余内斜视的手术治疗，手术量一般按戴镜后残留看远斜视角度设计内斜矫正术。若斜视角大，除后徙双内直肌外还可加后固定缝线术。

③间歇性外斜视：外展过强型，主要做外直肌后退，不足部分行内直肌缩短；集合不足型，主要做内直肌缩短，不足部分行外直肌后退；基本型，行一眼内直肌缩短和外直肌后退，手术量相等，也有行双眼外直肌后退。

④恒定性外斜视：通常需要手术治疗，手术方法的选择同间歇性外斜视。手术目的分功能性和美容性。对需达到功能性效果的，宜尽早手术；对需达到美容性效果的，切记过矫。

3. 中医治疗

（1）辨证论治

①肝肾不足型

证候：目珠偏向内侧，目珠各向转动正常，能远怯近，视物模糊；舌淡红，苔薄白，脉弱或缓。

治法：补益肝肾。

方药：杞菊地黄丸加减。伴能远怯近者加何首乌、龙眼肉、肉苁蓉。

②筋脉挛滞型

证候：小儿长期逼近视物，或偏视灯光及亮处，眼珠逐渐向内偏斜；全身及舌脉无异常。

治法：舒筋通络。

方药：正容汤加减。

（2）其他治疗　针灸治疗：睛明、瞳子髎、承泣、太阳、攒竹、颊车、地仓、风池、合谷、足三里。每次选 2 ~4 个穴，每日 1 次，10 日为一疗程。

【预防与调护】

（1）婴幼儿期不可让其逼近视物，仰卧时避免让头经常侧视光亮处，以免日久形成斜视。

（2）患儿宜早期散瞳验光，需要矫正者应及早佩戴眼镜。

（3）加强营养，增强体质，坚持治疗。

（4）要向患儿父母介绍有关知识，取得他们配合。

第二节　眼球震颤

眼球震颤（ nystagmus）是一种非自主性、有节律的眼球摆动，是由于某些视觉的、神经的或前庭机能的病变导致的眼球运动异常。按其运动方向分水平眼球震颤、垂直眼球震颤、旋转眼球震颤或混合性眼球震颤，其中以水平震颤较常见。眼球震颤属中医“辘轳转关”范畴，主要指眼珠像辘轳样旋转不定。多因先天禀赋不足、外风入侵或阴不制阳、肝风内动所致。

1. 先天性眼球震颤

（1）先天性运动性眼球震颤（congenital motor nystagmus）　主要是神经传出机制缺陷，而眼部无异常改变，病因不详，与遗传有关。为双眼同向眼球震颤，通常为水平性的，也可表现为旋转性或混合性。其眼球震颤特点有快相、慢相的差别，即一个方向为慢相或称生理相，另一方向（相反方向）为快相，是慢相的回复运动。集合时震颤减轻，因此常合并内斜视。可存在静止眼位（中间带），即眼球震颤减轻视力提高的位置。如果静止眼位不在第一眼位，患者常采取代偿头位，利用静止眼位来调整注视方向，可增加中心凹注视的时间。初期常合并点头现象，随年龄增长逐渐好转。无视物晃动感。

（2）感觉缺陷性眼球震颤（sensory defect nystagmus）　继发于视觉传入路径的缺陷。黄斑部模糊的物像，引起反馈紊乱，造成固视反射发育障碍，使正常维持目标于中心凹的微细运动系统功能丧失，形成眼球震颤。其眼球震颤为钟摆型，侧方注视时，变为冲动型。如果出生时视力即丧失，则在 3 个月时出现眼球震颤。眼球震颤的严重程度取决于视力丧失的程度。

（3）隐性眼球震颤（latent nystagmus）　病因不明，为一种水平性冲动型眼球震颤。双眼睁开时无眼球震颤，遮盖一眼时出现双眼眼球震颤，快相指向未遮盖眼。也可表现为显性眼球震颤上附加隐性眼球震颤。此时遮盖任何一眼后，眼球震颤幅度增加，视力下降。隐性眼球震颤患者检查视力方法不同于一般视力检查。

2. 后天获得性眼球震颤　一般出现在脑干疾病患者，多表现为垂直眼球震颤或旋转眼球震颤。

3. 前庭性眼球震颤　由前庭神经核病变诱发，表现为垂直眼球震颤。

【治疗原则】

主要针对病因治疗。由于眼球震颤的发病机制不明，迄今没有直接消除眼球震颤的治疗方法，只有一些改善临床症状的间接方法。可采取：①矫正屈光不正；②三棱镜矫治：

目的在于消除代偿头位，增进视力；③手术治疗：对于先天性眼球震颤可考虑手术治疗，目的在于矫正代偿头位、转变眼位、减轻眼球震颤、提高视力。手术原则：将慢相侧两眼外肌后退，减弱其张力，使之与快相侧眼外肌力量平衡，使眼位从偏心注视位转到正前方位注视。

扫码“练一练”

（仝警安　赵晓明）

扫码“学一学”

第二十章　眼眶病

眼眶是由骨性眼眶（硬组织）和眶内容（软组织）组成。骨性眼眶是由额骨、碟骨、颧骨、上颌骨、颚骨、泪骨和筛骨7块骨骼组成的向前外方开口的四边锥形体骨窝，形成上、内、下、外四个眶壁，这些眶壁分别与前颅窝、额窦、筛窦、上颌窦、颞窝等相邻，同时眶壁存在骨孔、骨裂，有血管和神经通过，因此临床上可见眶内与邻近组织的病变相互影响。眶内容包括眼球、视神经、眼外肌、血管、神经、筋膜和眶脂肪等，这些组织位于骨性眼眶有限的眶腔内。

眼眶病是指眶隔以后的眶骨和眶内软组织病变，或因眶周和全身病侵犯眼眶所发生的病变。眼眶病变时，常引起眶腔容积或眶内容体积发生变化，临床上的突出表现就是眼球突出或眼球内陷。其中眼球突出是眼眶病最常见的临床表现，突出的方向常能反映病变的位置和性质。了解不同眼眶疾病的临床特点，对眼眶病的诊断和治疗具有重要意义。

眼眶疾病多位于眶内深部，除一般眼部检查外，影像学检查对眼眶病的诊断和治疗具有重要指导意义，常用的影像学检查方法有CT、超声波、MRI、DSA（数字减影血管造影）等。此外，病理学检查也是诊断眼眶病变，特别是眼眶肿瘤的常用方法。

中医眼科学对眼眶病的认识多限于与眼球突出相关的眼病，诸如类似于眶蜂窝织炎的“突起睛高”、类似于甲状腺相关性眼病或眶肿瘤及假瘤的“鹘眼凝睛”、类似于眶血管性病变的“珠突出眶”或“睛凸”等。其病因复杂，包括热毒、气滞、血瘀、痰湿等，治疗以清热解毒、理气化痰、活血化瘀、软坚散结等为主，同时还应结合全身情况和相关疾病进行治疗。

第一节　眶蜂窝组织炎

眶蜂窝组织炎（orbital cellulitis）是指发生于眼眶内软组织的急性细菌感染性炎症。根据感染的部位不同，以眶隔为界分为隔前蜂窝组织炎和隔后或眶深部蜂窝组织炎。眶蜂窝组织炎多发于青少年，常单眼发病，不仅严重影响视力，有时还可引起颅内并发症或败血症而危及生命，属眼科急症。眶蜂窝组织炎属中医“突起睛高”范畴。

【病因病理】

1. 西医病因病理　眶蜂窝组织炎由细菌感染引起。邻近组织特别是鼻窦炎症的扩散是其最主要感染途径，也可发生于眶骨膜炎、眶外伤伴眶内异物存留、手术感染等，血源性感染少见。常见的致病菌有溶血性乙型链球菌和金黄色葡萄球菌等。致病菌常由邻近区域的静脉血流蔓延而来，首先发生血栓性静脉炎，继而为化脓性感染。

2. 中医病因病机　本病多因外感风热邪毒，或火热亢盛，邪毒流注于目，蕴结不解，致气血凝滞，肉腐血败而成。

【诊断】

1. 临床表现

（1）眶隔前蜂窝组织炎　眼睑红肿，球结膜充血水肿；常伴有发热、全身不适和耳前淋巴结肿大；成脓后可穿破皮肤，排出脓性分泌物。

（2）眶深部蜂窝组织炎　患眼疼痛，视力显著下降。眼睑、球结膜高度充血、水肿，眼球突出，运动障碍，传入性瞳孔运动障碍；眼底检查可见视盘水肿，视网膜静脉充盈；病情严重者，引起眶尖综合征，甚至感染向颅内扩散，危及生命。常伴发热、头痛、恶心、呕吐等全身中毒症状。

2. 实验室检查

（1）血常规白细胞总数升高，以中性粒细胞最为显著。

（2）CT、超声波检查有助于诊断。

【鉴别诊断】

甲状腺相关性眼病：多双眼发病，发病较缓，病程较长，无明显疼痛，常伴有甲状腺功能异常和上睑退缩与迟落。CT 和 B 超检查对鉴别诊断有重要意义。

【治疗】

1. 治疗原则　眶蜂窝组织炎属眼科急症，在辨证论治的同时，应全身应用大剂量抗生素以控制感染，避免严重并发症发生。

2. 西医治疗

（1）抗感染治疗　原则上应尽早给予足量广谱抗生素。用药过程中，可根据细菌培养结果酌情调整用药。在足量抗生素的基础上，还可根据病情，适当使用糖皮质激素。

（2）炎症局限化脓后，可在超声波引导下抽出脓液或切开引流。

（3）处理原发病灶。

（4）眶压高者，可用脱水剂降低眶内压。

（5）滴抗生素眼液、涂抗生素眼膏以预防暴露性角膜炎。

（6）对于发生海绵窦炎症的病例，应在相关专业医生的指导下积极抢救。

3. 中医治疗

（1）辨证论治

①风热邪毒证

证候：患眼疼痛，眼睑充血肿胀，眼球轻度突起，转动不灵；伴发热不适，或耳前硬结压痛；舌红，苔薄黄，脉浮数。

治法：疏风清热，解毒散邪。

方药：普济消毒饮加减。

②火毒壅滞证

证候：患眼疼痛拒按，眼睑、球结膜高度充血、水肿，眼球突出，运动障碍，视力下降；伴高热头痛，便秘溲赤，甚至神昏烦躁；舌红或紫绛，苔黄，脉数。

治法：泻火解毒，消肿止痛。

方药：清瘟败毒散加减。大便秘结者，加大黄、芒硝通腑泄热；壮热神昏者，可用清营汤送服安宫牛黄丸。

（2）其他治疗　病变早期，可选用金银花、野菊花、蒲公英、赤芍、黄连等水煎，取汁做眼部湿热敷或局部离子导入，以清热解毒、散结消肿止痛。

【预防与调护】

（1）积极处理颜面部疖肿、鼻窦炎和其他部位感染性病灶，防止感染扩散。

（2）感染向颅内扩展，引起严重并发症而危及生命者，应在专科医生指导下进行抢救性治疗。

（3）多饮水，饮食清淡而富于营养，忌辛辣滋腻，戒烟酒。

（4）保持大便通畅。

第二节　甲状腺相关性眼病

甲状腺相关性眼病（thyroid associated ophthalmopathy. TAO），又称 Graves 病、浸润性突眼、甲状腺相关性免疫眼眶病、恶性突眼等。是成人眼球突出最常见的原因，占成人眼眶病的 20%。多见于中青年女性，男女比为 1∶4。在甲状腺功能亢进的患者中，40% ~75% 患者发生眼球突出，而在甲状腺相关性眼病患者中有 25% 表现为甲状腺功能正常。本病以眼球突出、眼睑退缩和上睑迟落为主要临床特征。甲状腺相关性眼病归属于中医“鹘眼凝睛”的范畴。

【病因病理】

1. 西医病因病理　确切发病机制不清楚，多数学者认为是一种自身免疫性疾病，同时侵犯甲状腺和眼眶组织。眼眶病变主要累及眼眶的横纹肌、平滑肌、脂肪组织、泪腺和结缔组织。病理改变表现为早期淋巴细胞、浆细胞和肥大细胞浸润、黏多糖沉积的炎症反应，后期出现组织变性、纤维化所致的功能障碍。

2. 中医病因病机　本病多因情志失调，气郁伤脾，运化失职，痰瘀互结；或素体阴虚，或劳心过度，耗伤阴血，致阴虚阳亢，气血凝结日久而眼突欲出。

【诊断】

1. 临床表现　病变主要损害提上睑肌和眼外肌，表现如下。

（1）眼睑退缩，睑裂开大，角膜上缘和巩膜暴露。眼球向下看时，上睑不随眼球向下移动，称眼睑迟落。

（2）眼球突出，运动障碍，出现复视。如过度肥大的眼外肌在眶尖部压迫视神经，可引起视力下降。

（3）严重者眼睑闭合困难，出现球结膜充血、水肿，暴露性角膜炎，可引起疼痛、畏光、流泪等。

（4）伴有甲状腺功能亢进者尚有急躁、消瘦、食欲增加、手震颤等。

2. 实验室检查

（1）甲状腺功能相关检查　多数甲状腺功能亢进患者的血清总 T_3、T_4 和游离 T_3（FT_3）水平升高，放射性碘摄入增加，伴高峰提前。

（2）CT、MRI 和超声波检查　显示眼外肌受损，常累及双侧多条肌肉。

【鉴别诊断】

1. 眼眶肿瘤　单侧突眼，双眼突出不对称程度明显超过甲状腺相关性眼病，不伴有眼睑退缩和迟落。CT 扫描有助于诊断。

2. 眼眶炎性假瘤　多急性发病，多单侧突眼，伴穹隆结膜红肿，上睑下垂。CT 扫描有助于诊断。

【治疗】

1. 治疗原则　甲状腺相关性眼病是一种自身免疫性疾病，同时侵犯甲状腺和眼眶组织。在治疗眼眶病的同时，还需对甲状腺功能亢进加以治疗。临床上，应根据眼病的严重程度、活动性以及二者的关系决定治疗原则和方法。

2. 西医治疗

（1）药物治疗　①病变早期抑制炎症反应为主，可全身或局部应用糖皮质激素，或使用免疫抑制剂。②肉毒杆菌毒素 A 局部注射，用于治疗眼睑退缩或恒定期的限制性眼外肌病。③眼睑闭合不全时，应使用滴眼剂和抗生素眼膏，防治暴露性角膜炎。④抗甲状腺药物：在专科医生的指导下应用。

（2）放射治疗　药物治疗无效或有禁忌证的患者，可采用放射治疗。

（3）物理治疗　病变已产生纤维化、眶压增高、眼球运动明显受限时，可试用物理疗法软化瘢痕，可采用碘离子透入法等。

（4）手术治疗　适用于病情稳定的眼睑、眼外肌病变，高眶压经药物治疗无效而出现视神经病变，严重角膜病变，以及有改善外观要求的患者。手术种类包括：眼睑 Müller 肌切断术、提上睑肌延长术、斜视矫正术、眼眶减压术等。

3. 中医治疗

辨证论治

①热郁痰凝证

证候：眼球逐渐突出，转动失灵，眼睑闭合不全，球结膜充血水肿；伴有情志不舒，急躁易怒，心悸失眠多汗，妇女痛经或闭经；舌苔薄腻或黄腻，舌质暗红，脉弦数或弦滑。

治法：清热解郁，化痰散结。

方药：丹栀逍遥散加减。可加浙贝母、玄参、半夏加强化痰散结之功；两手震颤者，加石决明、钩藤、僵蚕以平肝熄风。

②阴虚阳亢证

证候：眼球微突，凝视不动，球结膜充血；伴头晕耳鸣，心烦心悸；舌红少苔，脉细数。

治法：滋阴潜阳，化瘀散结。

方药：一贯煎加减。可加海藻、昆布、三棱、莪术软坚散结；热象明显者，加知母、黄柏清热降火。

【预防与调护】

（1）抬高头位以减轻眶周水肿和眼部不适。
（2）通过佩戴墨镜和使用人工泪液以减轻畏光，缓解异物感。
（3）调理情志，保持心情舒畅，合理饮食。

第三节　炎性假瘤

眼眶炎性假瘤（orbital inflammatory pseudotumor）是原发于眼眶组织的非特异性炎症改变，为临床常见病，因病变特征类似肿瘤，故名炎性假瘤。多发于成年人，无明显性别和种族差异。病变可侵犯眶内各种软组织，如眼外肌、泪腺、视神经硬脑膜鞘及其周围的结缔组织等。

【病因病理】

病因不明，目前认为是一种免疫反应性疾病。可能与感染如鼻窦炎、上呼吸道感染和免疫功能紊乱有关。基本的病理学改变是炎细胞浸润、纤维组织增生、变性等。

【诊断】

1. 临床表现　炎症和占位效应是本病的特征。组织学分为淋巴细胞浸润型、纤维组织增生型和混合型。因病变侵犯的部位和阶段不同，临床表现各异。

（1）眼肌炎　病变侵犯眼外肌，单、多条均可发病，肌肉止点处明显充血、肥厚，透过结膜隐约可见充血呈暗红色的肥厚眼外肌。不同程度的眼球突出，眼球运动障碍、复视，眶区疼痛，部分患者上睑下垂；病变后期肌肉纤维化，眼球可固定在不同眼位。CT 扫描可见眼外肌条状增粗，肌肉止点受侵，此特征可与甲状腺相关眼病鉴别。

（2）泪腺炎　病变累及泪腺，表现为泪腺炎症，上眼睑水肿，外侧明显，睑缘呈“S”形，泪腺区结膜充血。泪腺区可触及类圆形肿块，活动度差，轻度压痛。CT 扫描可见泪腺增大。

（3）视神经周围炎　病变累及视神经鞘膜、眼球筋膜及其周围组织，以疼痛和视力减退为主。眼底可见视乳头充血、静脉迂曲扩张等表现。

（4）弥漫性眼眶炎症　病变弥漫累及眼眶所有结构，表现为眼球突出，眶压增高，泪腺增大，眼外肌肥厚，视神经增粗。

（5）眼眶炎性肿块　是较常见的一种类型，眶内单发或多发，肿块位于眶前部可致眼球移位，于眶深部致眼球突出；CT 显示高密度块影。因肿块无包膜，与正常组织粘连，手术切除易出现并发症。

临床表现与病变的组织类型关系密切，淋巴细胞浸润型炎性假瘤早期以炎症表现为主，眼球突出、移位。而纤维增生型炎性假瘤，发病初期炎症表现不明显，但有明显的纤维组织增生，眼球无明显突出，甚至内陷，早期即有功能障碍。混合型表现于二者之间。

2. 实验室检查　CT 显示占位性病变，常伴眼外肌肥厚。超声检查，淋巴细胞浸润型表现内回声低，纤维组织增生型声衰减显著。此外，对于诊断不确或疗效不明显者，应注意排除恶性肿瘤，必要时进行活体组织检查。

【治疗】

淋巴细胞浸润型对糖皮质激素敏感，根据病情可静脉注射或口服，原则是足量突击，病情控制后小量维持。也可眶内注射甲泼尼龙或曲安奈德（儿童慎用）。对药物不敏感、有禁忌证或复发病例，可选用小剂量放射治疗。其他免疫抑制剂及抗肿瘤药也有效。纤维组织增生型炎性假瘤对药物和放射均不敏感，可行眼眶理疗软化瘢痕，减少纤维化。

根据病情各型均可采取手术切除肿块，或改善眼外肌生理功能，但须考虑手术可能的并发症和复发问题。

（仝警安　赵晓明）

扫码"练一练"

扫码“学一学”

第二十一章　眼视光学

第一节　眼的屈光与调节

光从一种介质进入另一种不同折射率的介质时，光线将在两种介质的界面发生偏折现象，物理学称光的折射，在眼球光学中称为屈光。这种偏折程度可用屈光力的概念来表述，它取决于两介质的折射率和界面的曲率半径。常用屈光度（Diopter，D）作为屈光力的单位。规定焦距为一米的透镜所具有的屈光力为一个屈光度，即1D，屈光度的大小与透镜的焦距成反比，即 $D=1/f$。如一透镜的焦距为2m，则该透镜的屈光力为：$1/2=0.5D$。

眼睛的屈光系统包括：角膜、房水、晶状体、玻璃体，是外界光线传输到视网膜需要通过的介质。来自外界物体的光，经过角膜、晶状体等屈光后，其物像聚在视网膜上，视网膜的感光细胞，将物像信息变成神经冲动，通过视路传递给大脑，经过大脑皮质的综合分析产生视觉，这样，人就看到了物体。

一、眼的屈光状态

1. 简化眼及简化眼数据　为了便于理解和实用，人们将眼球这个复杂光学系统转化为简化的光学系统，称为模型眼或简略眼。这个屈光系统是由角膜、房水、晶状体、玻璃体组成的共轴球面系统。该屈光系统存在三对基点，分别为一对焦点、一对主点、一对结点。每一种模型眼的各种数据有细小的差别。为了便于理解，可以把模型眼简化成单一光学面的屈光系统。这个系统为“Emsler 简略眼”。非调节时的总屈光力为60D，眼球屈光系统平均折射率为1.336，前焦距为－16.67mm，后焦距为22.27mm。

2. 眼球的轴和角

光轴（眼轴）：通过角膜表面中央部的垂直线，眼的结点、回旋点均在光轴上。

视轴：眼外注视点通过结点与黄斑的连线。

固定轴：眼外注视点与回旋点的连线。

回旋点：假定眼在眶内围绕该点转动，在角膜后13.5mm。

视角：外界物体两端在眼内结点处所形成的夹角。

Kappa 角：眼外注视点和角膜前极连线与光轴所成的角，临床上与视角视为同一角度。

3. 像差　人眼存在着生理性光学缺陷。分别为：色像差、球面像差、周边像差等。

（1）色像差　不同波长的光经过屈光介质时，短波光行进比较缓慢，因此在透镜内行程中的弯曲度要比长波光大，所以短波中的蓝光要比长波中的红光提前集合成为焦点，导致在视网膜成像时出现色像差。

（2）球面像差　任何一个球面透镜，它的周边部的屈光力量要比中央部强，因此，经过周边部的光要比中央部者形成焦点要早些，此者称为球面像差。

（3）周边像差　由于眼受到某些光学因素的影响，使结于视网膜周边部的物像总是不如位于中心凹处的物像清楚，这种现象称为周边像差。

二、眼的调节与集合

1. 调节与集合的概念　为了看清近距离的目标，通过睫状肌的收缩，使晶状体弯曲度增加，从而增强了眼的屈光力，使近距离物体在视网膜上形成清晰的图像。这种为看清近物而改变眼的屈光力的过程称为眼的调节。

眼在产生调节的同时引起双眼内转，该现象称为集合。调节和集合是一个联动过程，两者保持协同关系。

2. 调节范围　眼睛在不使用调节时所能看清的最远一点称之为远点。而最大限度使用调节所能看清的最近一点称之为近点。远点与近点之间的距离为调节范围。

正视眼的远点在无限远处。用 D＝1/F（屈光度＝1m/焦距）的公式可以计算出近视眼的远点，也就是近视眼所能看清目标的距离。如 4.00D 近视能看清目标的距离为 0.25m。

3. 调节幅度　眼能产生的最大调节力称为调节幅度。调节幅度与年龄密切相关，青少年调节力强，随年龄增长调节力逐渐减退。调节力与年龄的关系为：最小调节幅度＝15－0.25×年龄（Hoffstetter 最小调节幅度公式）。

4. 调节异常

（1）调节不足　调节幅度减少。

（2）调节过度　睫状肌和眼外肌经常处于高度紧张状态，调节作用的过度发挥造成睫状肌痉挛。

（3）调节敏捷度下降　调节幅度正常，但远近交替注视时，反应迟钝。

第二节　屈光检查方法

对屈光状态进行检查叫验光。验光的方法有主觉验光法和他觉验光法。验光是一个动态的、多程序的临床诊断过程。验光的目的就是要为患者找到既能看清物体又使眼睛舒适的矫正镜片。

一、主觉验光法

主觉验光法，是指被检查者在自然调节情况下，依其所说视力情况来选择最适宜的镜片，即靠被检查者的知觉能力确定其屈光状态的性质和异常程度的一种主观检查法。包括视力检查（远视力和近视力检查）、镜片矫正法（近视镜片、远视镜片、散光镜片、假性近视检出和老视镜片矫正法）、小孔镜检查法、裂隙片法、插片法、云雾验光法、散光表法、交叉柱镜验光法及红绿试验法。

主觉验光的步骤包括初步的 MPMVA，交叉柱镜精确散光轴和散光度数，然后再一次单眼的 MPMVA，最后双眼平衡，试戴镜架。

在单眼初次 MPMVA 时，一般客观度数为＋0.75D 到＋1.00D，让被检眼视力达到 0.4 到 0.6。在起始屈光度上加正镜片，直至患者看不清 0.5 视标。患者能清楚辨认 0.5 行但是看不出 0.6 行视标作为第 1 次 MPMVA 的终点。接下来采用红绿试验两组视标，一组视标背景为红色，一组视标背景为绿色，让患者先看绿色的视标再看红色的视标，让患者比较两者的视标哪个更清楚，如果红色清楚，减去 +0.25D，如果绿色字清楚加上 +0.25D。反复调整直至两面一样清楚为止。

如果客观验光时发现患者存在散光，需要用交叉柱镜确定散光轴和散光度数。确定散光轴时交叉柱镜的手柄同柱镜轴一致，翻转两面询问患者哪面视标清楚。如果患者认为两面一样清晰，则可进行交叉柱镜散光度数的确定。如果患者认为两面不一样清晰，将柱镜的轴向转向较清晰那面的红点方向，建议初次旋转10°。然后以5°进行追加。再次翻转直到两面同样清晰。

确定散光度数时将交叉柱镜的两点位置同柱镜轴一致，翻转两面要求患者比较两面的清晰度，如果两面的清晰度相同，则说明柱镜度数正确，如果较清晰的一面为红点与柱镜轴一致时增加 -0.25D 的柱镜；如果较清晰的一面为绿色与柱镜轴一致时减去一个 -0.25D 的柱镜，并且在用交叉柱镜度数过程中，应注意等效球镜的应用。交叉柱镜确定散光轴和散光度数之后进行再次的单眼 MPMVA，再次单眼 MPMVA 操作步骤同单眼的初次 MPMVA。

最后进行双眼平衡的检查。

二、他觉验光法

他觉验光法又叫客观验光法。客观验光法是由检查者借助各种仪器客观地测定被检眼的屈光状态。目前临床上最常用的是检影验光和电脑验光两种。

检影法是通过检影镜检查测定屈光度数，其原理是利用视网膜检影镜将光投射到被检眼内，在转动镜面的同时来观测由眼底反光所照亮的瞳孔内的光影移动情况，而判定被检眼的屈光性质及其程度。特别适合幼儿或扩瞳情况下的验光。

完整的验光过程包括 3 个阶段：初始阶段，精确阶段和终结阶段。第 1 阶段初始阶段即客观验光，检影验光是该阶段的关键步骤。第 2 阶段为精确阶段，对客观验光的结果进行分析和处理。精确阶段使用的仪器是综合验光仪，第 2 阶段特别强调患者主观反映结果，又称主觉验光。第 3 阶段为终结阶段，包括双眼平衡和镜架试戴。

第三节　屈光不正

屈光不正是指眼在不使用调节时，平行光线通过眼的屈光作用后，不能在视网膜上聚焦，焦点或在视网膜前或在视网膜后，或根本不能结成焦点的屈光状态。包括近视、远视及散光。这里需注意的是，平行光线既是来自无限远处物体的光，焦点既是无限远处物体所成的像。

一、近视

近视眼是指眼不使用调节时，平行光线通过眼的屈光系统后聚焦于视网膜之前（图 21－1）。本病中医亦称为“近视”，又名“能近怯远症”，高度近视称为“近觑”。

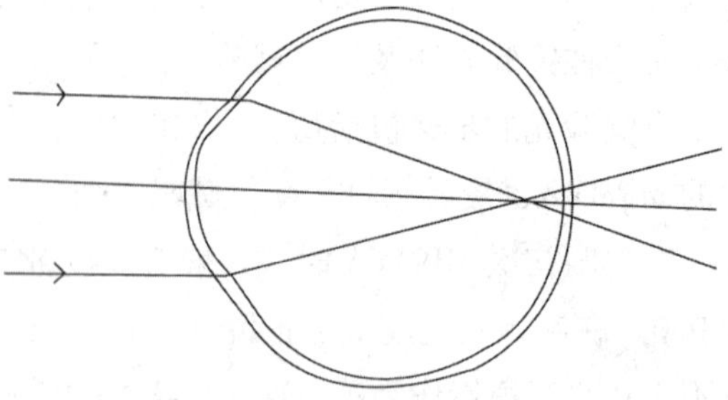

图 21－1　近视眼的焦点位于视网膜之前

【近视的分类】

1. 按近视程度分

（1）-3.00D以内者，称为轻度近视。

（2）-3.00D~-6.00D者为中度近视。

（3）-6.00D以上者为高度近视，又称病理性近视。

2. 按照屈光成分分

（1）轴性近视眼　是由于眼球前后轴过度发展所致。

（2）屈光性近视眼　是由屈光间质屈光力过强所引起。

【病因病机】

1. 西医病因病理　近视的发病原因不明。近年来许多证据表明环境和遗传因素共同参与了近视的发生。近视眼具有一定的遗传倾向已被公认，主要是对于高度近视。但对一般近视遗传倾向就不很明显。病理性高度近视遗传的概率高。

可能的环境因素包括：①过长时间的近距离用眼。长期用眼距离过近可能会导致调节过度，使睫状肌不能灵活伸缩，调节过度而引起辐辏作用加强，使眼外肌对眼球施加压力，眼球壁受压渐渐延伸，眼球前后轴变长，超过了正常值就形成了轴性近视眼。②用眼时间过长。眼外肌长时间处于紧张状态而得不到休息呈痉挛状态。③照明光线过强或过弱。④不良的用眼习惯。⑤营养不良或者糖摄入过多。

2. 中医病因病机　中医认为本病病因多为青少年学习、工作时过用目力，劳瞻竭视所致；或先天禀赋不足，与生俱来。病机多为心阳虚衰，神光不能发越于外，光华不能及远；或为精血不足，肝肾亏虚，不能上荣于目，以致神光衰微，光华不能及远。

【诊断】

1. 临床表现

（1）近视眼最突出的症状是远视力降低，但近视力可正常。

（2）视力疲劳　多见于低度近视。由于调节与集合的不协调所致。高度近视由于注视目标距眼过近，集合作用不能与之配合，故多采用单眼注视，反而不会引起视力疲劳。

（3）眼位不正　近视眼双眼视觉功能被破坏时可能发生暂时性交替性斜视。若偏斜眼的视功能极差，且发生偏斜较早，可使偏斜眼丧失固视能力，成为单眼外斜视。多见于高度近视。

（4）眼轴变长，眼球突出。

（5）眼底退行性改变　①豹纹状眼底。②近视弧形斑视盘。③黄斑部可形成不规则的、单独或融合的白色萎缩斑，有时可见出血。此外，在黄斑部附近偶见有变性病灶，表现为一个黑色环状区，较视盘略小，边界清楚，边缘可看到小的圆形出血，称为Foster-Fuchs斑。④巩膜后葡萄肿。

2. 实验室检查

根据验光结果可以做出诊断。

【治疗】

1. 西医治疗

（1）框架眼镜　总体原则：眼位、调节、集合功能正常的情况下最低的度数最佳的矫正视力。

装配眼镜时，还要注意镜片光学中心的距离应与瞳孔间距一致；另外，镜框应略有5度左右的向下倾斜，否则易造成单眼不适（包括眩晕）或单眼轻度模糊。青少年应该半年到一年的时间复查一次。复查时重新验光，根据验光结果决定是否更换眼镜。

（2）角膜接触镜　分为软性角膜接触镜和硬性角膜接触镜。后者应该在医生指导下进行验配。近视度数发展较快的青少年可以在眼科医生的指导选择佩戴角膜塑形镜。

（3）手术矫正

①角膜手术：包括准分子激光原位角膜磨镶术（LASIK）、准分子激光机械法上皮瓣下角膜磨镶术（EPI - LASIK）、准分子激光上皮瓣下角膜磨镶术（LASEK）、角膜基质内环植入术（ICRS）、准分子激光角膜切削术（PRK），飞秒激光角膜屈光手术。

目前认为PRK治疗中低度近视、远视及散光安全有效，但因其术后疼痛、屈光回退等并发症，现较少使用。LASIK是目前的主流手术方式。在角膜瓣下的基质层切削，保持了角膜上皮及前弹力层的完整，可避免PRK的大多数并发症，拓宽了近视度数的矫治范围，术中术后无疼痛，视力恢复快，角膜不遗留斑翳。可用于低、中、高度近视。LASIK也有角膜瓣异常带来的缺陷，即角膜瓣皱褶、移位、角膜瓣下上皮植入、散光以及过度切削，造成角膜扩张、圆锥角膜等。对于角膜相对近视度数高而比较薄的患者，使用LASIK也受到限制。LASEK主要适用于角膜较薄、职业特点容易发生眼外伤导致角膜瓣移位或其他不宜进行LASIK的患者。

②晶体手术：包括晶体眼屈光性人工晶体植入术和透明晶体超声乳化摘除 + 人工晶体植入术。

根据患者眼球情况和人工晶体安装的位置可分为3种手术方式：前房虹膜夹持型（简称ACL）；前房房角支撑型（简称PCL）；后房型（简称ICL）。

ICL早在20世纪50年代就已应用于临床。ICL是在患者的有晶体眼内植入人工晶体，以达到保持晶体的自然调节功能。其优点是安全性高，预测性好，并且手术具有可逆性。手术过程是从一个微小的切口向眼内植入一枚人工晶体，从而达到矫正视力的目的。有效弥补了准分子激光手术无法有效矫正超高度近视的不足，屈光稳定，无回退。人工晶体光学质量和科技含量非常高，对眼组织损伤非常小，精度高，术后恢复好。

③巩膜手术：即后巩膜加固术。

应用医用的硅胶海绵、异体巩膜或阔筋膜等作为保护加固材料，加固和融合后极部巩膜，支撑眼球的后极部，阻止后极部的进行性扩张和眼轴进行延长。

对于屈光手术，术者必须严格掌握的适应证，并且应该充分告知患者手术风险。一般的手术适应证为：a. 接受手术者年龄应在18岁以上；b. 屈光度数稳定在2年以上；c. 无其他眼病及眼科手术史；d. 身心健康，无未控制的全身疾病；e. 患者自愿接受治疗并能配合；f. 戴软性角膜接触镜者需脱镜2周以上，硬性角膜接触镜脱镜3周以上再进行检查。

术前还应进行眼科常规检查、散瞳验光、眼底检查、角膜地形图检查、角膜厚度检查、主观验光、眼压测定、角膜知觉、泪液量及泪膜破裂时间以及房角检查等周密的检查。如已决定行屈光性手术，应明确告诉受术者各种术式的优缺点及可能出现的并发症。

屈光手术一般的禁忌证包括：患有眼的急性、活动性炎症，干眼症，眼睑闭合不全，青光眼及下列全身病如：糖尿病，结缔组织病（红斑狼疮等），风湿性关节炎，痛风，精神病服药者，艾滋病，有某些疾病影响伤口愈合者或虽符合手术条件但对手术有顾虑或期望值过高的人，以及妊娠和哺乳期妇女。

2. 中医治疗

（1）辨证论治

①心阳不足证

证候：视近清晰，视远模糊；全身无明显不适，或兼见神疲乏力，畏寒心悸。舌淡苔白，脉弱。

治法：补益心气，定志安神

方药：定志丸加减。阳气虚甚者，加肉桂、黄芪、当归以温阳益气养血；心悸者，加枣仁、柏子仁以养心安神；神疲乏力，食欲不振者，加麦芽、山楂以健胃消食。

②肝肾两虚证

证候：视近清晰，视远模糊，不耐久视；全身可见头晕耳鸣，腰膝酸软，失眠多梦，舌红苔白，脉细；或体倦乏力，夜寐多梦，舌淡苔白，脉弱。

治法：滋补肝肾。

方药：驻景丸加减方加减。兼气血不足者，加黄芪、阿胶以益气养血；兼脾失健运者，加陈皮、麦芽、山楂以健脾消食。

（2）针刺治疗　局部取穴与全身取穴相结合，局部取承泣、四白、睛明、球后、攒竹、鱼腰等穴，全身取风池、足光明、三阴交等穴，每日局部及全身各选取2～3穴，轮换针刺治疗。

（3）耳穴治疗　选眼、肝、肾、目1、目2等耳部穴位，以王不留行籽贴压。

（4）推拿治疗　主穴选攒竹下3分，配穴选攒竹、鱼腰、丝竹空、瞳子髎、四白、睛明。以食指指端按住穴位，先主穴，后配穴，对准穴位做小圆圈按摩，共10分钟，每日1～2次，1月为1疗程。

【预防与调护】

（1）注意用眼卫生。

（2）眼部保健操。

二、远视

远视眼（hypermetropia，hyperopia）是指眼不使用调节时，平行光线通过眼的屈光系统后于视网膜之后。远视眼为了看清远处物体，经常需要运用调节来加强眼的屈光力，使进入眼球的光线能集合在视网膜上（图21－2）。易发生眼疲劳。本病中医亦称为“远视”，又名“能远怯近症”、“视远怯近症”。

【远视的分类】

1. 按照度数分类

（1）3D 以下的远视眼称为轻度远视

（2）3D ~5D 的远视称为中度远视

（3）5D 以上者称为高度远视

2. 按照性质分类

（1）轴性远视

（2）曲率性远视

（3）屈光性远视

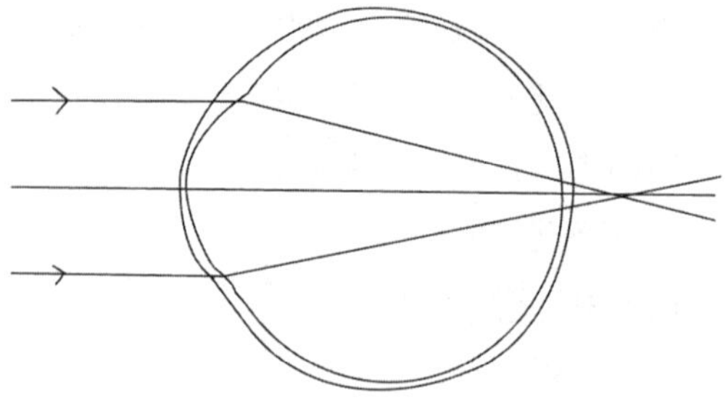

图 21－2　远视眼的焦点位于视网膜之后

【病因病机】

1. 西医病因病理　正常的新生儿的眼球未完全发育，眼轴较短，在初生时人的眼轴平均约为 17.3mm，从眼轴的长短来看几乎都是远视。10 岁左右的儿童眼球发育已到一定程度，眼轴逐渐增长，因而远视眼的程度也随之减弱。到成年以后，大多数远视眼可成正视眼；有些人眼轴过短成为远视眼；还有些人由于一些内因或外因的影响使眼轴过长而成近视。远视眼中最常见的是轴性远视。

远视眼的另一原因是眼球屈光系统中任何屈光体的表面弯曲度较小所致，称为曲率性远视。角膜是易于发生这种变化的部位，如先天性角膜曲率小，或由外伤或由角膜疾病所致。屈光性远视是由于晶体的屈光效力减弱所致。另外，在晶体缺失时可致高度远视。

2. 中医病因病机　中医认为本病多为先天禀赋不足，或肝肾亏虚，精血不足，不能上承目窍敛聚以视近。

【诊断】

1. 临床表现

（1）视力减退　轻度远视具有调节代偿能力，其远、近视力都正常。但远视程度较高者，其远、近视力均不正常，且年龄越大，调节力越弱，而近视力比远视力更差。远视度数大者，特别是双眼度数差距大者，幼年时未适时用镜片矫正者，易发生屈光性弱视。

（2）视力疲劳　远视眼患者无论是看远或看近都较正常人使用更多的调节力，且集合作用量也很大，这就破坏了视近反射的平衡协调，使之长时间处于近距离用眼状态。由于长期处于调节紧张状态很容易发生视力疲劳症状。

（3）眼位不正　由于过度调节和过多的集合，使视近反射失调而诱发内斜视或内隐斜。多见于高度远视。

（4）眼底改变　假性视乳头炎：视盘为暗红色，边缘稍模糊和不规则，在模糊区的外面，有时被灰色晕围绕着，或被由边缘部向周围放射的条纹所包围。

2. 实验室检查　根据验光结果可以诊断。

【治疗】

1. 治疗原则　远视眼的治疗主要是佩戴合适的凸透镜矫正，以提高视力和解除疲劳症状。

一般说来，轻度的远视，如不引起视力障碍、视疲劳或斜视现象，可以不用矫正。任何上述条件不符合时，则应戴适度的眼镜予以矫正。

原则上应在睫状肌麻痹的条件下验光配以凸透镜片矫正屈光不正的度数。

2. 西医治疗

（1）框架眼镜　配镜原则为如下。

①低度远视：即300度以下的7岁以下的儿童，视力正常或接近正常，无视力疲劳症状者可暂不配镜。但如果度数过高、视力减低或伴有斜视时，就应当配镜矫正。7～16岁的学生，低度也可考虑配镜，如有视力疲劳，视力减退或斜视时，则必须矫正。

②中高度远视：即大于300度以上者，此类儿童，远近视力均有不同程度下降，大部分有视力疲劳症状。可分阶段配镜。先戴上稍低于验光所得度数的远视眼镜，待适应后再按验光结果将全部远视度数比例给予处方，佩戴第二副眼镜。

③有眼球内斜者：原则上要配足远视度数。尤其是戴镜后内斜完全矫正或基本矫正且获得双眼单视功能者。通常情况下，初戴眼镜总会有些不舒服，一般戴2个月以上便会适应。戴镜适应后要坚持常戴，并经常检查视力，对伴有弱视者要进行弱视训练。

④成年人远视：因其睫状肌由于长期的过度运用，产生肌肉肥大，如果希望于短期内全部松弛，常不容易，因此应逐步予以矫正。

（2）激光手术治疗。

3. 中医治疗

（1）辨证论治

肝肾不足证

证候：视远尚清，视近模糊，或用眼后感眼球疲劳，或兼见头晕耳鸣，腰膝酸软；舌红少苔，脉细。

治法：补益肝肾

方药：杞菊地黄丸加减。目珠酸胀不适者，加郁金、红花以活血通络止痛；眼干涩不适者，加玄参、麦冬以增滋阴养肾之功。

（2）针灸推拿　同近视。

三、散光

散光是角膜各子午线的屈光率不一致，使得经过这些子午线的光线不能聚集于同一焦点的一种屈光不正。

规则散光多数是由于角膜先天性异态变化所致。其中曲率性散光主要是由于眼睛的各屈光间质各向的曲率不一致导致的。还可能存在晶状体散光，即晶状体表面各经线上的曲率不一致。如圆锥晶体。晶状体半脱位、倾斜也会导致散光。另外，一些眼科手术（如白内障及角膜手术）也可能改变散光的度数及轴度。屈光间质中各部分的折射率不一致会导致指数性散光。

不规则散光主要由于角膜屈光面凹凸不平所致，如角膜溃疡、疤痕、圆锥角膜、翼状胬肉等。

根据散光的程度可以把散光分成4种类型。

（1）轻度　少于1.00 D

（2）中度　1.00—2.00 D

（3）重度　2.00—3.00 D

（4）高度　大于3.00 D

【病因病机】

不规则散光最主要的原因是由于眼睛的角膜弯曲度发生变化所造成的。一种是先天性，另一种是由于后天角膜发生了疾病。如角膜发生溃疡或外伤等，痊愈后产生了瘢痕，就会造成角膜不平，弯曲度不正。当角膜表面呈现凹凸不平、不规则时，平行光线就不能在视网膜上形成清晰的焦点，而是弥散开，这样外在物体就不能在视网膜上结成清晰的像，使大脑对外界物体的认识出现模糊，这就产生了散光。

规则散光是由于角膜弯曲度在某一方向与它的垂直方向不一致时引起，分为单纯远视散光、单纯近视散光、复性远视散光、复性近视散光以及混合散光。它多数是由于角膜的屈光能力不同所造成，并与近视或者远视同时存在，是可以用眼镜矫正的。

【诊断】

1. 临床表现

（1）视力下降　散光性质、散光度高低及轴的方向等因素对视力影响程度不同。属于生理范围的散光通常对远近视力无任何影响。有严重散光眼的人看远看近都不很清楚，近距离工作时间稍长即眼胀头痛。散光度数大或两眼差距大者，已形成屈光性弱视。

（2）视疲劳　对于视网膜上的模糊图像需要不断进行精细调节，加上视物发生扭曲，故散光眼，特别是远视散光眼患者，容易发生视力疲劳。

（3）眼位不正和头位不正　双眼有高度不对称散光者，为了看得更清楚，往往采取倾斜头位而导致斜视，散光矫正后可以恢复。高度散光者看远处目标时常常眯眼，达到针孔和裂隙作用，以提高视力。

2. 实验室检查　一般通过验光可以明确诊断。也可以使用角膜曲率计或者其他眼前节分析系统进行检查和诊断。

【治疗】

1. 治疗原则　根据不同类型的散光类型，采用不同方法。对于规则散光，利用柱镜矫正。不规则散光，可使用角膜接触镜矫正。成人的散光可行屈光手术矫正。

2. 西医治疗

（1）幼儿时期发生的超过生理散光范围的散光都应该全矫。避免幼儿视功能的发育受抑制，形成弱视。

（2）低度散光凡属生理性者，也就是远视散光在+0.5D以内，轴在90°，近视散光+0.5D以内，轴在180°，一般不会影响视力的，通常不必给镜。

（3）如散光轴向为斜轴，影响视力或有视疲劳症状，尽管散光度数低，也应矫正。

（4）散光轴向一定要准确验配。

（5）一般来说，散光要经过戴镜一段时间才能适应，可以先酌减度数，戴习惯后完全矫正。单纯散光 2.00D 以下可一次完全矫正，2.00D 以上可酌减 2 次矫正。

【预防与调护】

（1）儿童在 4 岁前进行首次检查，以后每年定期眼部检查 1～2 次。

（2）减少眼外伤。

（3）养成良好的用眼习惯。包括：光线要充足，看书姿势要正确，并且保持在 30 公分至 40 公分之间的距离。选择读物时字体不可太小等。

四、屈光参差

两只眼屈光不正的度数（远视或近视）相差 1.50D，或者散光相差 1.00D 以上者为屈光参差。两眼屈光状态完全等同的人是不多见的，低度屈光参差普遍存在，不影响双眼单视功能，而高度屈光参差则会影响双眼单视。

【病因病机】

两眼屈光状态差别太大时，视觉中枢无法将两眼像在中枢融合为一，形成看远看近分别使用左右眼的交替视力，或屈光不正度数过高的眼因长期视物不清而被抑制，形成弱视。双眼单视的破坏使人缺少极为重要的立体视，一部分人可能会发生斜视。屈光参差的两只眼在视网膜上的物像的大小也存在差异，大脑皮层的融像功能受到影响。如果相差 5% 以上，则两只眼的物像不能融合，大脑皮层会主动抑制物像比较模糊的一只眼，屈光不正度数比较大的一只眼就会发生弱视。这类弱视称为屈光参差性弱视。

【诊断】

1. 临床表现

（1）轻度屈光参差可无任何症状。

（2）单眼视　屈光参差超过一定程度，双眼单视功能被破坏。

（3）弱视　形成单眼视后，主视眼的视网膜不断受到正常的视觉刺激，并通过视路将视觉信息传递至视中枢形成视觉，其视功能可以得到正常发育。废用眼模糊不清的物像及其产生的信息被抑制，视中枢对该眼的视觉信息不发生反应，久之形成弱视。

（4）斜视　弱视眼不一定伴有斜视，但如果该眼视功能长时间被抑制而废弃不用，则容易出现斜视。

（5）交替视　发生在双眼视力均较好的病例，两眼均能注视目标，可交替使用两眼。另一种情况是患儿一眼为近视，另一眼为正视或轻度远视，会不自主地看近时用近视眼，看远时用正视或远视眼，形成交替使用双眼的规律。虽然每次只使用一只眼，但由于看远、看近时均不使用调节及集合，故可能无任何症状。

2. 实验室检查　根据双眼验光检查结果可以明确诊断。主要指电脑验光及检影镜检查，需要在充分的睫状肌麻痹状态下进行，对青少年更为如此。可以准确提示双眼屈光参差的程度及屈光性质。

【治疗】

1. 治疗原则 屈光参差会严重影响视功能，破坏双眼单视，导致斜视、弱视发生。屈光参差发生年龄越小，对视功能的影响越严重。因此，对少年儿童的屈光参差要早期发现，充分矫正，尽早配镜，并坚持戴镜。

2. 西医治疗

（1）框架眼镜矫正 12岁以下的小孩的调节力及适应力强，应尽可能及早将屈光参差全部矫正。成年人有2～4D的屈光参差者，也争取将其全部矫正，开始戴镜时，可能有些眼疲劳症状，几星期以后可以习惯，患者最终不能接受全部矫正时，应酌情减低度数，使患者戴镜无不适感。

（2）角膜接触镜矫正 角膜接触镜贴附于角膜表面，由于接触镜只引起7%左右的物像放大，对物体在视网膜成像的大小影响小，有利于矫正屈光参差。所以，接触镜能矫正两眼屈光度相差很大的屈光参差。但是用接触镜矫正不能矫正因为高度散光引起的屈光参差。

（3）手术治疗 近年来还采用角膜准分子激光手术治疗和单眼人工晶体植入矫正屈光参差，取得了一定疗效。

【预防与调护】

低度的屈光参差可以取得良好的矫正效果。

第四节 老 视

随着年龄增长，晶状体逐渐硬化，眼调节能力逐渐下降，在大约40～50岁左右发生视近困难。这种由于年龄增长所致的生理性调节减弱称为老视。中医称为“老花眼”。

【病因病机】

1. 西医病因病理 老视是由于随着年龄增长，晶状体逐渐硬化，眼调节能力逐渐下降造成的。

2. 中医病因病机 中医认为老视多因年老体弱，肾精渐衰，致目中光华发越于外，不能收敛以视近。

【诊断】

1. 临床表现 老视者的不适感与个人基础屈光状态、用眼习惯、职业及爱好等因素有关。出现的临床症状一般如下。

（1）视近困难 患者会逐渐发现在往常习惯的工作距离阅读，看不清楚小字体，从而会不自觉地将头后仰或者把书报拿到更远的地方才能把字看清，而且所需的阅读距离随着年龄的增加而增加。

（2）阅读需要更强的照明度　照明不足不仅使视分辨阈升高，还使瞳孔散大，由于瞳孔散大在视网膜上形成较大的弥散圈，因而使老视眼的症状更加明显。所以老视眼的人，晚上看书喜欢用较亮的灯光。有时把灯光放在书本和眼的中间，这样不但可以增加书本与文字之间的对比度，而且还可以使瞳孔缩小。但是灯光放在眼前必然造成眩光的干扰，这种干扰光源愈接近视轴，对视力的影响就愈大。

（3）视近不能持久　调节不足就是近点逐渐变远，经过努力还可看清楚近处物体。如果这种努力超过限度，引起睫状体的紧张，再看远处物体时，由于睫状体的紧张不能马上放松，因而形成暂时近视。再看近处物体时又有短时间的模糊，此即调节反应迟钝的表现。当睫状肌的作用接近其功能极限，并且不能坚持工作时，就产生疲劳。因为调节力减退，患者要在接近双眼调节极限的状态下近距离工作，所以不能持久。同时由于调节集合的联动效应，过度调节会引起过度的集合，这也是产生不舒适的一个因素，故看报易串行，字迹成双，最后无法阅读。某些患者甚至会出现眼胀、流泪、头痛、眼部发痒等视疲劳症状。

2. 实验室检查　根据验光的检测结果，并结合患者年龄及临床表现可以诊断。

【治疗】

1. 治疗原则　对于任何老视者，治疗的第一步就是进行规范的验光程序。准确的屈光不正的验光和矫配基础，才是老视验配成功的开端。准确验光并完全矫正近视、远视和散光。近附加的测量要在屈光完全矫正状况下，选择适合患者的工作距离，在双眼同时视的状态下进行。检测时，选择合适的视标（阅读物）以及合适的照明系统，在最后确定处方时，还要根据个体需求进行合理调整。

2. 西医治疗　在远矫的基础上，临床一般通过以下几种方法获得初步阅读附加度数。

（1）根据调节幅度附加　被测者双眼佩戴完全矫正的屈光不正度数的眼镜或试戴镜，或综合验光后，摆放好阅读卡，合适的照明。使用推进法测量调节幅度。遮盖非测试眼，请被测者注视视标（近距最好视力的上一行视标），并保持视标的清晰，缓慢将视标移近被测者，直至被测者报告出现视标模糊，此时测量视标卡离眼镜平面的距离，换算成屈光度。遮盖已测眼，使用同样方法测量另一眼。根据一半原则作为初步加光参数。将被测者的习惯阅读距离换算成屈光度，减去被测者调节幅度的一半，即为试验性附加度数。

（2）根据年龄进行试验性附加　在双眼远矫基础上，阅读距离设定（如 40cm），阅读卡，照明，镜片箱等。根据年龄、原屈光不正度数和阅读距离，试验性加阅读镜，双眼同时添加，要求被测者对阅读卡进行阅读，根据清晰或舒适与否，增加或减少阅读附加度数，直至清晰和舒适。

（3）根据负相关调节（NRA）和正相关调节（PRA）附加　在辐辏相对稳定状态下，双眼同时增减调节的能力检测。将近距注视卡放在 40cm 处，照明良好，调整好近距瞳距，双眼同时检查。指导被测者注视近距阅读卡上比最佳视力上一行或两行的视标，先做 NRA，即双眼同时增加正镜片（以 +0.25D 为增率）直至被测者首次报告视标持续模糊，记录增加的正度数总量。综合验光仪中的度数重新调整到原先度数，确认视标是清晰的，开始做 PRA，即双眼同时增加负镜片（以 -0.25D 为增率）直至被测者首次报告视标持续模糊，记录增加的负度数总量。

（4）根据融像性交叉柱镜（FCC）测试附加　利用交叉柱镜，在双眼融像的条件下，检测一定调节刺激下的调节反应。FCC 的注视视标为两组相互垂直的直线。在被检眼前加上 ±0.50D 的交叉圆柱镜，置负柱镜的轴位在 90°。当被检者注视眼前视标时，如果调节反应等于调节刺激，则看到水平和垂直的两组线条一样的清晰；相反，如果被检者的调节能力不足，那么，最小弥散光圈就不能聚集在视网膜上，而是在视网膜后，从而感觉到横线比竖线清晰一些，这时逐渐在被检眼前增加正镜，使整个光锥前移，直至最小弥散光圈聚集在视网膜上，这时被检者感觉“横竖线同样清楚”，此时所加的正镜就是所需的初步近用附加。

在以上初步阅读附加基础上，根据佩戴者的个性，如习惯阅读距离、习惯阅读字体进行调整，最后确定处方。

目前普遍矫正老视眼的方法为佩戴老视眼镜，借凸透镜的力量代替调节，从而把近点移到习惯工作的距离以内。双焦点透镜（bifocal lens）可使老视者戴着既可看远又可看近，但因双焦镜的像跳作用，现已经较少使用。近年来渐进多焦镜片（progressive multifocal lens）为老视患者带来了较高的满意度。它由双焦和多焦镜片发展而来。即镜片的上半部分用来矫正屈光不正，下半部分根据患者近工作习惯距离加上相应度数的凸透镜，在上下两部分之间即所谓过渡区或由看近转为看远再由看远转为看近时的视线通道上，其屈光度由上向下逐渐增加凸透镜度或逐渐减少凹透镜度，由于这类眼镜均由树脂材料制成，重量轻又不易破碎，并能一副眼镜从起床到睡眠整日佩戴，所以它将成为老年人佩戴的理想眼镜。近年来还发展了使用准分子激光手术和热传导角膜成形术来矫正老视。

第五节　弱　　视

视觉发育期内由于异常视觉经验（单眼斜视、屈光参差、高度屈光不正以及形觉剥夺）引起的单眼或双眼最佳矫正视力不能达到相应年龄应该达到的标准。眼部检查没有器质性病变。中医古籍中无弱视病名记载，根据弱视病因，能远怯近、小儿通睛、胎患内障、疳积上目等眼病均可引发弱视。

【病因病机】

1. 西医病因病理

（1）斜视性弱视　一眼为斜视时，斜视眼的黄斑功能长期被抑制，形成弱视。可能是因为斜视引起复视和视觉紊乱使大脑视皮质主动抑制由斜眼黄斑传入的视觉冲动，导致该眼黄斑部功能长期被抑制。

（2）屈光参差性弱视　由于两眼黄斑部所形成的物象清晰度不等，致使双眼物象不易或不能融合为一，视皮质中枢只能抑制屈光不正较大眼睛的物象，日久遂发生弱视。

（3）形觉剥夺性弱视　在婴幼儿期，由于角膜混浊、先天性白内障、或上睑下垂遮挡瞳孔，致使光线刺激不能充分进入眼球，剥夺了黄斑部接受正常光刺激的机会，产生功能性障碍而发生弱视。

（4）屈光不正性弱视　多为双侧性，发生在没有戴过矫正眼镜的高度屈光不正者。且多见于远视屈光不正。

斜视和屈光性弱视进入双眼的光刺激是等同的，双眼黄斑部都参与视功能的发生、发展过程，所以预后较好。形觉剥夺性弱视是在婴幼儿期视功能尚未发育到完善或成熟阶段，视网膜未能得到足够的光刺激而未能充分参与视功能的发育过程，造成弱视，这种弱视不仅视力低下，且预后也差。单眼障碍造成的后果较双眼者更为严重。

2. 中医病因病机　本病多发于小儿，多由禀赋不足，肝肾亏虚，目失所养所致；或由饮食不洁损伤脾胃，气血生化乏源，目失所养所致。

【诊断】

1. 临床表现

（1）弱视眼视力不能达到年龄相应的视力标准。

（2）对比敏感度下降。

（3）代偿头位。

2. 实验室检查　检查弱视必须散瞳验光，目的是准确地验出实际的屈光度数，从而判定是否存在弱视。

【治疗】

1. 治疗原则　弱视治疗的最佳时期是在视觉发育期的 1 ~5 岁之间。一般儿童 13 岁以后，视功能已发育完善，这个年龄再治疗，视力就不容易提高，精细的立体视觉更无法建立。

屈光参差性弱视，首先应全矫其屈光不正，不论其为远视还是近视。

形觉剥夺性弱视，应该先去除引起形觉剥夺的原因，再治疗弱视。如单侧性白内障，首先应做白内障摘除手术，然后再治疗弱视。

斜视性弱视，先治疗弱视，后治疗斜视。对于先天性斜视者是先手术矫正斜视，再进行弱视训练。对于合并高度数斜视的弱视，先治疗一段时间弱视，待视力部分提高后手术矫治斜视，眼位矫正后再继续治疗弱视。

弱视只有在戴眼镜矫正屈光不正的基础上同时进行弱视训练，让清晰的物像反复刺激视网膜注视中枢，提高视觉敏感度，才有可能提高视力，所以治疗弱视必须戴镜。

2. 西医治疗　弱视有中心注视及旁中心注视两类，不同注视的治疗方法也不同。

中心注视性弱视，目前都主张遮盖健眼，训练弱视眼。令患者用弱视眼做些用精细目力的工作，如描图、穿针等。另可用交替遮盖法，即弱视眼与健眼交替遮盖，以训练弱视眼的功能。

旁中心注视性弱视的治疗方法，有后像法、红色滤光胶片法、压抑法及视刺激器等方法。

遮盖疗法是简单易行的治疗弱视的基本方法，可单独应用或与其他训练并用。具体做法是用黑布做成长方形或椭圆形眼罩。将眼罩戴于需遮盖的眼上，再戴上眼镜。用遮盖疗法的目的包括：遮盖优势眼，强迫使用弱视眼，给予弱视眼以独自进行固视；消除来自优势眼对弱视眼的抑制；阻断两眼视网膜异常对应关系，重新调整和建立两眼正常视网膜对应及两眼相互协调关系，努力恢复两眼视机能；调整两眼视力程度，使两眼视力接近均衡；抑制斜视的交替固视现象，训练单眼固视运动。

光学及药物压抑法治疗原理是利用光学及药物减弱注视眼的视力，同时促进非注视眼的视功能，对不能接受遮盖法治疗，年龄稍大的学龄儿童较适用。

光栅疗法（CAM 疗法）又称视觉生理基础疗法。人的大脑皮层视细胞对反差强、空间频率高的刺激产生活动反应，人们设计一个对比度强的黑白条栅圆盘，旋转各方向刺激弱视眼以提高视力，本法对中心性注视效果好。

此外，精细作业训练、固视训练、增视疗法、两眼视机能训练及同视机训练（包括同时视训练及消除抑制训练、融像加强训练、立体视加强训练、异常视网膜对应的治疗）在弱视治疗中也占很重要地位。

3. 中医治疗

辨证论治

①肝肾不足证

证候：视远视近均模糊，全身无明显不适或兼见头晕耳鸣，腰膝酸软，舌淡脉细。

治法：养血益精，滋补肝肾。

方药：四物五子丸加减。食欲不振者，加山楂、麦芽以健胃消食。

②气血亏虚证

证候：视远视近均模糊，全身无明显不适或兼见面色无华，食少神疲，舌淡脉弱。

治法：益气养血，补虚明目。

方药：八珍汤加减。兼肝肾不足者，可加枸杞子、楮实子补肾明目。

【预防与调护】

早期发现弱视对预后很重要。一般的儿童 3 岁时经过简单的视力教认，绝大多数都会认视力表。有条件的幼儿园要对孩子视力每年进行一次普查筛选，家长也可自购一张标准视力表，挂在光线充足的墙上，在 5m 远处让孩子识别。若一眼视力多次检查均低于 0.8，则需带孩子到医院作进一步检查。一般认为检查最好不晚于 4 岁。

眼镜配好后一定要坚持戴用，不可间断。弱视儿童处于发育期，两眼的屈光度随年龄的增长也发生变化。一般 3 岁以下儿童每半年散瞳重新验光一次，4 岁以上儿童每一年散瞳验光一次，每次根据屈光度的变化和弱视、斜视矫正的情况，决定是否重新换镜。

家长应按医嘱定期带患儿到医院复诊，复诊时要同时携带有关检查、治疗的病历记录，供医生判定疗效和随时调整治疗方案。一般每月复诊 1 次。视力恢复正常后的半年仍要求每月复查，防止弱视复发，以后逐步改为 3 个月、半年复诊 1 次，直到视力保持 3 年正常，弱视才算完全治愈。

根据中华医学会、中华眼科学会、全国儿童弱视、斜视防治组 1987 年 9 月制定的弱视治疗疗效评价标准为：

（1）无效　包括视力退步、不变或仅提高一行者。

（2）进步　视力增进两行及两行以上者。

（3）基本痊愈　视力恢复到≥0.9 者。

（4）痊愈　经过 3 年随访，视力保持正常者。

注：若有条件，可同时接受其他视功能训练，以求完全恢复双眼单视功能。

第六节 视疲劳

视力疲劳症状是指阅读、写字或作近距离工作稍久后，可以出现字迹或目标模糊，眼部干涩，眼睑沉重，有疲劳感，以及眼部疼痛与头痛，严重时甚至恶心、呕吐。有时尚可并发慢性结膜炎、睑缘炎或麦粒肿反复发作。本病属于中医“肝劳”范畴。

【病因病机】

1. 西医病因病理 视疲劳的原因为：屈光不正、各种眼病或者是鼻窦鼻副窦疾病、屈光参差、老视、各种隐斜。

2. 中医病因病机 本病多因肝肾不足，精血亏虚，不能上荣于目；或因脾虚气弱，心血亏虚，目窍失养；或因过用目力，气血瘀滞，脉络郁闭，气血不充所致。

【诊断】

临床表现

（1）近距离工作不能持久。

（2）眼及眼眶周围疼痛、视物模糊、眼睛干涩、流泪等。

（3）严重者头痛、恶心、眩晕。

【治疗】

1. 西医治疗

（1）消除引起视疲劳的各种因素。

（2）适当用一些解除眼疲劳的眼药水。

（3）运动。

（4）眼保健操。

2. 中医治疗

（1）辨证论治

①肝肾不足证

证候：久视后出现视物模糊，眼胀眼痛，干涩不适；全身可兼见头晕耳鸣，腰膝酸软，舌质淡，苔薄白，脉弱。

治法：滋补肝肾，益精明目。

方药：驻景丸加减方加减。

②心脾两虚证

证候：久视后出现视物模糊，眼胀头晕；全身可兼见心悸健忘，神疲乏力，舌质淡，脉细弱。

治法：健脾补心，益气养血。

方药：人参养荣汤加减。因气虚血瘀，脉道不利者，可加丹参、川芎、三七等活血通络。

③肝郁气滞证

证候：久视后出现视物模糊，眼部酸胀疼痛；全身可兼见情志不舒，胸胁胀满，舌淡苔白，脉弦。

治法：疏肝解郁，理气明目。

方药：逍遥散加减。

（2）针刺治疗　以取足少阴肾经、足厥阴肝经、足太阳膀胱经、足少阳胆经、手少阴心经穴位为主，局部取穴与全身取穴相配合，每次用4～6穴，每日1次，10天为1疗程。

（3）按摩治疗　选用眼部周围穴位：攒竹、睛明、承泣、瞳子髎、丝竹空、阳白、鱼腰等，用手指轻柔、指压穴位。每日1～2次，每次15～30分钟。

【预防与调护】

加强体育锻炼，保持身心健康。在长期近距离用眼中经常看远处。注意用眼卫生及加强营养。

（马　可）

扫码“练一练”

第二十二章　眼 外 伤

眼外伤（ocular trauma）是由于机械性、物理性、化学性等因素直接作用眼部，引起眼的结构和功能损害。多见于男性、儿童或青壮年人，在临床急症中占有重要地位，是单眼失明的首要原因。

一、眼外伤的分类

1. 按致伤原因分类　可分为机械性眼外伤（mechanical ocular injury）和非机械性眼外伤（non - mechanical ocular injury）两大类。前者通常包括钝挫伤、穿通伤、异物伤等；后者包括热烧伤、化学伤、辐射伤和毒气伤等。

2. 国际眼外伤学会按损伤的结果分类　将其分为开放性和闭合性两类。因锐器造成眼球壁全层裂开，称眼球穿通伤（perforating injury）；因锐器造成眼球壁有入口和出口的损伤称为贯穿伤（penetration injury）；进入眼球内的异物引起的损伤称眼内异物（intraocular foreign body），即包括了穿通伤在内；钝器所致的眼球壁裂开，称眼球破裂（rupture of the globe）；钝挫伤引起的闭合性损伤，没有眼球壁的全层裂开。

二、眼外伤的临床特点

眼球由于构造复杂，其外伤特点可概括为五点：①角膜、晶状体、玻璃体等都是无血管的屈光间质，构造特殊，营养供应差，新陈代谢低，一旦受损可影响其透明度，导致视力下降。②眼球钝挫伤、眼球穿通伤、球内异物、酸碱化学伤等是常见的、后果严重的眼外伤，伤后并发症较多，严重影响视功能和结构的恢复。③眼球各部分组织的性质差异很大，对外伤的抵抗力与敏感性也各有不同。如角巩膜边缘容易发生裂伤，虹膜根部易断裂，晶状体易脱位等。④一眼穿孔伤后另一眼有发生交感性眼炎的可能性。⑤由于血眼屏障，眼球对药物的透入性有限，给治疗带来一定的困难。

三、眼外伤的检查和处理原则

眼外伤检查时应注意全面询问病史，根据外伤的轻重缓急和患者就诊时的条件，在不延误急救，不增加眼部损伤和患者痛苦的前提下，分清主次，有重点地进行。应首先抢救生命，待生命体征平稳后，再行眼球检查及处理。

四、眼外伤的辨证规律和治疗原则

一般根据受伤后出现的症状来辨证论治，如出现红肿疼痛、黑睛生翳等症状，多为风热之邪乘袭所致，治宜祛风清热；若目赤肿痛、抱轮红赤或混赤，黑睛溃烂等，多为热毒侵眼，治宜清热解毒；若胞睑紫肿、血灌瞳神及眼内出血等，可按“离经之血，虽清血鲜血，亦是瘀血”来辨证，宜先凉血止血，后活血化瘀；若眼胀头痛、胸闷纳呆、嗳气胁痛等，为七情内抑、气郁化火之征象，则应在以上治法的基础上，适当加以疏肝理气泻火之品。

五、眼外伤的预防

眼居高位，暴露于外，易受外伤。因此，眼外伤的预防十分重要。而且大多数眼外伤是可以预防的，平时应加强卫生宣传教育，制订各项操作规章，完善防护措施，有效减少眼外伤的发生。

扫码“学一学”

第一节 钝挫伤

钝挫伤（blunt trauma）为机械性钝力引起的眼部损伤，致伤物多为钝性物体。其症状与预后取决于伤力的轻重、受伤的部位等因素。伤轻而未及眼球者，可对视力无妨；伤重而损及眼球及出现严重并发症者，则预后不良。本病属于中医“撞击伤目”范畴。

【病因病理】

1. 西医病因病理 钝性物体如球类、拳头、棍棒、金属钝器、砖头、石头等击伤眼部，或跌仆伤眼，或高压液体、气浪冲击眼部所致。除直接受伤之外，还可因作用力在眼球内及眼球壁传递，伤及眼内深部组织，引起多处间接损伤。此外，眼球邻近组织损伤或头部受强烈震击，亦可伤及眼球。常出现水肿、渗出、出血、炎症等病理改变。

2. 中医病因病机 中医认为当钝力作用于眼部引起各组织出血者，系络伤出血；若气血受伤，组织受损，以致气血瘀滞，精华不得上运而目力障碍；加之风热之邪可乘隙而入，伤及视力。

【诊断】

1. 临床表现

（1）症状 由于致伤物体的角度、力度及受伤的部位不同，自觉症状也不同，可有异物感，疼痛或胀痛，怕光和流泪、视力下降等。

（2）体征

①眼睑挫伤：自觉眼睑疼痛难睁。眼睑皮肤单薄，皮下组织疏松，血循环丰富，故易造成眼睑水肿、出血、血肿等，重者合并眶骨骨折、皮下气肿、眼睑裂伤等、泪小管断裂、泪点移位、骨折所致的泪囊破裂和泪囊炎。

②结膜挫伤：可见球结膜下出血，色若胭脂，或球结膜水肿，严重者可有球结膜破裂伤。

③角膜挫伤：轻者仅为角膜表层擦伤，上皮脱落，若发生感染，可出现角膜溃疡；重者出现角膜基质层水肿、增厚及混浊，后弹力层出现皱褶；或角膜破裂，虹膜及眼球内容物脱出。

④巩膜裂伤：眼球挫伤常导致巩膜破裂。角巩膜缘或眼球赤道部可发生眼内容物脱出、嵌顿。

⑤虹膜睫状体挫伤：以外伤性瞳孔散大和前房出血多见。瞳孔括约肌受损，瞳孔常中等散大，光反射迟钝或消失。虹膜根部断离，可见“D”字形瞳孔；整个虹膜从根部完全

断离，称外伤性无虹膜。虹膜睫状体血管破裂，可见前房积血，多能自行吸收，但当出血量多或伤后发生继发性出血，可引起角膜血染、继发性青光眼。虹膜睫状体损伤还可以引起葡萄膜炎或低眼压。

⑥晶状体损伤：外伤可致晶状体脱位或晶状体混浊。前者包括晶状体半脱位和全脱位，表现为散光或复视。后者形态表现多样化，具体表现参见晶状体病一章。

⑦玻璃体积血：挫伤引起睫状体、脉络膜和视网膜血管玻裂，可出现玻璃体积血。出血较多时患者自觉眼前暗影飘动，或似有红玻璃片遮挡，视力明显下降。

⑧脉络膜损伤：主要表现为脉络膜破裂、出血及脱离。

⑨视网膜损伤：可见视网膜震荡（commotio retinae），表现为后极部视网膜一过性水肿，视网膜变白，中心视力下降。外伤还可造成视网膜裂孔，引起视网膜脱离，高度近视者更易发生。

⑩视神经挫伤：外伤后视力锐减，眼球各部检查基本正常。瞳孔扩大，直接光反应迟钝或消失，间接光反应正常。4～6 周后眼底可见视神经萎缩表现。

2. 实验室及其他检查

（1）眼 B 超　屈光介质混浊时，应做 B 超检查，判断有无视网膜或脉络膜脱离。

（2）其他影像学检查　眼眶受伤时，需做 X 线摄片或 CT、MRI 检查以排除是否有眶骨和颅骨骨折。

【治疗】

1. 治疗原则　西医治疗首先辨受伤部位、轻重、新旧、有无眼球破裂以及有无并发症等，然后采取相应的治疗措施。若有眼球破裂则必须先行手术清创缝合，再考虑其他治疗。若无眼球破裂则以非手术治疗为主。

中医认为本病的基本病机为气血受伤、络脉瘀滞，治疗过程中应以止血化瘀、行气通络为主，并随证加减。

2. 西医治疗

（1）眼睑出血初伤后急宜冷敷止血，两天后热敷，重者配合止血药。若眼睑瘀血肿胀甚者，还可加眼垫后用绷带加压包扎。眼睑裂伤，需仔细分层缝合，防止瘢痕收缩而致眼睑畸形，并抗感染治疗。泪小管断裂，行泪小管吻合术。

（2）结膜撕裂超过 3mm，应行手术缝合。

（3）角膜挫伤用抗生素冲洗结膜囊后，局部滴用抗生素眼液，并涂抗生素眼膏包扎或加眼垫包扎伤眼 24 小时，若发生角膜溃疡者，则参照有关章节处理，破裂按穿孔伤治疗原则处理。

（4）外伤性虹睫炎的处理按急性虹睫炎进行治疗。外伤性瞳孔散大、光反应迟钝或消失、调节障碍者，无特殊处理，可对症处理伴随症状。瞳孔括约肌撕裂及虹膜根部离断者，后期可行手术治疗。

（5）前房出血患者取半卧位休息，适当使用镇静剂；双眼包扎；全身可用止血剂；瞳孔不散不缩，若出现虹膜刺激症状时，可及时散瞳，必要时使用激素；有继发青光眼者可降低眼压；出血量 >1/2 前房高度，眼压高且时间长，考虑手术治疗，防止角膜血染。

（6）房角后退无须特殊处理，继发青光眼时按青光眼处理。

（7）晶状体不全脱位和脱位如导致继发青光眼时处理同青光眼；外伤性白内障晶状体全部混浊可考虑手术摘除。

（8）玻璃体出血可应用止血药。积血日久不吸收，可引起网膜脱离等并发症。因而应采取有效措施，促进玻璃体积血的吸收。同时处理其他伴随疾病。

（9）视网膜震荡可应用血管扩张剂、糖皮质激素和营养视网膜的药物。脉络膜裂伤无有效的治疗方法。

（10）视神经挫伤可应用血管扩张剂、糖皮质激素和神经营养药物。若有颅底骨折，应卧床休息，请有关科室会诊共同处理。

3. 中医治疗

（1）辨证论治

①撞击伤络证

证候：眼睑青紫，肿胀难睁；或球结膜下出血；或眶内瘀血，眼球突出；或前房出血，视力障碍；或眼底出血，视力剧降，甚则暴盲；舌质紫暗，脉涩。

治法：先凉血止血，后活血化瘀。

方药：先用生蒲黄汤加减。血止后改用血府逐瘀汤加减。

出血之初，出血较重而不易止者，可去方中的川芎、郁金，选加藕节、仙鹤草、白茅根、血余炭、侧柏叶等以助止血。出血止后可选加生三七、三棱、莪术等行气破血消瘀之品。若有化热倾向，大便秘结者，可加入大黄，既能泻下攻积，清热凉血，又兼活血化瘀之功。

②血瘀气滞证

证候：外伤后自觉视物模糊不清，甚或视物不见；或上睑下垂，眼珠斜视，瞳孔缩小或散大不收；或眼胀欲脱，头痛如劈，前房出血，日久不散，角膜泛黄，眼硬如石；或晶体混浊，或视网膜水肿等。全身可兼见恶心呕吐等变证；舌质紫暗或有瘀斑，苔薄黄，脉涩。

治法：活血祛瘀，行气止痛。

方药：血府逐瘀汤加减。上睑下垂，眼珠斜视者，可酌加防风、葛根、白芷、白附子、僵蚕以祛风散邪，缓急通络；瞳孔散大者，宜去柴胡、川芎，加香附、五味子以顺气敛瞳；若视网膜水肿，可加泽泻、车前子、茯苓、猪苓等利水消肿；疼痛甚者，可加乳香、没药等以化瘀止痛；若前房出血，日久难消，角膜血染，又出现眼胀头痛，眼硬如石等症者，宜平肝熄风、活血化瘀，用龙胆泻肝汤，选加水牛角、红花、苏木、没药、乳香之品。若晶珠混浊，则参照惊振内障治疗。本病后期酌情用补益肝肾之剂，以恢复功能，提高视力。

③风热侵袭证

证候：角膜擦伤或水肿混浊，怕光流泪，眼球胀痛，睫状充血，或结膜混合充血。舌质红，苔薄黄，脉浮数。

治法：疏风清热益损。

方药：除风益损汤加减。可加红花、赤芍以增强凉血活血退赤之功。还可酌加木贼、蝉蜕、谷精草、密蒙花等疏风清热、明目退翳之品。若出现风热之邪引动肝火，肝火炽盛者，应清肝泻火、平肝明目，可选加栀子、石决明、草决明、黄芩、柴胡等。

（2）中成药

① 云南白药片或胶囊：针对络伤出血者，可用云南白药片或胶囊口服。

② 血栓通注射液：撞击伤络证见出血者，可用血栓通注射液静脉滴注。

③ 血府通瘀丸：血瘀气滞型钝挫伤可用血府通瘀丸活血化瘀、行气止痛。

④ 六味地黄丸：本病后期可用六味地黄丸补益肝肾、滋阴明目来善后巩固。

（3）其他治疗

①针灸治疗：若角膜挫伤生翳，眼球刺痛剧烈，可配合针刺止痛。取穴：四白、太阳、合谷、承泣、睛明等。

②电离子导入：前房积血、玻璃体积血及眼底出血吸收疗程慢者，可选用丹参注射液、红花注射液、血栓通注射液等局部电离子导入。

【预防与调护】

（1）加强宣传教育，制订安全防护措施，以杜绝外伤事故的发生。同时也要预防儿童的眼外伤，这是全社会共同的责任。

（2）患者饮食以清淡为宜，保持大便通畅。控制焦躁沮丧情绪，积极配合治疗。

第二节　眼球穿通伤

扫码“学一学”

眼球遭受外界锐器刺伤或高速射出的异物碎屑穿破眼球壁称为眼球穿通伤（perforating wounds of the eyeball）。由前部刺入贯穿整个眼球而由后方穿出的双穿通伤称为眼球贯穿伤（penetration wounds of the eyeball），是眼球穿通伤的一种。常发生于儿童及青壮年，任何场合均可发生。其严重程度与致伤物的大小、形态、性质、飞溅的速度、受伤的部位、污染的程度及球内有无异物存留等因素有关。本病属于中医“真睛破损”范畴。

【病因病理】

1. 西医病因病理　多因锐利物体，如刀、剪、锥、针、竹签、树枝等刺破眼球或高速飞溅之金属碎屑、碎石飞射入眼所致。外伤可直接损伤眼组织，导致角膜巩膜破损，虹膜脱出，房水漏出等眼组织脱出。致伤物带菌进入眼内或细菌直接经伤口入眼，可引起眼内感染，眼球内异物存留可造成组织损伤，其中金属异物危害性大。一眼的穿通伤或球内异物，有时导致健眼发生严重的葡萄膜炎，称为交感性眼炎，严重威胁健眼的视力。

2. 中医病因病机　锐利物体可损伤脉络，血溢络外，致脉络不利，气滞血瘀，可使神光发越受阻；眼珠穿破，风邪乘虚而入，作祟目内，致伤物又多污秽，则致邪毒入侵，热毒炽盛，化腐成脓，故出现黄液上冲，甚则脓攻全珠，造成全珠毁坏；若受伤眼红赤难于消退或眼内存留异物，可感伤健眼。

【诊断】

1. 临床表现

（1）症状　眼球穿通伤的自觉症状与穿孔部位、伤口大小有关，以视力减退，严重者无光感，以及疼痛、畏光、流泪等刺激症状为多见。

（2）体征　临床上通常按穿孔部位，将眼球穿通伤分为角膜穿通伤、角巩膜穿通伤和巩膜穿通伤三类。每种均可因致伤物的大小、形态、性质、穿入眼球的深度和部位的不同造成不同程度的损伤。

①角膜穿通伤：指伤口位于角膜的穿通伤。伤口较小时，可自行闭合，遗留点状混浊或白色条纹。伤口较大时，常伴有虹膜损伤、脱出及嵌顿，前房变浅或消失，眼压下降。致伤物刺入较深可引起晶状体囊穿孔或破裂，出现局限的晶状体混浊，甚至晶状体破裂，晶状体物质嵌顿于伤口或脱出。

②角巩膜穿通伤：伤口同时累及角膜和巩膜，最易导致虹膜睫状体、晶状体和玻璃体的损伤、脱出以及眼内出血；瞳孔变形或前房消失。

③巩膜穿通伤较少见，较小的巩膜伤口容易忽视，伤口处可能仅见结膜下出血；大的伤口常伴有脉络膜、玻璃体和视网膜损伤，易致玻璃体积血。损伤黄斑部会造成永久性中央视力丧失。

（3）并发症

①球内异物为铜或铁时容易并发铜、铁沉着症。表现为角膜、虹膜、晶状体可见到铁锈色或铜锈色沉着、视网膜变性与萎缩等病变。当铜异物进入眼内数小时，房水中铜含量即可增加。

②外伤性增生性玻璃体视网膜病变（traumatic proliferative vitreoetinopathy，tPVR）：由于伤口或眼内组织过度的修复反应，纤维组织增生形成 PVR，牵拉视网膜造成脱离。

③外伤性眼内炎：常因致伤物污染或处理不当所致。多为绿脓杆菌、金黄色葡萄球菌、大肠杆菌等感染，一般在伤后 48h 左右发生，发展快，表现为眼部刺激症状，视力迅速下降甚至完全消失。眼睑结膜充血、水肿、角膜混浊，前房内大量积脓，玻璃体内积脓，瞳孔黄光反射；若炎症局限在眼内，以后眼球逐渐萎缩；若眼内炎症向眼球周围发展，累及球壁及周围筋膜、眼肌等眶内组织，导致全眼球炎，有时炎症可向颅内蔓延，引起化脓性脑膜炎、海绵窦血栓等，可危及生命。

④交感性眼炎：伤眼（诱发眼）葡萄膜炎症持续不退，并渐加重，出现角膜后沉着物，瞳孔缘可见灰白色珍珠样小结节，约经 2 周 ~2 个月后，另一眼（交感眼）突然出现葡萄膜炎，视力急剧下降。眼底可出现黄白色点状渗出，以周边部多见。反复发作，由于视网膜色素上皮的广泛破坏，晚期整个眼底呈暗红色调，即晚霞样眼底。若失治误治还可继发青光眼、视网膜脱离、眼球萎缩等并发症。

2. 实验室及其他检查

（1）若考虑有眼内异物，应作 X 线摄片或 B 超检查，必要时行 CT、MRI 检查，以明确异物属性和部位。对眼前节异物，尤其是异物密度较低、屈光间质混浊、瞳孔膜闭时，可用 UBM 查找异物。

（2）视觉电生理检查如 ERG、EOG、VEP 以及眼底荧光血管造影、脉络膜血管造影、OCT 等可辅助诊断本病及判断预后。

（3）血常规　可见白细胞总数及中性粒细胞比例增高。

【鉴别诊断】

本病主要应与眼球钝挫伤相鉴别。后者系眼部受钝力撞击所致，局部可见组织挫伤，一般无眼球破裂。

【治疗】

1. 治疗原则 本病是眼科急症，应以西医治疗为主，配合中医中药治疗，以减少并发症，促进组织愈合。

西医治疗强调及时封闭伤口，防止感染，尽早取出异物，必要时行二期手术。中医认为本病基本病机为气滞血瘀、脓毒侵袭，治疗以行气活血、清热解毒为主。

2. 西医治疗

（1）3mm以下的伤口，若闭合好，无眼内容物嵌顿，前房存在，可不缝合，滴抗生素眼液，涂抗生素眼膏，加压包扎即可。3mm以上的伤口，无论有无眼内容物脱出，均需做显微手术认真缝合，以恢复前房。脱出的虹膜、晶体、玻璃体原则上应剪除，但若在24小时内，虹膜表面干净，可用抗生素冲洗后将虹膜送回前房。锯齿缘后方巩膜破裂，在缝合伤口后，宜在巩膜伤口两侧做电凝或冷凝，防止视网膜脱离。对复杂性伤口，应先严密缝合伤口，恢复前房，控制感染，1～2周后再行内眼手术。对外伤性白内障、玻璃体积血、视网膜脱离等进行相应处理。

（2）伤口处理完毕，结膜下注射妥布霉素或万古霉素，若有眼内异物可用林可霉素结膜下注射。常规注射破伤风血清（TAT），静脉或肌肉注射大剂量抗生素。同时频繁滴用抗生素滴眼液，并用散瞳药。

（3）预防交感性眼炎，及时取出异物，注意睫状区伤口的处理。一旦发生，参照葡萄膜炎治疗。

（4）眼球破裂：眼内组织大量脱出，伤口缝合困难，视力丧失者，在征求患者及家属同意后，可行眼球摘除。

3. 中医治疗

（1）辨证论治

①气滞血瘀证

证候：眼球刺痛或胀痛，视力剧降。查见结膜或角膜破裂或结膜下出血，前房或玻璃体积血；舌质紫暗或有瘀斑，脉涩。

治法：活血祛瘀，行气止痛。

方药 桃红四物汤加味。眼底出血或玻璃体积血者，初期应选加旱莲草、生蒲黄、茜草、白茅根等以助凉血止血。待出血停止后，加入丹参、郁金、牡丹皮、生三七、枳壳等以增强行气消瘀之力。痛剧者，可加入乳香、没药以增强行气化瘀止痛之力。

②脓毒侵袭证

证候：伤眼疼痛难忍，畏光流泪，视力剧降。查见眼睑肿胀，睫状充血或结膜混合充血水肿，结膜下出血，结膜或角膜破裂，球内组织脱出，创口污秽浮肿，前房积脓，眼球突出，转动失灵；全身兼见发热、头痛、口干苦；舌质红，苔黄，脉数。

治法：清热解毒，凉血化瘀。

方药：五味消毒饮合犀角地黄汤加减。犀角价贵稀少，常用水牛角、生地黄、玄参、牡丹皮代替。若出现前房积脓、大便秘结、小便黄者，可加入大黄、木通、车前草使二便通利，邪热下泄。痛甚者，加入没药、乳香以化瘀止痛。

③感伤健眼证

证候：伤眼巩膜或角膜破损，迁延难愈，红赤难退，或反复发作；健眼出现视力急剧下降，眼前似有阴影飘浮，或视物变形。查见健眼结膜睫状充血或混合充血，角膜后壁沉着物，瞳孔缩小或干缺，视盘充血、水肿，视网膜出现黄白色渗出，水肿；全身兼见头痛头昏，口苦咽干，舌质红，苔薄黄，脉弦数或弦滑数。

治法：清热解毒，平肝泻火。

方药　泻脑汤加减。若见睫状充血、瞳孔缩小诸症，加栀子、龙胆草、蒲公英等以助清热解毒；若以玻璃体混浊为主者，加丹参、郁金、泽兰、牛膝以增强凉血行滞之功。若无便秘者，去元明粉、熟大黄，加生石膏、知母、大青叶以清气分之火。若口苦咽干，头目疼痛较甚，酌加石决明、夏枯草以清肝泻火；若眼底视盘充血，酌加牡丹皮、赤芍以活血化瘀通络；若视网膜水肿渗出较甚，加浙贝母、龙骨、牡蛎以软坚散结。

（2）中成药

①双黄连注射液或清开灵注射液：脓毒侵袭证和感伤健眼证可选用双黄连注射液或清开灵注射液静脉滴注以清热解毒。

②杞菊地黄丸：本病后期可用杞菊地黄丸清热滋阴明目来善后巩固。

（3）其他治疗　针刺治疗：对伴有外伤性玻璃体积血、眼底出血、前房出血的患者可取上睛明、四白、合谷、曲池、风池等穴施以针刺，可促进出血吸收，提高视力。

【预防与调护】

（1）眼球穿通伤是一种严重的眼外伤，易导致目盲，必须以预防为主。而大多数眼球穿通伤是可以预防的，在社会广泛宣传预防眼外伤的知识，在工厂制订安全保护措施，建立和健全规章制度，以杜绝外伤事故发生。

（2）加强对儿童、学生的安全教育，尽量避免接触、使用尖锐玩具及爆炸物品，如有外伤，要及时就医。

（3）饮食以清淡为宜，保持大便通畅。帮助患者克服焦躁、不安、抑郁等心理反应，争取其配合治疗，以利伤情痊愈。

第三节　角结膜异物伤

扫码“学一学”

角结膜异物伤是指沙石、灰尘、金属碎屑等细小异物进入眼内，黏附或嵌顿于角膜或结膜表面的常见眼外伤。表浅异物处理较易，预后较好。角膜异物较深或处理不当，常易继发感染。本病属于中医“异物入目”范畴。

【病因病理】

多由于在日常生活、工作中防护不慎或回避不及，以致风吹沙土、煤灰炭渣、麦芒谷壳、飞虫、玻璃细渣、金属碎屑、木屑、火药等飞扬性细小异物进入眼内，附着于角膜、结膜表面，刺激三叉神经末梢，而有涩痛、畏光、流泪等症状。

【诊断】

临床表现

（1）结膜异物　异物黏附于结膜表面，由于瞬目动作，异物常存留在睑板下沟处、穹隆部及半月皱襞。常表现为异物感，沙涩，疼痛不适、畏光流泪等刺激症状。

（2）角膜异物　异物多黏附于角膜表面或嵌顿于其中，自觉症状明显，如刺痛、畏光、流泪、异物感、眼睑痉挛等。如时间稍长，异物周围可出现灰白色浸润，铁质异物者可出现棕色的锈环。非金属异物常带有细菌，容易形成角膜溃疡，应特别引起重视。

【治疗】

1. 治疗原则　首先分辨入目异物的部位和性质，治疗以清除异物、防止感染为主。本病一般不需要全身治疗，但若出现风毒侵袭伤睛的证候，则需配合内治。

2. 西医治疗

（1）附着于结膜表面的异物，可用生理盐水冲洗或用消毒棉棒轻轻粘出，继点抗生素眼药。

（2）对嵌于结膜的异物，宜在用表面麻醉剂后，用针头或异物针剔除。

（3）附着于角膜的异物，可在表面麻醉剂后，用消毒棉棒蘸生理盐水拭去或用针头剔除。较深异物剔除，必须在良好照明下进行无菌操作，表面麻醉后，用异物针或针头剔除异物；若铁质异物需连锈斑一同刮除干净，但应尽量避免损伤周围组织；对于多个异物或异物较深，一次难于刮除者，可在控制感染的条件下，数天后再次剔除。若较大异物，且已部分穿过角膜进入前房者，应行显微手术摘除异物。异物剔除后，均应涂抗生素眼膏并包眼，必要时可用抗生素结膜下注射。

（4）较深的磁性异物，可用电磁铁吸出。

3. 中医治疗

（1）辨证论治

睛伤邪侵证

证候：角膜骤生星翳，羞明流泪，眼痛难睁。查见睫状充血，角膜浅层点状混浊；多见于角膜异物剔除术后；舌脉无异常。

治法：疏风清热解毒。

方药：石决明散加减。大便稀溏者，去大黄；如毒邪较重者，可加蒲公英、金银花等以加强清热解毒之力。

（2）中成药　若日久黑睛生翳，可局部滴用拨云散眼药或退障眼膏，内服拨云退翳丸以明目退翳。

【预防与调护】

（1）加强宣传教育，改善劳动生产条件，要求戴防护眼镜工种，必须遵守劳动纪律。

（2）若眼内进异物，需及时正确处理，切勿乱加揉擦和随意挑拨，以免加重病情或变生他症。

扫码“学一学”

第四节　酸碱化学伤

化学物品的溶液粉尘或气体进入或接触眼内，都可引起眼部损伤，统称为化学性烧伤，多发生在化工厂、实验室或施工场所。其中最多见的为酸性和碱性烧伤。其受伤程度与预后取决于酸碱物质的性状、浓度、温度与压力、量的多少、接触时间的长短，以及当时紧急处理的措施等因素。本病属于中医“酸碱入目”范畴。

【病因病理】

1. 西医病因病理

（1）酸性烧伤　常见由硫酸、硝酸、盐酸，以及某些有机酸引起，可为气体、液体或固体。其浓度低时，仅引起局部刺激，高浓度的则可使组织蛋白凝固坏死。但另一方面，由于凝固的蛋白不溶于水，故能阻挡酸性物质继续向深层渗透、扩散，使损伤局限化，因此造成的损害相对较轻。但若量多、浓度高，作用时间长同样可造成严重损害。

（2）碱性烧伤　常见由氢氧化钠、生石灰、氢氧化钾、氨水等引起，碱能溶解脂肪和蛋白，坏死组织释放出趋化因子，大量嗜中性粒细胞浸润并释放胶原酶，造成组织溶解，很快渗透到角膜深层及眼内组织，使损伤扩大加深，甚至造成眼球萎缩，视功能丧失，其后果较酸性化学伤严重得多。

2. 中医病因病机　中医认为酸、碱、石灰皆为阳热火性之物，热邪犯目、引动肝火，致热盛血壅；或热邪伤阴，致阴亏火旺。

【诊断】

临床表现

酸碱化学伤以不同程度的疼痛、畏光、流泪、视力下降为主要症状，根据组织的反应，可分为轻、中、重三度。

（1）轻度　弱酸或稀释的弱碱引起。眼睑与结膜轻度充血水肿，角膜上皮有点状脱落或水肿。数日后水肿消退，上皮修复，不留瘢痕，无明显并发症，多不影响视力。

（2）中度　由强酸或较稀释的碱引起。睑皮肤可起水泡或糜烂；结膜水肿，小片状坏死；角膜明显混浊水肿，上皮完全脱落。治愈后可遗留角膜斑翳而影响视力。结膜疤痕可引起假性胬肉或睑球粘连。刺激症状重，眼睑痉挛，视力严重减退。

（3）重度　大多为强碱或强硫酸引起。眼睑可见坏死；结膜出现广泛的坏死，灰白色混浊；角膜全层灰白色或瓷白色，可发生角膜溃疡或穿孔。病情发展，引起葡萄膜炎、继发性青光眼或白内障。角膜溃疡愈合后形成角膜白斑，亦可出现角膜葡萄肿或眼球萎缩。由于结膜上皮缺损，愈合时可造成睑球粘连、假性胬肉等。疼痛剧烈，严重损害视力，甚至视功能丧失。

若伤及泪道，加之眼睑烧伤，还可出现眼睑畸形、闭合不全、泪溢等并发症。严重的碱烧伤后可继发细菌感染，发生眼内炎。

【鉴别诊断】

由于进入眼部的化学性物质酸碱性不同，临床表现也有所不同，故应对两者进行鉴别（表 22－1）。

表 22－1　酸性烧伤和碱性烧伤鉴别

	酸性烧伤	碱性烧伤
外伤病史	由酸性物质引起	由碱性物质引起
创面边界	较清楚	边界不清
创面深浅	较浅	较深
创面是否扩大加深	不易扩大加深	易扩大加深
伤后数天与受伤当时	无明显区别	明显扩大加深
坏死组织	容易分离脱落	不易分离
眼内组织反应	较轻	较严重

【治疗】

1. 治疗原则　本病以彻底清除眼内酸碱物质，减轻眼部组织损伤，预防并发症，提高视力为原则。急救冲洗是处理酸碱烧伤的关键，可使烧伤的损害降到最低程度。同时配合中医治疗，以减少并发症，促进组织的愈合。

2. 西医治疗

（1）急救措施　最迫切和有效的急救方法是在现场立即就地取材，争分夺秒地应用大量清水或其他无害水源反复冲洗。冲洗愈迅速，愈彻底，预后愈好。冲洗时应翻转眼睑，转动眼球，在充分暴露下进行冲洗，至少冲洗 30 分钟，以彻底清除结膜囊内残存的化学物质。亦可嘱患者将整个面部浸入水中，连续做睁、闭眼动作，使化学物质充分稀释以至清除。送至医院后，在表面麻醉下可再次冲洗并清除，检查结膜囊内残余化学物质。若结膜苍白、角膜混浊范围大者，需将球结膜放射状剪开，略作分离后再进行冲洗，以使渗入结膜下的化学性物质得以清除。

（2）中和治疗　酸性烧伤可用弱碱性溶液结膜下注射。碱性烧伤用弱酸性溶液或注射剂冲洗结膜囊或结膜下注射。石灰烧伤者不能用酸性溶液冲洗，因为酸性溶液可使钙盐沉着于角膜内而影响视力。可应用依地酸二钠溶液冲洗以利于钙离子的释放。

（3）胶原酶抑制剂应用　早期用维生素 C 静脉注射或滴注，可起到抑制胶原酶，促进角膜胶原合成，防止角膜溃疡和角膜穿孔的作用。同时可滴用枸橼酸钠或半胱氨酸。此外，自家血清、纤维连接蛋白等的应用也能起到很好的作用。

（4）抗生素应用　如无穿孔和眼内感染发生，以局部用药为主，用滴眼液或眼膏包扎患眼，并应用散瞳剂。若已继发感染，需全身应用。

（5）糖皮质激素应用　可抑制炎症反应，控制感染，预防新生血管发生。需注意伤后 2～3 天之间角膜有溶解倾向，局部忌用，而且在角膜溃疡未愈合前也不可使用，因为糖皮质激素能激活胶原酶，增强组织溶解，并且抑制毛细血管和成纤维细胞的增殖，延缓愈合。

（6）预防睑球粘连　如球结膜广泛坏死，应早期切除。对两周内出现角膜溶解变薄者，需行全角膜板层移植术，并保留植片的角膜缘上皮，以挽救眼球。也可做羊膜、口腔黏膜或对侧球结膜的移植术。对有可能发生睑球粘连者，每天换药时用玻璃棒插入上下穹隆部进行分离，多涂眼膏，或用亲水性接触镜衬于睑球之间。

（7）晚期治疗　针对并发症进行治疗，如手术矫正睑外翻、睑球粘连，进行角膜移植术等。出现继发性青光眼时，应用药物降低眼压，或行睫状体冷凝术。

3. 中医治疗

（1）辨证论治

①热邪侵目证

证候：眼部灼热刺痛，畏光流泪，视物模糊，眼睑肿胀难睁。查见结膜混合充血，角膜生翳，或见瞳孔缩小；或有酸（碱）性物质附着于眼球表面；全身可伴有头痛烦躁，小便黄赤，舌质红，苔薄黄，脉数。

治法：清热解毒，凉血止痛。

方药：黄连解毒汤合犀角地黄汤加减。角膜混浊扩大，表面污秽，边界不清，甚则前房积脓者，可加石膏、知母、芒硝、车前子以增强清热泻火通腑之功。

②阴伤邪留证

证候：眼伤已初愈，红退痛止，仍自觉眼内干涩，视物昏矇，羞明不适。查见角膜留下形状不一，厚薄不等的瘢痕翳障；全身可伴有口渴便秘，舌质红，苔薄少津，脉细数。

治法：养阴清热，退翳明目。

方药：消翳汤合甘露饮加减。若口渴明显者，可去防风、荆芥、柴胡疏风发散之品；加天花粉、葛根、玉竹以增强养阴生津之力；若大便干燥，可加火麻仁润肠通便。

（2）中成药

①三七注射液：眼前部严重碱烧伤可在结膜下注射三七注射液，尤其碱烧伤早期应用效果更好。

②复方丹参注射液：碱烧伤早期可用复方丹参注射液静脉注射，具有抑制角膜碱烧伤后新生血管形成及促进损伤愈合的双重作用。

（3）其他治疗

①可局部滴用清热解毒眼药水，如鱼腥草眼液，还可用人乳或鲜牛乳，或鲜蛋清频频滴眼。当病至后期，黑睛翳障已成者，还可点用八宝眼药或拨云散以明目退翳。

②针刺疗法：头皮针视区，体针以风池、太冲、肝俞、肾俞、复溜等穴，眼局部穴为睛明、攒竹、四白、丝竹空、光明、球后等。

【预防与调护】

（1）在密切接触酸碱、石灰、水泥、氨水等化学性物质的行业部门，广泛开展宣传工作，普及化学腐蚀伤尤其是眼部灼伤的预防及急救常识，搞好安全生产，加强个人防护。

（2）少食辛辣刺激性食品，注意眼部卫生。

扫码“学一学”

第五节　其他类型眼外伤

一、辐射性眼损伤

辐射性眼损伤是指电磁波谱中除可视光线外，眼被其他电磁波所伤而引起的眼外伤。其作用原理可分为物理的热作用，如红外线、微波损害；化学的光化学作用，如紫外线损害；电离的生物作用，如 X 线、γ 射线、快速中子等损害。

（一）紫外线损伤

是辐射性眼损伤中最常见的一类，是指电焊、高原、雪地及水面反光造成的眼部紫外线损伤，又称为电光性眼炎或雪盲。波长 320～250nm（纳米）的紫外线对组织有化学作用，使蛋白质凝固变性，角膜上皮坏死脱落。临床表现为接触紫外线 3～8 小时后，出现疼痛、畏光、流泪、眼睑痉挛。检查可见结膜充血水肿，角膜上皮点状脱落。治疗以 1% 地卡因止痛，但不宜多用，因其可影响上皮再生；涂抗生素眼膏包扎，预防感染，1～2 日后上皮修复自愈。应佩戴防护面罩或眼镜预防。

（二）可见光损伤

热和光化学作用，直接看强烈的日光时，可见光线及短波红外线可经眼组织的折射，大量集中在黄斑而产生黄斑灼伤。如科学家观察日食引起的“日光性视网膜病变”。另外，眼科检查仪器的强光源或手术显微镜也可引起视网膜光损伤。临床表现为畏光、视力不同程度减退。严重者有中央暗点，视物变形，头痛。视力下降到 0.01～0.08。眼底无明显改变，严重者黄斑水肿，可有小出血点或小裂孔。通常 3～6 个月恢复，视力可达 0.5～0.8。宜对症治疗及戴防护眼镜。

（三）红外线损伤

它是热能对眼组织的物理性损伤。常见于炼钢工人及吹玻璃工，临床表现类似轻度烧伤。其中短波红外线（波长 800nm～1200nm）可被晶状体和虹膜吸收，造成白内障，以往称为吹玻璃工人白内障。接触红外线人员应戴含氧化铁的特制防护眼镜。

（四）离子辐射性损伤

X 线、γ 线、中子或质子束可引起辐射性白内障、放射性视网膜病变或视神经病变，角膜炎或虹膜睫状体炎等。接受放射治疗的肿瘤患者，离子辐射会损伤视网膜血管。外照射，或用局部敷铁器后（剂量 30Gy～36Gy，也有 15Gy 引起的），一般 4 个月～3 年后，引起进行性的微血管病变，类似于糖尿病视网膜病变。无症状，或视力下降。检查见神经纤维层梗死、视网膜出血、微动脉瘤、血管白鞘、毛细血管扩张和渗出，有无灌注区及新生血管形成。视力预后与黄斑病变有关。可用局部或广泛激光光凝治疗。

二、热烧伤

眼部热烧伤系高温通过直接传导或辐射所引起的眼组织损伤，分为火焰灼伤和接触灼伤两类。轻度火焰灼伤多发生在日常生活中，严重者可见于工农业生产事故或战时武器火焰喷射引起的灼伤。接触灼伤可由于沸水、沸油、灼热的炉渣、烟头或熔化的铁屑、铅、玻璃等溅入眼内引起。其轻重取决于热物体的大小、温度和接触时间的长短等。

临床主要特征为起病急，发展快。自觉症状为眼部剧烈疼痛和视力急性下降。体征：①轻型：皮肤和结膜充血，水肿；角膜混浊如仅伤及上皮，呈一薄层白色混浊，一般数天可愈，不留伤痕，角膜可恢复透明。②重型：皮肤、结膜、角膜坏死，甚至形成焦痂。角膜坏死组织脱落、形成较深的溃疡，甚至穿孔。角膜溃疡愈合后成为角膜白斑或粘连性白斑，亦可继发青光眼。结膜坏死愈合后结疤，常引起睑外翻，睑闭合不全等。

扫码“练一练”

临床治疗原则是防止感染，促进创面愈合，防止睑球粘连等并发症。用抗生素滴眼液、眼膏治疗，并可用1%阿托品滴眼液扩瞳，慎重使用皮质类固醇药物。对坏死的球结膜应尽早切除，移植结膜或唇黏膜，改善角膜血供。对角膜新生血管可考虑角膜周围血管切断术或β射线照射治疗。

（张花治）

第二十三章　全身疾病的眼部表现

扫码“学一学”

第一节　高血压

高血压病（hypertensive disease）是一种以体循环动脉血压持续增高为主要特征，可伴有心、脑、肾等器官的功能或器质性损害的慢性疾病。诊断高血压时，须在未使用降压药物的情况下，非同日 3 次测量血压，收缩压≥140mmHg 和（或）舒张压≥90mmHg。患者既往有高血压史，目前正在使用降压药物，血压虽然低于 140/90mmHg，也诊断为高血压。

高血压在眼部主要表现为球结膜小血管的变化，如球结膜小血管的迂曲、变细、血管扩张，甚至出现球结膜下出血；以及眼底病变，如高血压性视网膜病变、视网膜静脉阻塞、缺血性视神经病变、视网膜动脉阻塞和渗出性视网膜脱离等，除此之外还可表现为眼运动神经麻痹，导致复视。

扫码“看一看”

第二节　糖尿病

糖尿病（diabetes mellitus）是以糖代谢紊乱为主的内分泌代谢障碍性疾病。糖尿病（diabetes）是由遗传因素、免疫功能紊乱、微生物感染及其毒素、自由基毒素、精神因素等各种致病因子作用于机体导致胰岛功能减退、胰岛素抵抗等而引发的糖、蛋白质、脂肪、水和电解质等一系列代谢紊乱综合征。

糖尿病在眼部有一系列并发症，在眼前节主要临床表现为：泪膜稳定性降低、角膜感觉减退及球结膜小血管迂曲、扩张等。青少年糖尿病常伴有继发性葡萄膜炎，晚期糖尿病患者多见虹膜新生血管，进而继发新生血管性青光眼。因晶状体肿胀、变性可出现屈光不正及并发性白内障。由糖尿病引起眼球运动神经麻痹引起眼外肌麻痹，而出现复视。最主要的表现为糖尿病性视网膜病变，详细内容可参见第十六章相关章节。

第三节　肾　　炎

肾炎导致的眼病中以急性肾小球肾炎和慢性肾小球肾炎所致眼病为主。

一、急性肾小球肾炎

急性肾小球肾炎（acute glomerulonephritis）简称急性肾炎，多发于小儿或青少年。所致眼病主要表现为眼底改变。

眼部临床表现主要为：晨起眼睑水肿，时有结膜水肿或结膜下出血，玻璃体混浊。眼底表现为视乳头水肿，血管狭窄、痉挛。视网膜水肿、出血、渗出。

治疗原发感染病：针对致病病因选择抗病原体药物并对症处理为主。眼科治疗主要以改善眼底血管通透性、营养视神经为主，可配合中医辨证论治。

二、慢性肾小球肾炎

慢性肾小球肾炎（chronic glomerulonephritis）简称慢性肾炎，起病隐匿，病程长。

眼部表现主要为：时有眼睑水肿。玻璃体混浊，眼底常见有器质改变，表现为视乳头水肿，视网膜动脉变细，反光增强，呈铜丝状甚至银丝状，动静脉交叉压迫征，视网膜弥漫性水肿、呈火焰状或片状出血，后极部可有棉绒斑或星芒状硬性渗出。病情严重者出现渗出性视网膜脱离。

慢性肾炎疗法为饮食治疗、预防感染、避免使用损肾药物及对症处理。眼科治疗可参考急性肾小球肾炎。中医认为慢性肾小球肾炎主要表现为里、虚、寒，治以健脾、温肾，以扶正为主，可辅以活血化瘀治疗。

第四节　白血病

白血病（leukemia）是一种造血系统的恶性疾病。骨髓或其他造血组织中有大量白细胞呈肿瘤性增殖，进入外周血液，并浸润全身各种组织与脏器，并发相应的临床表现。

其临床表现主要为：全身主要表现为发热和感染，出血和贫血，肝脾肿大及全身器官损害等。眼部主要表现为视网膜静脉扩张迂曲，微血管瘤形成，视网膜出血、渗出及水肿。并有典型的 Roth 斑。白细胞浸润眼眶及颅骨的骨膜时可出现“绿色瘤”，发生眼球突出、眼球运动障碍、上睑下垂等症状；浸润涉及视神经可致失明。治疗仍以全身治疗为主。

第五节　结核病

结核病（tuberculosis）由结核杆菌引起全身多脏器的炎性改变。眼部常由内源性播散而引起，尤以肺结核最多。

结核病在眼部的表现常因病灶位置的不同而表现不同。眼眶结核表现为眼眶疼痛，眼球突出，运动障碍，眶骨壁隆起，眼睑及球结膜水肿，甚至出血，眼睑外翻；眼睑结核初起可表现有结节，以后结节出现溃疡、瘘管。痊愈后常形成眼睑斑痕，引起睑外翻、眼睑闭合不全，而长期眼睑闭合不全易致暴露性角膜炎的发生；结膜结核发生很少见，常表现为结核瘤、泡性结膜炎、结膜寻常狼疮等。巩膜结核多由其相邻组织结核迁延所致，常表现为角膜缘处巩膜暗红色或紫红色结节状隆起，结节处压痛明显；角膜结核亦常由邻近组织结核蔓延而来，多表现为角膜炎症，溃疡改变；葡萄膜结核常表现为色素层各部位的结节形成以及由此引起的炎症，分为结节型、团球型、渗出型等，多有青光眼及白内障等并发症；视网膜结核多由其他器官结核经血液循环转移而致，亦可由视网膜邻近组织蔓延而致，常表现为视网膜结核结节、渗出及出血，可伴有血管迂曲等；视神经结核多由其他组织或器官结核蔓延而致，多表现为视盘炎或球后视神经炎。

治疗以合理应用抗结核药物治疗原发病灶，并增强营养提高机体免疫力。主要治疗方法有抗结核治疗、对症治疗、手术治疗（外眼结核，必要时手术切除）、局部治疗（以活血散结中药煎水后药渣眼部热敷）、以抗结核药物滴眼，必要时球结膜下注射或球后注射。

第六节　系统性红斑狼疮

系统性红斑狼疮（systemic lupus erythematosus，SLE）多好发于青年女性，是一种累及多脏器的自身免疫性结缔组织病，常出现全身多系统、多脏器损害，故亦常累及眼部。

造成本病免疫障碍的因素复杂，遗传因素在发病中占重要地位。基本病理改变为结缔组织的黏液样水肿，纤维蛋白样变性，坏死性血管炎。女性好发于育龄期，提示与性激素有关，此外药物、阳光、感染、精神、创伤等对系统性红斑狼疮发病及诱发病情活动亦起重要作用。

眼部常表现为结膜炎、干燥性角结膜炎及巩膜炎。眼底表现为棉絮状渗出、出血、水肿，甚至有视网膜血管炎、血管阻塞、视乳头水肿、视网膜深层或浅层出血、视神经萎缩等。当有神经系统损害时会出现复视及眼球震颤。

西医治疗原则为：①避免日光及紫外线理疗或强烈电光直接照射皮肤；②避免感染、药物、妊娠、过劳等诱发病情加剧的因素；③合理使用糖皮质激素及免疫抑制剂，是治疗该病的关键；④改善眼底微循环及营养视神经。中医应用辨证论治，采用中西结合治疗以期缩短病程，减少复发，避免或减轻激素类药物的毒副作用。

第七节　获得性免疫缺陷综合征

获得性免疫缺陷综合征（acquired immune deficiency syndrome，AIDS）又称艾滋病。

由人免疫缺陷病毒感染所致，常表现为机体免疫功能低下和全身器官功能衰竭，是以细胞调节的免疫系统明显受损为特征的多系统致命性传染病，通过性交、血液、共用针具、母婴、人体组织器官及人体其他体液传染。

由于患者免疫缺陷，可导致眼部各组织出现病变。眼前节段主要表现为各部位的炎症，可由细菌、病毒及真菌感染引起。还可在眼睑、结膜、虹膜、泪囊区发生软性浅蓝色结节样改变，称为卡波西肉瘤（Kaposi sarcoma，KS）。还可有上睑下垂、眼球突出、运动障碍、瞳孔对光反射迟钝或消失。

眼底出现巨细胞病毒视网膜炎，主要表现为后极部白色点状病灶，并沿血管分布，伴有血管鞘、视网膜出血、水肿、色素上皮萎缩。另一种表现为双眼视乳头周围出现白色边界不清的棉絮斑。还可有继发性青光眼、葡萄膜炎及神经系统改变。眼底血管荧光造影（FFA）：微血管异常及毛细血管无灌注区。

西医主要是重建和恢复机体免疫功能、控制感染、抗病毒，必要时对肿瘤进行冷冻、激光及手术疗法。中医采用辨证论治，以扶正，增强机体抗邪能力。

第八节　肝豆状核变性

肝豆状核变性（hepatolenticular degeneration，HLD）又称威尔逊氏病，是一种由常染色体隐性遗传的铜代谢缺陷病。多侵犯青少年，能引起肝硬化、以基底节为主的脑部及眼部病变。

本病属于常染色体隐性遗传性铜代谢异常疾病，但其铜代谢异常的机理，迄今尚未完全阐明，公认的是：胆道排泄减少、铜蓝蛋白合成障碍、溶酶体缺陷和金属硫蛋白基因或调节基因异常等学说。

眼部临床表现主要为：少数人可出现夜盲、复视、集合功能不全，及眼外肌麻痹和眼球震颤等症状；出现位于角膜缘处后弹力层的棕色色素环，色素环近中心处色淡，近边缘处色浓。铜质颗粒沉着于晶状体囊膜所致的葵花样混浊。

西医治疗原则是减少铜的摄入和增加铜的排出，必要时考虑肝移植。

防治肝豆状核变性应及早确诊，及时纠正患者铜代谢的正平衡状况。注意减少食物含铜量（< 1mg/d），限制含铜多的饮食，如坚果、巧克力、豌豆、蚕豆、玉米、香菇、贝壳和螺类、蜜糖、动物肝脏和血等，高氨基酸、高蛋白饮食能促进尿铜排泄。

第九节　梅毒

梅毒（syphilis）是由苍白螺旋体感染引起的，可致全身各脏器受累的慢性、系统性性传播疾病，各期梅毒均可出现眼部损害。

眼梅毒表现无特异性，可致视力迅速减退、系统症状及长期的眼部伴随症状。眼附属器梅毒临床表现为硬下疳、扁平湿疣、丘疹鳞屑性梅毒疹、树胶肿、倒睫、眉毛与睫毛脱落、结膜炎及上睑下垂等。眼球部梅毒临床表现为间质性角膜炎、巩膜炎，葡萄膜炎、视网膜炎、视网膜血管炎及视神经乳头炎、球后视神经炎、视神经萎缩等。阿罗瞳孔是神经梅毒在眼部的特异性表现，晚期梅毒常见，偶见于早期神经梅毒。表现为瞳孔不规则、瞳孔缩小、对光反射消失，近反射存在，晚期瞳孔可变大，并伴虹膜萎缩。

青霉素是治疗眼梅毒的首选药物。早期发现眼梅毒，及时使用抗生素治疗可治愈眼梅毒并恢复视力。

第十节　维生素缺乏

维生素是我们每个人的健康要素。人体一旦缺乏维生素，相应的代谢反应就会出现问题，从而出现眼部症状。

维生素 A 缺乏的患者早期可出现夜盲症和暗适应功能低下；几周后可出现角结膜干燥症，严重者可出现角膜软化症。维生素 B_1 缺乏的患者可出现角膜结膜上皮损害、浅层角膜炎、眼肌麻痹及眼球震颤，严重时可合并球后视神经炎及视神经萎缩等。维生素 B_2 缺乏的患者可出现睑缘炎、结膜炎、角膜缘区新生血管及白内障等。维生素 C 缺乏的患者可出现眼部出血及白内障。维生素 D 缺乏的患者可出现眼眶狭窄、眼球突出、眼睑痉挛及屈光不正；部分患者还可出现低钙性白内障。

维生素缺乏的患者需根据不同病因进行针对性治疗，眼部并发症需要进行眼科专科处理。

扫码“练一练”

（王　方）

附　录

一、眼科相关正常值

眼解剖生理正常值

部位	生理正常值
眼球	前后径 24mm，垂直径 23mm，水平径 23.5mm 前内轴长（角膜内面～视网膜内面）22.12mm，容积 6.5ml，重量 7g 突出度 12～14mm，两眼相差不超过 2mm
睑裂	平视时高 8mm，上睑遮盖角膜 1～2mm，长 26～30mm 内睑间距 30～35mm，平均 34mm 外睑间距 88～92mm，平均 90mm 睑板中央部宽度 上睑 6～9mm，下睑 5mm
睫毛	上睑 100～150 根，下睑 50～75 根。平视时倾斜度分别 110°～130°、100°～120°，寿命 3～5 个月。拔除后 1 周生长 1～2mm，10 周可达正常长度
结膜	结膜囊深度（睑缘至穹隆部深处）上方 20mm，下方 10mm 穹隆结膜与角膜距离上下方均为 8～10mm，颞侧 14mm，鼻侧 7mm
泪器	
泪小点	直径 0.2～0.3mm，距内眦 6～6.5mm
泪小管	直径 0.5～0.8mm，垂直部 1～2mm，水平部 8mm
	直径可扩张 3 倍
泪囊	长 10mm，宽 3mm
鼻泪管	全长 18mm，下口位于下鼻甲前端之后 16mm
泪囊窝	长 17.86mm，宽 8.01mm
泪腺	
眶部	20mm×11mm×5mm，重 0.75g
睑部	15mm×7mm×3mm，重 0.2g
泪液	正常清醒状态下，每分钟分泌 0.9～2.2μl
	每眼泪液量 7～12μl
	比重 1.008，pH 7.35，屈光指数 1.336
	渗透压 295～309mOms/L，平均 305mOms/L
眼眶	深 40～50mm，容积 25～28ml
	视神经孔直径 4～6mm，视神经管长 4～9mm
眼外肌肌腱肌宽度	内直肌 10.3mm，外直肌 9.2mm，上直肌 10.8mm，下直肌 9.8mm，上斜肌 9.4mm，下斜肌 9.4mm
直肌止点距角膜缘	内直肌 5.5mm，下直肌 6.5mm，外直肌 6.9mm，上直肌 7.7mm
锯齿缘距角膜缘	7～8mm
赤道部距角膜缘	14.5mm
	黄斑部距下斜肌最短距离（下斜肌止端鼻侧缘内上）2.2mm，距赤道 18～22mm
涡静脉	4～6 条，距角膜缘 14～25mm
角膜	横径 11.5～12mm，垂直径 10.5～11mm
	厚度　中央部 0.5～0.55mm，周边部 1mm
	曲率半径　前面 7.8mm，后面 6.8mm

续表

部位	生理正常值
	屈光力　前面 +48.83D，后面 −5.88D，总屈光力 +43D
	屈光指数　1.337
	内皮细胞数　2899 ±410/mm^2
角膜缘	宽 1.5 ~2mm
巩膜	厚度 眼外肌附着处 0.3mm，赤部 0.4 ~0.6mm，视神经周围 1.0mm
瞳孔	直径 2.5 ~4mm（双眼差 <0.25mm）
	瞳距　男 60.9mm，女 58.3mm
前房	中央深度 2.5 ~3mm
房水	容积 0.15 ~0.3ml，前房 0.2ml，后房 0.06ml
	比重　1.006，pH 7.5 ~7.6
	屈光指数 1.3336 ~1.336
	生成速率（2 ~3）μl/min
	流出易度 0.22 ~0.28μl/（min · mmHg）
	氧分压 55mmHg，二氧化碳分压 40 ~60mmHg
睫状体	宽度约 6 ~7mm
晶状体	直径 9mm，厚度 4mm，体积 0.2ml
	曲率半径　前面 10mm，后面 6mm
	屈光指数 1.437
	屈光力　前面 +7D，后面 +11.66D，总屈光力 +19D
玻璃体	容积 4.5ml，屈光指数 1.336
脉络膜	平均厚度约 0.25mm，脉络膜上腔间隙 10 ~35μm
视网膜	
视盘	直径 1.5 ×1.75mm
黄斑	直径 2mm，中心凹位于视乳头颞侧缘 3mm，视盘中心水平线下 0.8mm
视网膜动静脉直径比例	动脉: 静脉 =2: 3
视网膜中央动脉	收缩压 60 ~75mmHg，舒张压 36 ~45mmHg
视神经	全长 40mm（眼内段 1mm，眶内段 25 ~30mm，管内段 6 ~10mm，颅内段 10mm）

眼科检查正常值

部位	检查正常值
视野	用直径为 3mm 的白色视标，检查周边视野
	正常：颞侧 90°，鼻侧 60°，上方 55°，下方 70°
	用蓝、红、绿色视标检查，周边视野依次递减 10°左右
立体视觉	立体视敏度 <60 弧秒
对比敏感度	函数曲线呈倒“U”型，也称为山型或钟型
泪液	
泪膜	厚度 7μm，总量 7.4μl，pH6.5 ~7.6，渗透压 296 ~308mOsm/L
	泪膜破裂时间 10 ~45 秒；<10 秒为泪膜不稳定 Schirmer 试验正常值 10 ~15mm/5min；<10mm/5min 为低分泌，<5mm/5min 为干眼
眼压和青光眼	

续表

部位	检查正常值
	平均值 10～21mmHg；病理值＞21mmHg
	双眼差异不应大于 5mmHg
	24h 波动范围不应大于 8mmHg
房水流畅系数（C）	正常值 0.19～0.65μl/（min·mmHg）
	病理值＜0.12μl/（min·mmHg）
房水流量（F）	正常值 1.84±0.05μl/min，＞4.5μl/min 为分泌过高
压畅比（P/C）	正常值≤100
	病理值≥120
巩膜硬度（E）	正常值 0.0215
C/D 比值	正常≤0.3，两眼相差≤0.2，≥0.6 为异常
饮水试验	饮水前后相差　正常值≤5mmHg
	病理值≥8mmHg
暗室试验	试验前后眼压相差　正常值≤5mmHg
	病理值≥8mmHg
暗室加俯卧试验	试验前后眼压相差　正常值≤5mmHg
	病理值≥8mmHg
眼底荧光血管造影	臂－脉络膜循环时间平均 8.4 秒
	臂－视网膜循环时间为 7～12 秒

二、中西医眼部解剖名称对照表

西医解剖名称	中医解剖名称
眼球	眼珠、睛珠、目珠
眼睑	胞睑、约束、睥、眼胞、眼睑
睫毛	睫毛
睑裂	睑裂、目缝
上眼睑	上胞、上睑、上睥
下眼睑	下胞、下睑、下睥
睑缘	睑弦、胞弦、胞沿、睥沿
泪腺	泪泉
泪点或泪道	泪窍、泪堂、泪孔
内眦	内眦、大眦
外眦	外眦、小眦、锐眦
球结膜、球筋膜、巩膜	白睛、白眼、白仁、白珠、白轮
虹膜	黄仁、眼帘、虹彩、睛帘
角膜	黑睛、黑珠、神珠、黑眼、乌睛、乌轮、乌珠、青睛、水膜
房水	神水
瞳孔	瞳神、瞳子、金井、瞳仁、瞳人
晶状体	晶珠、睛珠、黄精
玻璃体	神膏、护睛水
脉络膜和视网膜	视衣
视神经、视路、包裹视神经的鞘膜及其血管	目系、眼系、目本
眼外肌	眼带、睛带
眼眶	眼眶、目眶骨、睛明骨

（彭　华）

三、眼科方剂

眼科常用方剂

二　画

1. 八珍汤　人参　白术　茯苓　甘草　当归　白芍　川芎　熟地黄　生姜　大枣《正体类要》

2. 二陈汤　半夏　陈皮　甘草　茯苓《太平惠民和剂局方》

3. 人参养荣汤　当归　白芍　熟地黄　党参　白术　茯苓　炙甘草　肉桂　五味子　远志　陈皮　生姜　大枣　黄芪《太平惠民和剂局方》

三　画

4. 三仁汤　杏仁　白豆蔻　薏苡仁　半夏　滑石　通草　竹叶　厚朴《温病条辨》

四　画

5. 丹栀逍遥散　牡丹皮　栀子　当归　白芍　柴胡　茯苓　白术　甘草　薄荷　生姜《医统》

6. 六味地黄丸　熟地黄　山药　茯苓　牡丹皮　泽泻　山茱萸《小儿药证直诀》

7. 天麻钩藤饮　天麻　钩藤　石决明　川牛膝　桑寄生　杜仲　栀子　黄芩　益母草　茯神　夜交藤《杂病证治新义》

8. 天王补心丹　酸枣仁　柏子仁　当归　天冬　麦冬　生地黄　人参　丹参　玄参　茯苓　五味子　远志　桔梗《摄生秘剖》

9. 五苓散　猪苓　茯苓　泽泻　白术　桂枝《伤寒论》

10. 五味消毒饮　金银花　野菊花　蒲公英　紫花地丁　天葵子《医宗金鉴》

五　画

11. 甘露消毒丹　滑石　茵陈　黄芩　石菖蒲　木通　川贝母　射干　连翘　薄荷　白豆蔻　藿香《温热经纬》

12. 甘露饮　熟地黄　麦冬　枳壳　甘草　茵陈　枇杷叶　石斛　黄芩　生地黄　天冬《太平惠民和剂局方》

13. 归脾汤　白术　茯神　黄芪　龙眼肉　酸枣仁　人参　木香　甘草　当归　远志　生姜　大枣《济生方》

14. 归芍红花散　当归　赤芍　红花　大黄　栀子　黄芩　甘草　白芷　防风　生地黄　连翘《审视瑶函》

15. 加减地黄丸　熟地黄　生地黄　川牛膝　枳壳　杏仁　羌活　防风　当归《原机启微》

16. 加减驻景丸　楮实子　菟丝子　枸杞子　车前子　五味子　当归　熟地黄　花椒《银海精微》

17. 加味修肝散　羌活　防风　桑螵蛸　栀子　薄荷　当归　赤芍　甘草　麻黄　连翘　菊花　木贼　白蒺藜　川芎　大黄　黄芩　荆芥《银海精微》

18. 龙胆泻肝汤 龙胆草 生地黄 当归 柴胡 木通 泽泻 车前子 栀子 黄芩 甘草 《医方集解》

19. 平胃散 苍术 厚朴 陈皮 甘草 生姜 大枣 《简要济众方》

20. 生脉散 人参 麦冬 五味子 《内外伤辨惑论》

21. 生蒲黄汤 生蒲黄 旱莲草 生地黄 荆芥炭 牡丹皮 郁金 丹参 川芎 《中医眼科六经法要》

22. 石决明散 石决明 草决明 羌活 栀子 大黄 荆芥 木贼 青箱子 赤芍 麦冬 《普济方》

23. 四顺清凉饮子 当归 龙胆草 黄芩 桑白皮 车前子 生地黄 赤芍 枳壳 炙甘草 熟大黄 防风 川芎 黄连 木贼草 羌活 柴胡 《审视瑶函》

24. 四物汤 川芎 当归 白芍 熟地黄 《太平惠民和剂局方》

25. 四物五子丸 熟地黄 当归 地肤子 白芍 菟丝子 川芎 覆盆子 枸杞子 车前子 《审视瑶函》

26. 右归丸 熟地黄 山药 山茱萸 枸杞子 鹿角胶 菟丝子 杜仲 当归 肉桂 附子 《景岳全书》

27. 玉女煎 生石膏 熟地黄 麦冬 知母 牛膝 《景岳全书》

28. 左归丸 熟地黄 山药 山茱萸 菟丝子 枸杞子 川牛膝 鹿角胶 龟甲胶 《景岳全书》

29. 左金丸 黄连 吴茱萸 《丹溪心法》

六 画

30. 当归四逆汤 当归 桂枝 白芍 细辛 通草 甘草 大枣 《伤寒论》

31. 导痰汤 半夏 胆南星 枳实 茯苓 橘红 生姜 甘草 《妇人良方》

32. 托里消毒散 黄芪 皂角刺 金银花 甘草 桔梗 白芷 川芎 当归 白芍 白术 茯苓 人参 《医宗金鉴》

33. 血府逐瘀汤 当归 生地黄 桃仁 红花 枳壳 赤芍 柴胡 甘草 桔梗 川芎 牛膝 《医林改错》

34. 竹叶泻经汤 大黄 黄连 黄芩 栀子 升麻 淡竹叶 泽泻 柴胡 羌活 草决明 赤芍 茯苓 车前子 炙甘草 《原机启微》

七 画

35. 补阳还五汤 黄芪 当归 赤芍 地龙 川芎 桃仁 红花 《医林改错》

36. 补中益气汤 黄芪 炙甘草 党参 当归 陈皮 升麻 柴胡 白术 《东垣十书》

37. 还阴救苦汤 升麻 柴胡 藁本 细辛 羌活 防风 黄连 黄芩 黄柏 龙胆草 连翘 知母 甘草 生地黄 当归 赤芍 红花 桔梗 苍术 《兰室秘藏》

38. 杞菊地黄丸 枸杞子 菊花 熟地黄 山药 山茱萸 茯苓 牡丹皮 泽泻 《医级》

39. 羌活胜风汤 柴胡 黄芩 白术 荆芥 防风 枳壳 川芎 羌活 独活 前胡 薄荷 桔梗 白芷 甘草 《原机启微》

40. 驱风散热饮子 连翘 牛蒡子 羌活 薄荷 大黄 赤芍 防风 当归 栀子仁 川芎 甘

草 《审视瑶函》

41. 驱风一字散 制川乌 川芎 荆芥 防风 羌活 薄荷 《审视瑶函》

42. 沈氏熄风汤 犀角（水牛角代） 沙参 黄芪 天花粉 生地黄 当归 麻黄 蛇蜕 钩藤 防风 《中医眼科六经法要》

43. 吴茱萸汤 吴茱萸 人参 生姜 大枣 《审视瑶函》

44. 抑阳酒连散 黄芩 黄连 黄柏 生地黄 羌活 独活 防已 知母 寒水石 蔓荆子 前胡 防风 白芷 甘草 栀子 《原机启微》

八　画

45. 参苓白术散 莲子 薏苡仁 砂仁 桔梗 茯苓 人参 甘草 白术 山药 白扁豆 大枣 《太平惠民和剂局方》

46. 定志丸 远志 菖蒲 党参 茯神 《审视瑶函》

47. 金匮肾气丸 桂枝 附子 熟地黄 山茱萸 山药 茯苓 牡丹皮 泽泻 《金匮要略》

48. 明目地黄丸 熟地黄 生地黄 山茱萸 山药 泽泻 茯神 牡丹皮 柴胡 当归 五味子 《审视瑶函》

49. 泻白散 地骨皮 炒桑白皮 炙甘草 粳米 《小儿药证直诀》卷下

50. 泻肺汤 桑白皮 黄芩 地骨皮 知母 麦冬 桔梗 《审视瑶函》

51. 泻肺饮 石膏 赤芍 黄芩 桑白皮 枳壳 木通 连翘 荆芥 防风 栀子 白芷 羌活 甘草 《眼科纂要》

52. 泻脑汤 防风 车前子 木通 茺蔚子 茯苓 熟大黄 玄参 元明粉 桔梗 黄芩 《审视瑶函》

53. 泻脾除热饮 防风 茺蔚子 桔梗 大黄 芒硝 黄芩 黄连 黄芪 车前子 《银海精微》

54. 泻心汤 黄连 黄芩 大黄 《金匮要略》

55. 知柏地黄丸 知母 黄柏 熟地黄 山茱萸 山药 茯苓 牡丹皮 泽泻 《医宗金鉴》

56. 驻景丸加减方 菟丝子 楮实子 茺蔚子 枸杞子 车前子 木瓜 寒水石 紫河车 生三七 五味子 《中医眼科六经药法》

九　画

57. 除风清脾饮 陈皮 连翘 防风 知母 元明粉 黄芩 玄参 黄连 荆芥穗 桔梗 生地黄 大黄 《审视瑶函》

58. 除风益损汤 当归 白芍 熟地黄 川芎 藁本 前胡 防风 《原机启微》

59. 除湿汤 连翘 滑石 车前子 枳壳 黄芩 黄连 木通 甘草 陈皮 荆芥 防风 茯苓 《眼科纂要》

60. 将军定痛丸 黄芩 僵蚕 陈皮 天麻 桔梗 青礞石 白芷 薄荷 大黄 半夏 《审视瑶函》

61. 养阴清肺汤 甘草 白芍 生地黄 薄荷 玄参 麦冬 贝母 牡丹皮 《重楼玉钥》

62. 栀子胜奇散加减 栀子 白蒺藜 蝉蜕 谷精草 木贼 黄芩 草决明 菊花 川芎 羌活 荆芥 防风 密蒙花 蔓荆子 甘草 《原机启微》

十 画

63. 柴苓汤 白术 茯苓 泽泻 柴胡 猪苓 黄芩《景岳全书》

64. 涤痰汤 半夏 胆南星 橘红 枳实 茯苓 人参 菖蒲 竹茹 甘草 生姜 大枣《济生方》

65. 桑白皮汤 桑白皮 泽泻 元参 甘草 麦冬 黄芩 旋覆花 菊花 地骨皮 桔梗 茯苓《审视瑶函》卷三

66. 桃红四物汤 桃仁 红花 当归 赤芍 熟地黄 川芎《医宗金鉴》

67. 通窍活血汤 赤芍 桃仁 红花 川芎 老葱 生姜 大枣 麝香《医林改错》

68. 消风散 荆芥 羌活 防风 白僵蚕 蝉蜕 川芎 茯苓 陈皮 厚朴 人参 藿香 炒甘草《太平惠民和剂局方》

69. 消翳汤 木贼 密蒙花 当归 生地黄 蔓荆子 枳壳 川芎 柴胡 防风 荆芥穗 甘草《眼科纂要》

70. 逍遥散 柴胡 白术 白芍 当归 茯苓 甘草 薄荷 煨姜《太平惠民和剂局方》

十 一 画

71. 黄连解毒汤 黄芩 黄连 黄柏 栀子《外台秘要》

72. 菊花通圣散 防风 麻黄 荆芥 薄荷 大黄 芒硝 滑石 栀子 石膏 桔梗 连翘 黄芩 川芎 当归 赤芍 白术 甘草 菊花 黄连 羌活 白蒺藜《审视瑶函》

73. 绿风羚羊饮 玄参 防风 茯苓 知母 黄芩 细辛 桔梗 羚羊角 车前子 大黄《医宗金鉴》

74. 银翘散 金银花 连翘 桔梗 薄荷 淡竹叶 甘草 荆芥穗 淡豆豉 牛蒡子 芦根《温病条辨》

十 二 画

75. 普济消毒饮 黄连 黄芩 甘草 玄参 柴胡 桔梗 连翘 板蓝根 马勃 牛蒡子 僵蚕 升麻 人参 陈皮 薄荷《东垣试效方》

76. 温胆汤 法半夏 陈皮 茯苓 甘草 枳实 竹茹《千金要方》

77. 犀角地黄汤 犀牛角（水牛角代） 生地黄 赤芍 牡丹皮《千金要方》

十三画及以上

78. 蠲痹汤 当归 羌活 姜黄 白芍 黄芪 防风 炙甘草《杨氏家藏方》

79. 新制柴连汤 柴胡 黄连 赤芍 蔓荆子 栀子 木通 黄连 荆芥 防风 龙胆草 甘草《眼科纂要》

80. 镇肝熄风汤 牛膝 白芍 牡蛎 龟甲 玄参 天冬 代赭石 龙骨 麦芽 川楝子 茵陈 甘草《医学衷中参西录》

（彭华 李永芝）

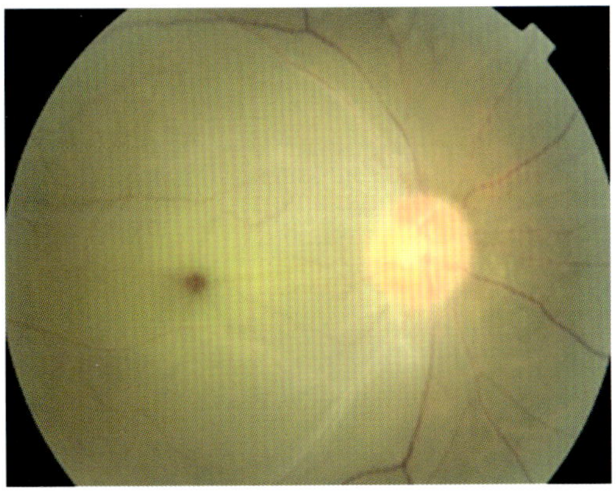

彩图 1　视网膜中央动脉阻塞

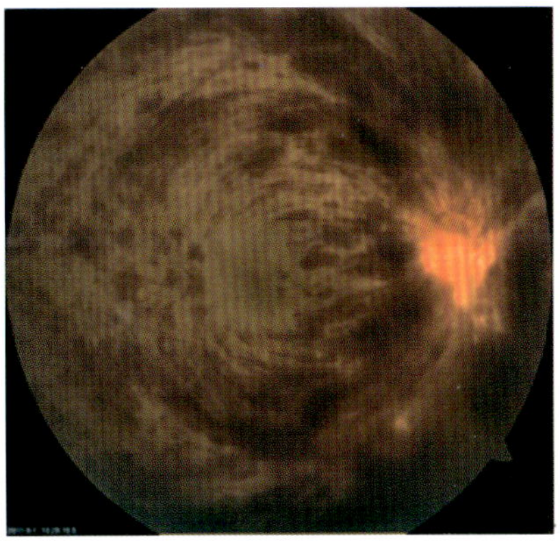

彩图 2　视网膜中央静脉阻塞

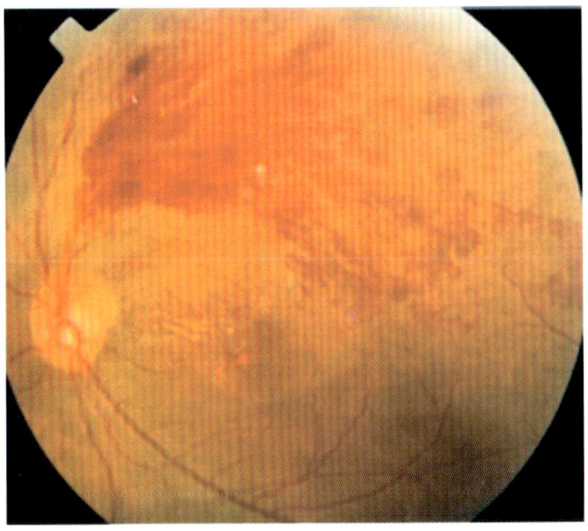

彩图 3　视网膜分支静脉阻塞

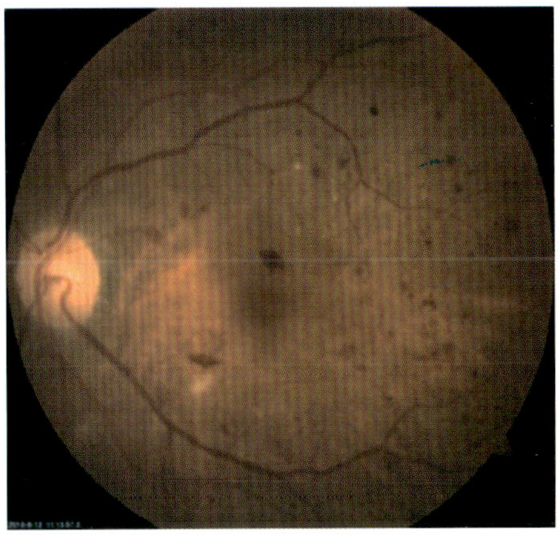

彩图 4　糖尿病性视网膜病变

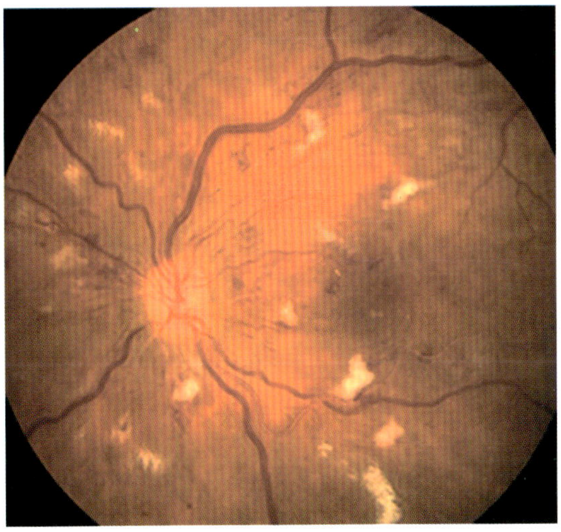

彩图 5　高血压性视网膜病变

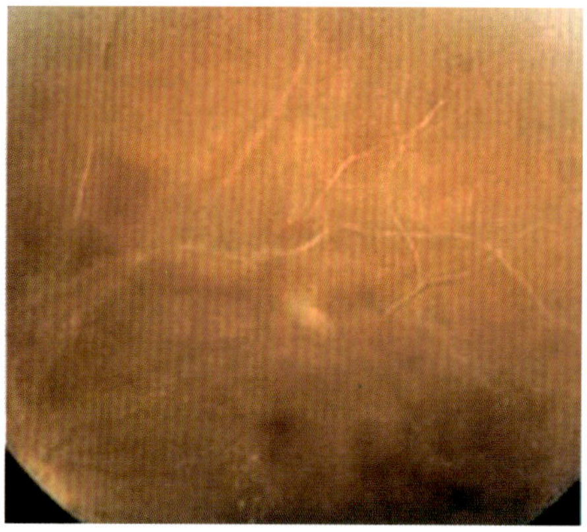

彩图 6　Eales 病

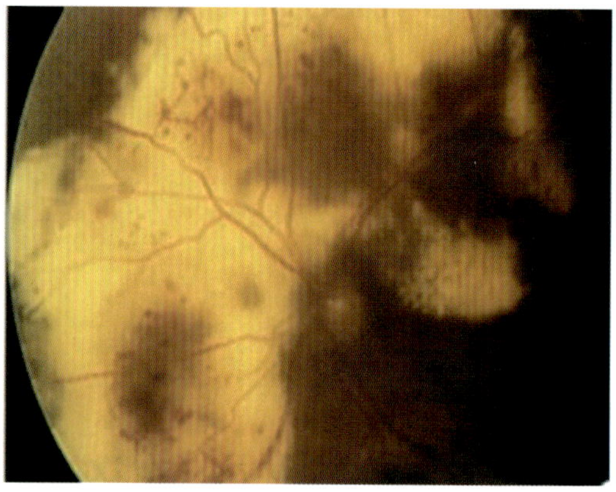

彩图 7　Coats 病

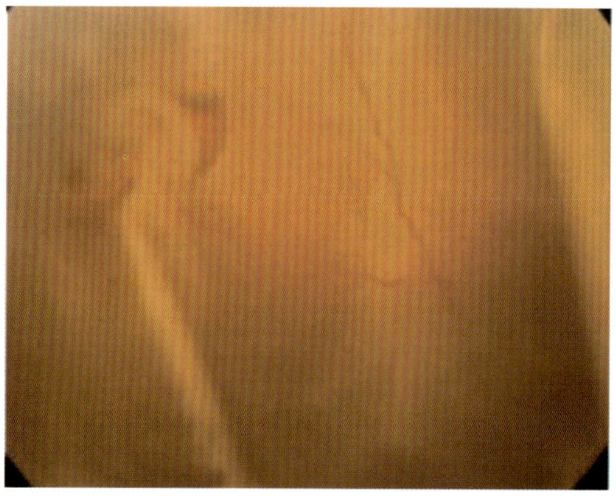

彩图 8　孔源性视网膜脱离

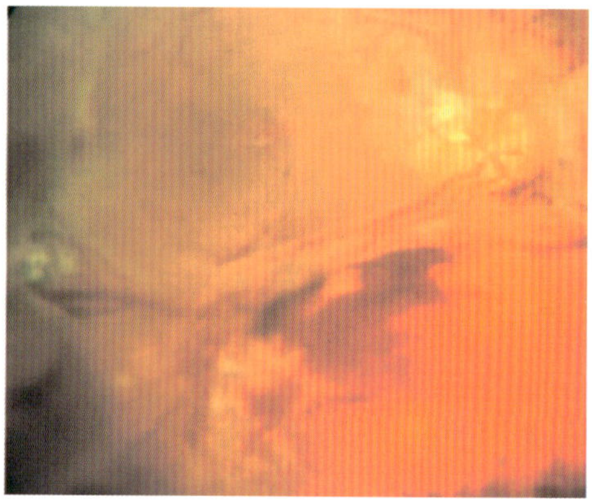

彩图 9　牵拉性视网膜脱离

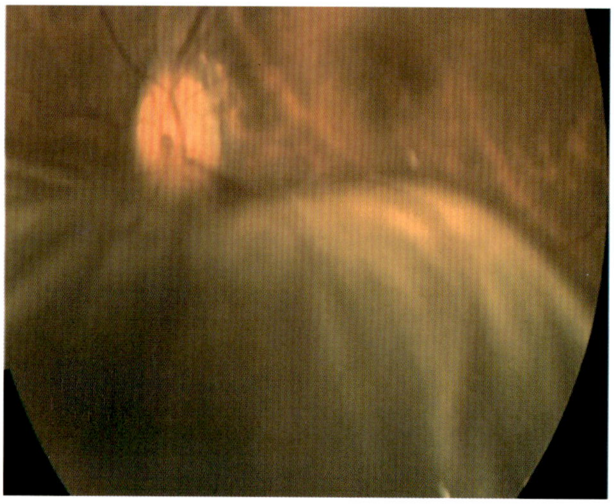

彩图 10　渗出性视网膜脱离